Freisinger   Schuster   Liedtke-Maier

80 Fälle Pädiatrie

zur Vorbereitung auf mündliche Prüfungen
mit praxisnahen Fragen
und ausführlichen Kommentaren

unter Mitarbeit von Nicole de Winkel

2., aktualisierte und erweiterte Auflage

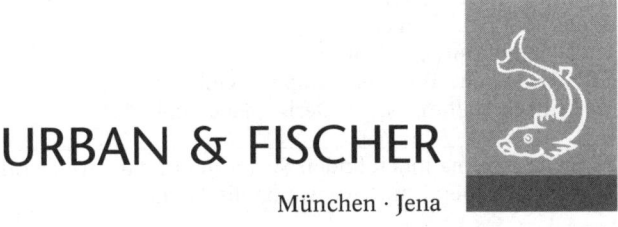

URBAN & FISCHER

München · Jena

Zuschriften und Kritik an:
Urban & Fischer, Lektorat Medizinstudenten, Karlstraße 45, 80333 München

Wichtiger Hinweis für den Benutzer
Die Erkenntnisse in der Medizin unterliegen laufendem Wandel durch Forschung und klinische Erfahrungen. Der Autor dieses Werkes hat große Sorgfalt darauf verwendet, dass die in diesem Werk gemachten therapeutischen Angaben (insbesondere hinsichtlich Indikation, Dosierung und unerwünschten Wirkungen) dem derzeitigen Wissensstand entsprechen. Das entbindet den Nutzer dieses Werkes aber nicht von der Verpflichtung, anhand der Beipackzettel zu verschreibender Präparate zu überprüfen, ob die dort gemachten Angaben von denen in diesem Buch abweichen und seine Verordnung in eigener Verantwortung zu treffen.

Die Deutsche Bibliothek – CIP-Einheitsaufnahme
Ein Titeldatensatz für diese Publikation ist bei
Der Deutschen Bibliothek erhältlich

ISBN 3-437-42820-9

Alle Rechte vorbehalten
1. Auflage, Dezember 1988

© 2004 Urban & Fischer Verlag München · Jena
03 04 05 06 07   5 4 3 2 1 0

Das Werk einschließlich aller seiner Teile ist urheberrechtlich geschützt. Jede Verwertung außerhalb der engen Grenzen des Urheberrechtsgesetzes ist ohne Zustimmung des Verlages unzulässig und strafbar. Das gilt insbesondere für Vervielfältigungen, Übersetzungen, Mikroverfilmungen und die Einspeicherung und Verarbeitung in elektronischen Systemen.

Programmleitung: Dr. med. Dorothea Hennessen
Leitung Team Klinik: Nathalie Blanck
Lektorat: Kerstin Popp
Redaktion: Eva Cramer
Herstellung: Cornelia Reiter
Satz, Druck und Bindung: Laupp & Göbel, Nehren
Umschlaggestaltung: spieszDesign, Neu-Ulm

Aktuelle Informationen finden Sie im Internet unter der Adresse:
Urban & Fischer: http://www.urbanfischer.de

Inhaltsverzeichnis

Inhaltsverzeichnis	III
Normalwerttabellen	VI
Abkürzungsverzeichnis	VIII
Vorwort	IX
Fall 1	1
Fall 2	3
Fall 3	6
Fall 4	9
Fall 5	13
Fall 6	16
Fall 7	19
Fall 8	22
Fall 9	25
Fall 10	28
Fall 11	33
Fall 12	35
Fall 13	38
Fall 14	41
Fall 15	43
Fall 16	47
Fall 17	50
Fall 18	54
Fall 19	56
Fall 20	59
Fall 21	63
Fall 22	66
Fall 23	68
Fall 24	71
Fall 25	73
Fall 26	76
Fall 27	78
Fall 28	81
Fall 29	84
Fall 30	86
Fall 31	90
Fall 32	93
Fall 33	96
Fall 34	99
Fall 35	102
Fall 36	205
Fall 37	107
Fall 38	110
Fall 39	112
Fall 40	116
Fall 41	120
Fall 42	123
Fall 43	126
Fall 44	129
Fall 45	131
Fall 46	133
Fall 47	136
Fall 48	139
Fall 49	143
Fall 50	146
Fall 51	150
Fall 52	153
Fall 53	157
Fall 54	160
Fall 55	163
Fall 56	167
Fall 57	169
Fall 58	172
Fall 59	175
Fall 60	178
Fall 61	180
Fall 62	183
Fall 63	187
Fall 64	190
Fall 65	193
Fall 66	195
Fall 67	198
Fall 68	201
Fall 69	203
Fall 70	206
Fall 71	208
Fall 72	212
Fall 73	216
Fall 74	220
Fall 75	223
Fall 76	226
Fall 77	232
Fall 78	235
Fall 79	238
Fall 80	242

Bluterkrankungen und Onkologie

Anämie
   Eisenmangel 105
Granulomatose, progressive,
   septische 43
Hämophilie A 33
ITP 93
Leukämie 116
Medulloblastom 96
Thrombozytopenie
   idiopathisch 93
Wilms-Tumor 216

Genetische Erkrankungen

Mukoviszidose 112
Trisomie 21 102
Turner-Syndrom 232

Herz-Kreislauf

Aortenisthmusstenose 169
Fallot-Tetralogie 180
Transposition großer Arterien 35

Luftwege

Asthma, akut 163
Bronchitis, Säugling 3
Epiglottitis, akut 131
Hyaline-Membranen-Syndrom . . . 110
Infekt obere Luftwege 71
Keuchhusten 198
Laryngitis, subglottisch 120
Pertussis 198
Pneumonie
   Mykoplasmen 99
   Mukoviszidose 112
Tuberkulose 133

Endokrinologie

Addison-Krise 68
Adrenogenitales Syndrom 172
Diabetes mellitus 183
Hochwuchs, fam. primordial 73
Pankreatitis, chronisch 208
Rachitis 38
Vitamin-D-Mangel 38

Infektionskrankheiten

Angina
   Streptokokken 76
Appendizitis 16
Bronchitis, Säugling 3
Epiglottitis, akut 120
Erbrechen, Infekt 3
Exanthema subitum 201
Gastroenteritis
   akut 13
Impetigo contagiosa 1
Harnwegsinfekt, rezidivierend 126
Hepatitis B
   Mutter 242
Hämolytisch-urämisches Syndrom (HUS) . . 13
Infekt obere Luftwege 3
Keuchhusten 198
Laryngitis, subglottisch 120
Malaria 195
Masern 187
Meningitis 28
Meningokokken
   viral 81
Mononukleose 157
Osteomyelitis 9
Otitis media 143
Pertussis 198
Pneumonie 71
Mukoviszidose 112
Mykoplasmen 99
Röteln 6
Scharlach 201
Schock
   septischer 220
Sepsis
   Neugeborene 86
Stomatitis aphthosa 47
Streptokokkenangina 76
Tuberkulose 133
Windpocken 206

Magen-Darm

Appendizitis 136
Duodenalstenose 193
Dystrophie 112
Pylorusstenose, hypertrophische . . . 50
Zöliakie 107
Erbrechen, Infekt 3
Fruktoseintoleranz 107
Gastroenteritis
   akut 13
Hepatitis B
   Mutter 242
Hirschsprung, Mb. 139
Invagination 59
Magenperforation 41
Milcheiweißintoleranz 166
Obstipation 16
Ösophagusatresie 235
Pankreatitis, chronisch 208
Stuhlgang, blutig 129
Zöliakie 19

Inhaltsverzeichnis

Neonatologie
Dystrophie
   intrauterin 238
Pylorusstenose
   hypertrophische 50
Erythroblastose 123
Frühgeburt 25
Hepatitis B
   Mutter 242
Hyaline-Membranen-Syndrom 25
Invagination 59
Rh-Erythroblastose 123
Sepsis
   Neugeborene 86

Neurologie
Guillain-Barré-Syndrom 212
Krampfanfall 63
BNS 110
Fieber 63
Medulloblastom 96
Meningitis 28
Meningokokken
   viral 81
Migräne 146

Niere
Hämolytisch-urämisches Syndrom (HUS) . . 190
Harnwegsinfekt, rezidivierend 126
Wilms-Tumor 216

Sonstiges
Anorexia nervosa 175
Ertrinkungsnotfall 90
Fieber
   Infekt obere Luftwege 3
   rheumatisch 203
Gleithoden 22
Kawasaki-Syndrom 78
Kindesmisshandlung 150
Nikotiningestion 178
Still-Syndrom 160
Urtikaria 66
Vergiftung mit Goldregen 84

Stoffwechsel
Alpha-1-Antitrypsin-Mangel 153
Fruktoseintoleranz 107
Phenylalaninämie 223

Labor-Normalwerte Pädiatrie

Blut	NG	Kinder/Erwachsene
Blutgasanalyse		
Basenüberschuss (BE)	−6 bis +2	−3,5 bis +2,5 mmol/l
pH	7,26–7,49	7,35–7,45
pCO_2 (art.)	28–45	32–47 mmHg
pO_2 (art.)	50–80	80–108 mmHg
BSG 1. Wert <6 mm/h; 2. Wert <12 mm/h		
Serum/Plasma		
AP	110–580 U/l (methodenabhängig!)	130–700 U/l (altersabhängig!)
Bilirubin direkt	NG: <1 mg/dl	**1 Mon.-Erwachsene:** 0–0,4 mg/dl
Bilirubin gesamt	NG: <24 h: 2–6 mg/dl, 1–2 d: 6–7 mg/dl, 3–5 d: 4–12 mg/dl	**1 Mon.-Erwachsene:** <1 mg/dl
Chlorid CrP	95–115 mmol/l <5 mg/l	94–112 mmol/l
Glukose (nüchtern)	**FG:** 30–60 mg/dl **NG:** 40–60 mg/dl **Sgl.:** 50–90 mg/dl	**Kinder/Erwachsene:** 60–110 mg/dl
GOT GPT	6–38 U/l 5–36 U/l	5–22 U/l 5–20 U/l
Harnstoff	**NG:** 8–19 mg/dl **Sgl./Kleinkinder:** 5–15 mg/dl	**Kinder/Erwachsene:** 8–20 mg/dl
Kalium Kalzium gesamt Kalzium ionisiert (1,12–2,23 mmol/l) Kreatinin	3,6–6,1 mmol/l 6,8–12 mg/dl (1,8–3 mmol/l) 4,3–5,1 mg/dl (1,07–1,27 mmol/l) **NG:** <1,2 mg/dl (<106 μmol/l), **bis 5. Lj.** <0,5 mg/dl (<44 μmol/l)	3,6–5,5 mmol/l 8,4–11 mg/dl (2,1–2,74 mmol/l) 4,48–4,92 mg/dl **bis 10. Lj.** <1,0 mg/dl (<88 μmol/l), **darüber** <1 mg/dl (<106 μmol/l)
Magnesium	0,8–1,1 mmol/l	**Sgl./KK:** 0,85–1,2 mmol/l, **SK/Erwachsene:** 0,7–1,1 mmol/l
Natrium	132–147 mmol/l	129–143 mmol/l
Gerinnung		
Fibrinogen	**<6 Mon.:** 150–300 mg/dl (1,5–3 g/l)	**>6 Mon.:** 200–400 mg/dl (2–4 g/l)
PTT	27–55 s	28–40 s
Quick	>40%	70–100%
Thrombozyten	100–250/nl	200–350/nl

Labor-Normalwerte Pädiatrie

Normalwerte des roten Blutbilds

Alter	Erythrozyten	Retikulozyten	MCV	Hb	Hämatokrit
	Mio./µl	‰ Erys	µm³ fl	g/dl	%
1 Tag	5,5 (4,5–6,5)	42 (15–65)	106 ± 7	19 (14–24)	
5 Tage	5,3 (4,4–6,1)	30 (10–50)		18 (13–23)	60 (58–62)
4 Wo.	4,7 (3,9–5,3)	8 (3–13)	100 ± 6	14 (11–17)	44 (41–48)
3 Mon.	3,8 (3,2–4,3)	19 (10–35)	88 ± 6	11 (10–13)	34 (30–37)
6 Mon.	4,2 (3,8–5,0)	8 (3–13)	77 ± 7	11,5 (10,5–14,5)	37 (34–39)
1 Jahr	4,9 (4,2–5,5)	8 (3–13)	73 ± 8	12 (11–15)	37 (33–40)
2–6 J.	5,0 (4,3–5,5)	5 (1–13)	76 ± 8	13 (12–15)	38 (34–41)
7–12 J.	5,1 (4,5–5,5)	5 (1–13)	79 ± 8	14 (13–15,5)	41 (37–43)
13–17 J. männl.	5,4 (4,8–5,7)	5 (1–13)	78 ± 8	16 (13–18)	44 (39–47)
13–17 J. weibl.	5,0 (4,3–5,5)	5 (1–15)	79 ± 8	14 (11–16)	41 (36–44)

Normalwerte des weißen Blutbilds

	Säuglinge	Kinder	Erwachsene
Leukozyten	9–15/nl	8–12/nl	4–9/nl
Granulozyten (Polymorphkernige)			
Neutrophile	25–65%	35–70%	55–70%
Stabkernige	0–10%	0–10%	3–5%
Segmentkernige	22–65%	25–65%	50–70%
Eosinophile	1–7%	1–5%	2–4%
Basophile	0–2%	0–1%	0–1%
Mononukleäre			
Monozyten	7–20%	1–6%	2–6%
Lymphozyten	20–70%	25–50%	25–40%

Liquordiagnostik		
	Neugeborene	**Kinder/Erwachsene**
Albuminquotient Liquor/Serum	FG: $< 50 \times 10^3$ NG: $< 25 \times 10^3$	ab 6. LM: 5×10^3
Eiweiß	15–130 mg/dl (0,15–1,3 g/l)	10–50 mg/dl (0,1–0,5 g/l)
Erythrozyten	0–360/ 3 Zellen (< 120 µl) abh. von Geburtsmodus	0/3 (0 µl)
Glukose	38–65 mg/dl (2,1–3,6 µmol/l); Soll $< 2/3$ aber $> 1/2$ des Blutzuckers	
Laktat	0,8–1,9 mmol/l	
Leukozyten	abh. vom Geburtsmodus: < 50 Zellen/µl, davon max. 58 % Segmentkernige	$< 2/3$ Zellen oder 4/µl, davon 0 % Segmentkernige

aus: Illing/Claßen: Klinikleitfaden Pädiatrie, 5. Auflage

Abkürzungsverzeichnis

ANS	Atemnotsyndrom	ITP	idiopathische thrombo-zytopenische Purpura
AK	Antikörper		
a. p.	anterior-posterior	KO	Körperoberfläche
ASL	Antistreptolysintiter	LK	Lymphknoten
AZ	Allgemeinzustand	LP	Lumbalpunktion
BB	Blutbild	MCU	Miktionszysturogramm
BE	Base Excess	MCV	mittleres korpuskuläres Volumen
BG	Blutgase	mg/kg KG/d	Milligramm pro Kilogramm Körpergewicht pro Tag
BSG	Blutsenkungsgeschwindigkeit		
CF	zystische Fibrose	min	Minuten
CPAP	Continuous Positive Airway Pressure	Neuro	Neurologie
CrP	C-reaktives Peptid	NG	Neugeborene
CT	Computertomographie	NNR	Nebennierenrinde
DD	Differentialdiagnose	o. p. B.	ohne pathologischen Befund
DG	Darmgeräusche	pCO_2	Partialdruck Kohlenmonoxid im Blut
Diff.BB	Differentialblutbild	pO_2	Partialdruck Sauerstoff im Blut
EZ	Ernährungszustand	p. o.	per os
FB	Farbbogen	PTT	partielle Thromboplastinzeit
FFP	Fresh Frozen Plasma	QF	Querfinger
FG	Frühgeborenes	RDS	Respiratory Distress Syndrome
GN	Glomerulonephritis	RF	Rheumafaktor
Hb	Hämoglobin	RGs	Rasselgeräusche
HF	Herzfrequenz	RR	Blutdruck
HG	Herzgeräusche	SH	Schleimhäute
HHt	Hämagglutinations-Hemmtest	SSPE	subakute, sklerosierende Panenzephalitis
Hkt	Hämatokrit	Tx	Thorax
HMS	Hyaline-Membranen-Syndrom	v. a.	vor allem
HNO	Hals, Nasen und Ohren	V. a.	Verdacht auf
HSM	Hepatosplenomegalie	VRR	vesikorenaler Reflux
HWI	Harnwegsinfekt	z. A.	zum Ausschluss
i. S.	im Serum	Z. n.	Zustand nach

Vorwort zur 2. Auflage

Diese Sammlung von 80 Fällen überwiegend häufiger Krankheitsbilder aus der Kinderheilkunde und Kinderchirurgie soll Studenten aus dem klinischen Studienabschnitt aber auch „Beginnern" in der Kinderheilkunde und Allgemeinmedizin die Gelegenheit geben, ihr Wissen in möglichst praxisnahen Sitiationen zu prüfen und zu erweitern.

Die Vorschläge für Diagnostik und Therapie erheben keinen Anspruch auf Vollständigkeit, sondern sollen vor allem die häufigsten Situationen erfassen.

Mein besonderer Dank gilt Nicole de Winkel für ihren entscheidenden Beitrag zu dieser Neuauflage.

Ich hoffe, mit den „80 Fällen" den Spaß am durchaus abwechslungsreichen klinischen Alltag der Pädiatrie auch für die Prüfungsvorbereitung zu vermitteln.

München, im Mai 2003   Peter Freisinger

Vorwort zur 1. Auflage

Folgende Fälle sind eine Auswahl von Krankheitsbildern, die einem Assistenzarzt während seiner Arbeit in einer Kinderklinik begegnen.

Sie sollen zum Nachdenken anregen und stellen keinen Anspruch auf Vollständigkeit.

Die angesprochenen Themengebiete sollten in Lehrbüchern zur Ergänzung nachgelesen werden.

Im Gegensatz zur üblichen Frage-Antwort-Examenspaukerei stellen diese Fälle eine Einübung in die Problembewältigung der praxisorientierten Arbeit dar.

Viel Spaß beim Grübeln   Dr. Antje Reifenhäuser
Im August 1988   Dr. Marianne Liedtke

Quellenverzeichnis

[1] Kauffmann: Radiologie, 2.A; Urban & Fischer Verlag, 2001
[2] Muntau: Intensivkurs Pädiatrie, Urban & Fischer Verlag; 2004
    Fotoarchiv Dr. v. Haunersches Kinderspital München
[3] Michalk/Schönau: Differentialdiagnose Pädiatrie, Urban & Schwarzenberg Verlag; 1999
[4] Berchtold: Chirurgie, 4. Auflage; Urban & Fischer-Verlag, 2001
[5] Blanck: Visite live: Pädiatrie, Urban & Fischer Verlag, 1. Aufl.; 2002
[6] Klotz/Zafari: Innere Medizin in Frage und Antwort, Urban & Fischer Verlag, 4. Auflage, 2001

Alle anderen Abbildungen wurden freundlicherweise zur Verfügung gestellt von
PD Dr. Jochen Peters
komm. Direktor der Kinderklinik und Poliklinik
der TU München
Kölner Platz 1
80804 München

PD Dr. H. Hahn
Ltd. Oberarzt für Bildgebende Diagnostik
Kinderklinik und Poliklinik
der TU München

Fall 1

▷ **Anamnese**

In die Ambulanz kommt ein Vater mit seiner 4-jährigen Tochter. Er berichtet, das Kind habe seit einigen Tagen Blasen und entzündete Hautstellen vor allem im Gesicht. Begonnen habe das Ganze mit einer entzündeten Stelle am Ohr, die sich weiter ausgebreitet habe. Ansonsten gehe es dem Kind gut. Es habe kein Fieber und auch keine anderen Beschwerden.

▷ **Untersuchungsbefund**

Mädchen in gutem AZ, gutem EZ; gelblich verkrustete Effloreszenzen am rechten Ohr, teils bullöse, teils entzündete Rötungen am Kinn und an der rechten Wange. Beginnende Effloreszenzen am Hals und am rechten Arm, gerötet nicht infiziert, vereinzelt bullös, keine flächenhafte Rötung (s. Abb. 1 FB), kein Erysipel, keine Lymphadenopathie; alle anderen Organsysteme ohne pathologischen Befund.

> Vier Jahre altes Mädchen mit gelblich verkrusteten Effloreszenzen, teils bullös, teils entzündlich gerötet; beginnend im Gesicht und sich ausbreitend auf Hals und rechten Arm.

| **Was möchten Sie noch wissen?**

Sie fragen, ob das Kind sich an den Effloreszenzen kratzt und ob noch andere Familienmitglieder betroffen sind.
Der Vater erzählt, dass sich das Kind die Kruste am Ohr immer wieder aufkratze. Auch an den anderen entzündeten Stellen kratze sich das Kind ständig. Beim kleinen Bruder, der sehr intensiven Kontakt zu seiner Schwester habe, habe er heute morgen eine ähnliche Stelle im Gesicht entdeckt. Die sei allerdings nur leicht gerötet.

| **Welche Verdachtsdiagnose stellen Sie?**

Der Krankheitsverlauf lässt an eine Impetigo contagiosa denken. Durch das ständige Kratzen werden die Krankheitserreger über den Körper verteilt und bilden die charakteristischen Effloreszenzen.

| **Was ist die Ursache einer Impetigo?**
| **Welche Formen der Impetigo kennen Sie?**

Ursache einer Impetigo ist eine lokale Infektion mit Staphylokokken, meist auf vorgeschädigter Haut. Unterschieden werden können zwei Formen: die bullöse Form, die in etwa 30 % der Fälle vorliegt und eine nichtbullöse Form, die in ca. 70 % der Fälle vorliegt und meist durch Staphylococcus aureus ausgelöst ist.

| **Welche Therapie schlagen Sie vor?**

Da bereits eine teilweise superinfizierte Ausbreitung über das Gesicht und den Hals vorliegt, ist ein systemische Therapie mit Flucloxacillin oder Amoxicillin, aber auch Cephalosporinen indiziert. Zusätzlich kann noch eine topische Therapie mit einer antibiotikahaltigen Salbe begonnen werden.
Bei häufig rezidivierenden Staphylodermien sollte ausgeschlossen werden, dass der Patient Träger von S. aureus, z. B. in der Nase, ist. Ist dies der Fall, kann eine topische Eradikationstherapie mit einer antibiotikahaltigen Salbe versucht werden.

Müssen Sie den Bruder der Patientin mitbehandeln?

So wie der Vater es beschreibt, scheint sich der kleine Bruder der Patientin angesteckt zu haben. Sie empfehlen dem Vater, das Kind auch beim Kinderarzt vorzustellen. Liegt tatsächlich auch eine Impetigo vor, kann bei einer beginnenden sehr lokalisierten Impetigo eine topische Behandlung ausreichend sein.

Sie erklären dem Vater die Verabreichung des Antibiotikums und der Salbe und klären ihn auch über die Komplikationen der Erkrankung auf. Sie empfehlen ihm, die Tochter bei einer Verschlechterung des Haut- bzw. Gesundheitszustands nochmals von einem Kinderarzt anschauen zu lassen.

Unter Therapie müsste in zwei bis drei Tagen eine Besserung eintreten. So lange sollten die Kinder nicht in den Kindergarten oder in die Schule gehen.

Welche Komplikationen der Impetigo kennen Sie?

Im Rahmen der lokalen Infektion kann es zu Superinfizierungen und auch zu einer schwerwiegenden generalisierten Infektion im Rahmen eines **Staphylococcal Scalded Skin Syndrome** kommen. Weitere Komplikationen sind Zellulitis und Lymphangitis, außerdem Scharlach, Psoriasis guttata, und bei nephritogenen Stämmen kann es zu einer Glomerulonephritis kommen.

> **Quintessenz:**
> Die Impetigo ist eine durch Staphylokokken hervorgerufene Erkrankung der Haut. Man unterscheidet eine bullöse (30 %) und eine nicht bullöse (70 %) Form. Die Therapie ist je nach Ausprägung topisch oder systemisch. Komplikationen sind das staphylococcal scalded skin syndrom, die Zellulitis und Lymphangitis, außerdem Scharlach, Psoriasis guttata und selten Glomerulonephritis.

Fall 2

▷ **Anamnese**

Sie haben Nachtdienst. In der Ambulanz werden Sie von einer Mutter und ihrem sechs Monate alten Sohn erwartet. Oskar wirkt erschöpft. Die Mutter berichtet, das Kind huste seit einigen Tagen. Seit dem heutigen Nachmittag habe er außerdem mehrfach erbrochen und nichts mehr bei sich behalten. Zudem trinke er zunehmend schlechter.

▷ **Aufnahmebefund**

Sechs Monate alter Säugling in deutlich reduziertem AZ, gutem EZ; angstrengte Atmung, sehr müde, wenig Spontanmotorik, Haut trocken und warm, Turgor mäßig reduziert, Schleimhäute trocken, Augen deutlich haloniert, Fontanelle unter Niveau, keine Lymphadenopathie. **HNO:** Trommelfelle bds. etwas matt, Gehörgänge unauffällig, eitrig-seröse Rhinitis, Rachen leicht gerötet, Tonsillen unauffällig. **Pulmo:** mittelblasige RGs über der gesamten Lunge, leichtes Giemen basal, verlängertes Exspirium. **Cor:** Herztöne rein, keine pathologischen HG. **Abdomen:** weich, kein Druckschmerz, keine HSM, DG über allen vier Quadranten auskultierbar. **Neuro:** Pupillen isokor, Lichtreaktion prompt, Kniekuss möglich, Lasègue negativ, kein Meningismus, Temperatur 38,0 °C.

> Säugling, sechs Monate alt, hustet seit Tagen, hat erbrochen und trinkt zunehmend schlechter. Er wirkt erschöpft.

Wie lautet Ihre Verdachtsdiagnose?

Die geschilderten Symptome und der Untersuchungsbefund, besonders die deutliche Obstruktion und das auskultierbare Giemen, sprechen für eine Bronchitis oder Bronchiolitis im Rahmen eines Infekts der oberen Luftwege.
Das Erbrechen und die Nahrungsverweigerung können Begleitsymptome sein und nicht zwangsläufig Ausdruck einer zusätzlichen Erkrankung.

> Verdachtsdiagnose: Bronchitis, Bronchiolitis.

Welche Differentialdiagnosen müssen Sie berücksichtigen?

Differentialdiagnostisch müssen folgende Krankheitsbilder berücksichtigt werden:
- toxische Bronchitis durch Inhalationen von Gasen (hier anamnestisch wenig wahrscheinlich)
- Flüssigkeitsaspiration/Fremdkörperaspiration.
- Auch eine Meningitis sollte zumindest in Erwägung gezogen werden.

> Differentialdiagnosen von Bronchitis, Bronchiolitis:
> - Flüssigkeitsaspiration
> - Fremdkörperaspiration
> - Inhalation toxischer Gase.

Welche Maßnahmen ergreifen Sie als nächstes?

Da der Allgemeinzustand des Kindes deutlich reduziert ist, ist eine stationäre Aufnahme indiziert. Sie begleiten die Eltern auf die Station. Mit einem Pulsoxymeter kontrollieren Sie, ob das Kind zusätzlichen Sauerstoff benötigt und verordnen initial eine Inhalation mit einem Bronchodilatator. Da das Kind erbricht und durch die vermehrte Atemarbeit mehr Flüssigkeit benötigt, ist eine ausreichende Versorgung mit Flüssigkeit nötig. Dies ist bei dem reduzierten Zustand nur durch intravenöse Gabe gewährleistet.
Sie erklären den Eltern, warum das Kind stationär bleiben muss (Flüssigkeit, Sauerstoff, Inhalationen). Dann beginnen Sie zunächst eine Infusionstherapie mit physiologischer NaCl-Lösung (100 ml/kg KG/d). Zur Inhalation verordnen Sie einen Bronchodilatator, z. B. Salbutamol.

> Pulsoxymeter zur Kontrolle des Sauerstoffbedarfs. Bei Erbrechen und vermehrter Atemarbeit ist die ausreichende Versorgung mit Flüssigkeit meist nur intravenöse, zu gewährleisten.

Welche Untersuchungen führen Sie durch?

Beim Legen der Infusion führen Sie eine **Blutentnahme** mit Blutgasanalyse (BGA), BB, Elektrolyten und Entzündungszeichen durch.
Um eine Pneumonie auszuschließen, veranlassen Sie einen **Röntgen-Thorax**.

Ergebnisse
Blutbild und Elektrolyte sind normal. Das CrP ist mit 10 mg/l leicht erhöht.
Im Röntgen-Thorax ist eine Peribronchitis und eine deutliche Überblähung zu sehen. Eine Pneumonie ist röntgenologisch nicht nachweisbar. Die venöse BGA zeigt einen pH von 7,29 und einen pCO_2 von 60 mmHg.
Aufgrund der Klinik und des Röntgenbilds sowie der CO_2-Retention stellen Sie die Diagnose einer Bronchitis.

> Blutentnahme mit BGA!

Was sind die wichtigsten Therapieschritte?

Bei der obstruktiven Bronchitis wird folgendermaßen vorgegangen: **Bronchodilatation** durch Inhalation von β-Mimetika (z. B. Salbutamol), **Mucolyse (z. B. Ambroxol oder Acetylcystein)**, evtl. lokale **Entzündungshemmung** durch inhalative Steroide (z. B. Budenosid). Wichtig ist eine ausreichende **Flüssigkeitszufuhr**, wenn notwendig intravenös. **Sauerstoffbedarf** muss erkannt und therapiert werden.
Der Physiotherapie, d. h. der **Atemgymnastik** kommt eine entscheidende Rolle zu. Bei Oskar zeigte sich erst nach Inhalation mit Salbutamol und einem Kortikoid eine zögerliche Besserung. Der pCO_2 sank langsam (über 12 h) auf Werte unter 50 mmHg. Insgesamt brauchte er sieben Tage bis zur Normalisierung.

> Therapie der obstruktiven Bronchitis:
> - Inhalation von β-Mimetika
> - Mukolyse
> - evtl. Inhalation von Steroiden
> - Flüssigkeitszufuhr
> - evtl. Sauerstoffgabe
> - Atemgymnastik.

Was können Sie den Eltern über die Dauer des stationären Aufenthalts sagen?

Die Dauer des stationären Aufenthalts richtet sich nach dem klinischen Zustand des Kindes. Je nach Ansprechen auf die Therapie kann es einige Tage bis hin zu Wochen dauern.

Welche Ursachen für eine Säuglingsbronchitis kennen Sie?

Ursache für Bronchitiden sind in den meisten Fällen Viren, aber auch Bakterien. Die häufigsten Erreger sind RS-, Adeno-, Rhino-, Influenza- und Parainfluenzaviren.
Die Bronchitis im Rahmen einer akuten entzündlichen Erkrankung der oberen Luftwege tritt bei Kindern häufiger als bei Erwachsenen auf. Dies mag einerseits darin begründet sein, dass die kürzeren Luftwege von Kindern das Eindringen von Mikroorganismen begünstigen, andererseits dadurch, dass Kinder noch weniger Antikörper gegen die verschiedenen Erreger akuter Infekte des Respirationstrakts besitzen als Erwachsene.
Grundlage der Erkrankung ist eine Entzündung. Diese führt zu einer Schwellung der Mukosa, Abschilferung und Zerstörung des Bronchialepithels, Hypersekretion der Becherzellen, interstitiellem Ödem sowie leukozytärer und lymphozytärer Infiltration des Stromas. Aufgrund des noch relativ geringen Durchmessers der Bronchien beim Säugling führt die Schleimhautschwellung zu einer relativ größeren Einengung der Luftwege im Vergleich zum größeren Kind oder Erwachsenen.

> Ursachen für Säuglingsbronchitis:
> Die häufigsten Erreger sind RS-Viren, Adeno-, Rhino-, Influenza-, und Parainfluenzaviren. Es kommen aber auch Bakterien in Frage.

> Aufgrund des noch relativ geringen Durchmessers der Bronchien beim Säugling führt die Schleimhautschwellung zu einer relativ größeren Einengung der Luftwege im Vergleich zum größeren Kind oder Erwachsenen.

Wie ist die Prognose?

Bei unkompliziertem Verlauf ist die Prognose sehr gut. Rezidivierende Bronchitiden können Hinweis auf ein frühkindliches Asthma sein. Ein Übergang in eine chronische Bronchitis ist möglich.

Quintessenz:
Bronchitiden im Säuglings- und Kleinkindalter werden meist durch Virusinfektionen verursacht. Die Behandlung ist im Wesentlichen symptomatisch und besteht aus der Gabe von Flüssigkeit, Mukolytika, Inhalationen mit bronchodilatativen Substanzen und unterstützender Physiotherapie. Die Prognose ist gut. Die Erkrankungsdauer liegt zwischen ein und drei Wochen.

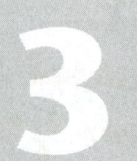

Fall 3

▷ **Anamnese**

Clara, ein 10-jähriges Mädchen, wird Ihnen wegen seit einigen Tagen bestehendem Husten, Schnupfen, Nasenbluten, „Rötung der Augen" und Temperatur bis 38,5 °C vorgestellt. Seit dem Vortag bestehe außerdem ein „Ausschlag", der hinter den Ohren und im Gesicht begonnen und sich dann auf Oberkörper, Arme und Beine ausgebreitet habe. In der Familie und der näheren Umgebung der Patientin seien zur Zeit keine Infekte bekannt.

▷ **Aufnahmebefund**

Blasses, schlankes Mädchen in mäßig reduziertem AZ, gutem EZ, 38,7° C; linsengroße, nicht konfluierende, hellrote, nicht erhabene Flecken am ganzen Körper, hauptsächlich am Stamm (s. Abb. 2 FB). Lymphknotenstatus: generalisierte Lymphknotenschwellung vor allem retroaurikulär und okzipital. **HNO:** Trommelfelle bds. leicht gerötet; seröse Rhinitis; Rachen: Z. n. Tonsillektomie, kleinfleckiges Enanthem am weichen Gaumen. **Pulmo:** über beiden Lungen grobblasige Rasselgeräusche. **Cor:** Herztöne rein, respiratorische Arrhythmie, keine pathologischen Herzgeräusche. **Abdomen:** weich, kein Druckschmerz, keine HSM, DG über allen vier Quadranten auskultierbar. **Neurologie:** Pupillen isokor, Lichtreaktion prompt, Kniekuss möglich, Lasègue negativ.

> **Wie lautet Ihre Verdachtsdiagnose? Welche Differentialdiagnosen kommen in Betracht?**

Die Verdachtsdiagnose lautet **Rötelninfektion**:
Relativ typisch, aber nicht beweisend für Röteln sind das mittelfleckige Exanthem mit Beginn hinter den Ohren und im Gesicht mit kraniokaudaler Ausbreitung, kombiniert mit einem Exanthem und LK-Schwellung.
Folgende Differentialdiagnosen kommen in Betracht:
- unspezifischer viraler Infekt
- atypische Masern (Exanthem wäre eher konfluierend, Enanthem mit Koplik-Flecken, Kinder sind oft kränker)
- Exanthema subitum (dagegen spricht das noch bestehende Fieber und das Alter)
- Erythema infectiosum (Erythem eher girlandenförmig)
- Scharlach
- Mononukleose
- allergische Exantheme.

▷ **Verlauf**

Nachdem Sie Ihre Verdachtsdiagnose geäußert haben, erklärt Ihnen die Mutter ganz aufgeregt, dass sie letztes Wochenende, also vor zwei Tagen, gemeinsam Ihre Schwester besucht hätten, welche im 3. Monat schwanger sei. Ihre Tochter wäre zu diesem Zeitpunkt noch vollkommen gesund gewesen. Sie habe Clara bewusst nur gegen Tetanus impfen lassen, da sie von dieser „ganzen Impferei" nichts halte.

> **Welche Untersuchungen veranlassen Sie, um die Verdachtsdiagnose zu bestätigen?**

Normalerweise würde man bei einer Erkrankung mit sehr günstiger Prognose keine serologische Untersuchung veranlassen, da sich keinerlei Konsequenz für den Patienten ergibt. Hier geht es aber darum, eine Gefahr für Schwangere, die Kontakt hatten oder haben könnten, zu erfassen. Daher beantragen Sie BB, Diff.BB und Rötelnserologie.

Fall 3

Ergebnisse
Blutbild: Leukos 3,4/nl, Hb, Hkt, MCH, MCV, MCHC im altersentsprechenden Normbereich.
Differentialblutbild: relative Lymphozytose, Plasmazellen.
Röteln-AK (ELISA): Röteln-IgM-AK: positiv, -IgG negativ.

Welche Diagnose stellen Sie nach Kenntnis der vorliegenden Befunde?

Für eine Rötelninfektion ist eine Leukopenie mit relativer Lymphozytose und das Auftreten von Plasmazellen typisch.
Serologisch beweisend ist ein 4facher Titeranstieg im Hämagglutinatonstest oder das Auftreten von rötelnspezifischen IgM-Antikörpern mittels ELISA.
Damit spricht sowohl der klinische Befund, als auch der laborchemische Befund für eine frische Rötelninfektion.

Was soll Claras schwangere Tante tun?

Zunächst sofortige Abklärung des Immunstatus, da sie durch eine bereits durchgemachte Infektion geschützt wäre.
Wenn eine nicht immune Schwangere sich bis zum 4. Schwangerschaftsmonat mit dem Rötelnvirus infiziert, besteht die Gefahr einer Rötelnembryopathie mit den typischen Symptomen Herzfehler, Blindheit durch Katarakt, Taubheit und Enzephalopathie. Deshalb wird eine Überprüfung der Rötelnserologie bei allen Frauen im gebärfähigen Alter empfohlen. Ein Titer im Hämagglutinations-Hemmtest (HHt) von >1:32 gilt als sicherer Schutz.
Bei Rötelnexposition einer nicht immunen Schwangeren stehen folgende Möglichkeiten zum Schutz des Ungeborenen zur Verfügung:
Prophylaxe durch i.m. Gabe von Rötelnimmunglobulin. Allerdings ist unsicher, ob dadurch eine Ansteckung des Ungeborenen verhindert werden kann.

War Clara zum Zeitpunkt des Besuchs schon infektiös? Wie lange dauert die Inkubationszeit? Wie erfolgt die Übertragung?

Infektiösität besteht vier bis sieben Tage vor Exanthembeginn und bis zum siebten Tag danach, bei Säuglingen mit konnataler Rötelninfektion bis zum Ende des 1. Lebensjahres!
Also war Clara zum Zeitpunkt des Besuchs bereits ansteckend!
Die Inkubationszeit beträgt 14–21 Tage. Röteln sind eine Tröpfcheninfektion.
Entsprechend den Empfehlungen der STIKO, sollten alle Kinder gegen Röteln geimpft werden. Nicht wegen der Komplikationen, sondern um einen maximalen Durchseuchungstiter zu erzielen, um die Gefahr für Schwangere zu minimieren.

Infektiosität bei Röteln: 4–7 Tage vor und bis zum siebten Tag nach Exanthembeginn.
Die Inkubationszeit beträgt 14–21 Tage.

Rötelnembryopathie: Herzfehler, Blindheit durch Katarakt, Taubheit, Enzephalopathie.

Nach welchen Kriterien entscheiden Sie, ob Sie das Kind stationär oder ambulant behandeln?

Da eine Rötelninfektion meist leicht verläuft, ist in der Regel nur eine symptomatische Therapie (z. B. Fiebersenkung) indiziert. Bei den seltenen Komplikationen kann eine stationäre Aufnahme notwendig werden.

Welche Therapie verordnen Sie?

Die Infektion verläuft meist ohne schwerwiegende Symptome. Fieber sollte mit Antipyretika behandelt werden. Bei starkem Juckreiz sind Antihistaminika sinnvoll.

Welche Komplikationen kennen Sie?

Eine **Polyarthralgie/Polyarthritis** tritt bei ca. 60 % der älteren Mädchen und Frauen auf. Betroffen sind v. a. Finger- und Kniegelenke. Ursachen sind direkte Erregerinvasion und/oder Immunkomplexablagerungen. Die Beschwerden klingen in der Regel nach einigen Wochen ab.
Die **postinfektiöse thrombozytopenische Purpura** stellt eine weitere Komplikation dar, die mit einer Häufigkeit von 1:3000 aber wesentlich seltener vorkommt.
Noch weniger häufig kommt die akute **Rötelnenzephalitis** mit einer Inzidenz von 1:6000 vor. In seltenen Fällen kann eine progressive Rötelnenzephalitis als Folge einer postnatalen Rötelninfektion vorkommen.

> Komplikationen einer Rötelninfektion: Polyarthralgie/Polyarthritis, postinfektiöse thrombozytopenische Purpura, Rötelnenzephalitis.

Bis wann ist eine Besserung zu erwarten? Besteht lebenslange Immunität?

Das Exanthem und die Symptomatik klingen in der Regel nach 3–5 Tagen ab. Es ist von einer lebenslangen Immunität auszugehen.

Quintessenz:
Die Inkubationszeit bei Röteln beträgt 14–21 Tage. Infektiosität besteht vier bis sieben Tage vor Auftreten des Exanthems bis sieben Tage danach. Röteln hinterlassen eine lebenslange Immunität. Nach Virusvermehrung in der Mukosa kommt es zur lymphogenen Infektion der okzipitalen und zervikalen Lymphknoten. Charakteristischerweise beginnt das Exanthem hinter den Ohren und breitet sich rasch über den Körper aus. Es ist kleinfleckig und zartrosa gefärbt. Die STIKO empfiehlt eine zweimalige Impfung aller Kinder. Diese kann im Rahmen einer Kombinationsimpfung (Masern-Mumps-Röteln) durchgeführt werden. Die Komplikationsrate von Röteln ist gering, zu beachten ist die Gefahr für Schwangere.

Fall 4

▷ **Anamnese**

In der Ambulanz wartet eine Mutter mit ihrem 14 Tage alten, weiblichen Neugeborenen. Sie erzählt, dass das Kind seit einem Tag Fieber bis 39,6 °C habe.

Was wollen Sie noch wissen?

Sie fragen die Mutter nach dem Trinkverhalten und dem Allgemeinzustand des Kindes. Außerdem erheben Sie noch eine Schwangerschafts- und Geburtsanamnese.

▷ **Verlauf**

Die Mutter berichtet, Paula habe bis gestern gut getrunken. Auch sonst sei ihr nichts Ungewöhnliches aufgefallen. Das Kind ist voll gestillt, die Schwangerschaft und die Geburt (vaginal) waren komplikationslos. Nach fünf Tagen wurde sie aus der Geburtsklinik entlassen. Paula war zu diesem Zeitpunkt gesund. Das Einzige, was der Mutter einfällt ist, dass der Nabel des Kindes bei Entlassung noch etwas genässt habe.

Sie untersuchen den Säugling zunächst gründlich. Bei der Untersuchung ist der Säugling sehr unruhig. Bis auf das Fieber können Sie aber nichts feststellen. Auch der Nabel ist reizlos.

Wie verfahren Sie weiter?
Halten Sie eine stationäre Aufnahme für indiziert?

Sie erklären der Mutter, dass eine Aufnahme zur weiteren Beobachtung dringend indiziert ist, da Fieber bei einem Neugeborenen immer als schwerwiegendes Zeichen zu werten ist. Ohne eine Erklärung für das Fieber und die Trinkschwäche ist die Gefahr einer beginnenden Infektion oder Sepsis, die fulminant verlaufen kann, zu groß, so dass eine Beobachtung zu Hause nicht verantwortbar ist. Nach einigem Zögern willigt die Mutter ein. Sie bringen die beiden auf die Station, besprechen mit ihr das weitere Vorgehen und die vorgesehenen Untersuchungen.

Welche Untersuchungen wollen Sie durchführen und warum?
Welche Blutwerte sollten abgenommen werden?

Um eine Sepsis oder Infektion auszuschließen oder zu bestätigen, sind folgende Untersuchungen dringend indiziert:
- Blutbild mit Diff.BB
- CrP, IL-6
- Elektrolyte
- Gerinnung
- Blutkulturen
- Liquorpunktion.

Die Liquorpunktion ist erforderlich um eine Meningitis auszuschließen, die sich in diesem Alter auch ohne Fieber und nur mit Berührungsempfindlichkeit manifestieren kann. „Sichere Zeichen" wie z. B. Nackensteifigkeit oder positiver Kernig oder Lasègue sind in diesem Alter nicht nachzuvollziehen.

▷ **Verlauf**

Die Mutter ist nach kurzer Erklärung von Ihrer Seite mit den Untersuchungen einverstanden.

Säugling, 14 Tage alt, mit hohem Fieber seit einem Tag.

Fieber bei einem Neugeborenen ist immer als schwerwiegendes Zeichen zu werten.

Negative Kernig- oder Lasègue-Zeichen oder fehlende Nackensteifigkeit sind in der NG-Periode keine sicheren Ausschlusszeichen für eine Meningitis!

Fall 4

Ergebnisse
Blutbild: Hb 17,5 g/dl, Leukozyten 16,5/nl, Thrombozyten 110/nl.
Differentialblutbild: 58 % Segmentkernige, 15 % Stabkernige, 10 % Mono, 15 % Lympho, 2 % lymphozyt. Reizformen, IL-6 im Serum 250 pg/dl, CrP 50 mg/dl, Elektrolyte ausgeglichen, Gerinnungswerte altersentsprechend.
Liquor: 1/3 Zelle/µl, Glukose, Laktat, Eiweiß im Normbereich, IL-6 im Liquor < 1 pg/dl.
Blut- und Liquorkulturen noch ausstehend.

> *Randnotiz:* 58 % Segmentkernige, 15 % Stabkernige, IL-6 i.S 250 pg/dl und CrP 50 mg/dl deuten auf eine massive bakterielle Infektion hin.

Wie interpretieren Sie die Ergebnisse und wie behandeln Sie das Kind?

Die Blutuntersuchungen sind dringend verdächtig für eine Infektion. Die Liquoruntersuchung zeigt keine Meningitis. Die Sepsis kann erst mit der Blutkultur definitiv nachgewiesen werden.
Sie beginnen mit einer antibiotischen Behandlung.

> *Randnotiz:* Eine Sepsis kann erst mit einer Blutkultur definitiv nachgewiesen werden.

Welche Antibiotika sind zur Behandlung geeignet?

Die Behandlung einer Spätsepsis erfolgt beim Neugeborenen mit einer i.v. Kombinationstherapie z. B. mit einem Aminoglykosid und Ampicillin oder einem Cephalosporin der dritten Generation, z. B. Cefotaxim, und Ampicillin. Bei Hinweis auf einen seltenen Erreger bei einer Frühsepsis (Klebsiellen, Serratia, Pseudomonas), sollte eine Kombination aus Ampicillin, einem Cephalosporin und einem Aminoglykosid gewählt werden. Anaerobier werden mit Metronidazol, Infektionen mit Candida oder Aspergillus spp. mit 5-Fluorocytosin und Amphotericin B behandelt. Vancomycin findet bei Infektionen mit S. epidermidis Anwendung.
Sie entscheiden sich für eine Kombination aus Ampicillin und Cefotaxim.
Außerdem ordnen Sie Temperaturmessung 3-mal täglich, Monitorüberwachung (O$_2$-Sättigung, Herzfrequenz) und Paracetamol (10 mg/kg KG) bei Temperaturen über 38,5 °C an.

▷ **Verlauf**
Paula ist unter der Behandlung am nächsten Tag noch nicht fieberfrei, der Allgemeinzustand ist immer noch schlecht. Bei der erneuten Untersuchung bemerken Sie, dass das linke Beinchen vom Kind geschont wird. Der linke Oberschenkel, vor allem Hüft- und Kniegelenk sehen geschwollen aus. Die passive Bewegung ist schmerzhaft. Es bestehen weder Überwärmung noch lokaler Druckschmerz.

> *Randnotiz:* Schwellung li. Oberschenkel, Hüft- und Kniegelenk, passive Bewegung schmerzhaft, keine Überwärmung, kein Druckschmerz.

Wie lautet Ihre Verdachtsdiagnose? Welche Untersuchungen veranlassen Sie?

Die erhobenen Befunde lassen an eine Säuglingsosteomyelitis oder/und eine septische Arthritis denken. Sie veranlassen zunächst ein Ultraschalluntersuchung der betroffenen Gelenke.
In der Sonographie scheinen die Weichteile ödematös geschwollen. Der Knochen ist nicht scharf abzugrenzen. Sowohl im Hüft- als auch im Kniegelenk sind Ergüsse zu sehen. Es besteht somit auch sonographisch der Verdacht auf eine

Osteomyelitis. Zur weiteren Abklärung veranlassen Sie eine Röntgenaufnahme des linken Beins und der Hüfte.
In der Röntgenaufnahme erscheint der Femur röntgenologisch nicht verändert; es fällt einzig eine Konturunschärfe der Weichteile auf. Trotzdem bleibt Ihre Verdachtsdiagnose bestehen, da Osteomyelitiden im Frühstadium keine radiologische Veränderung verursachen müssen. Bei weiteren Zweifeln kann auch eine Skelettszintigraphie indiziert sein.

Eine Osteomyelitis im Frühstadium kann radiologisch unauffällig sein. Bei Zweifeln ist eine Skelettszintigraphie indiziert.

Ändern Sie Ihr Therapieregime?

Da Sie noch kein Ergebnis der Blutkultur vorliegen haben, müssen Sie weiterhin empirisch therapieren. Das Erregerspektrum ist zwar ähnlich wie das der Sepsis, überproportional häufig sind aber Staphylokokken als Erreger beschrieben. Sie entscheiden sich deshalb, mit dem begonnenen Regime fortzufahren, geben aber Oxacillin als staphylokokkenwirksames Medikament hinzu.
Außerdem konsultieren Sie einen Kinderchirurgen, um eine mögliche Operationsindikation (Spül-Saug-Drainage) überprüfen zu lassen.
Der Kinderchirurg rät zur Entlastung der Gelenkergüsse mittels Punktion, sieht aber keine Operationsindikation.

+ Oxacillin

Was können Sie der Mutter zur voraussichtlichen Dauer des stationären Aufenthalts und zur Prognose sagen?

Die intravenöse Antibiotikatherapie muss über mind. vier Wochen erfolgen. Die Extremität muss in dieser Zeit möglichst ruhig gelagert werden.
Die Langzeitprognose ist nicht gut. Bis zu 50 % der Kinder entwickeln eine chronische Osteomyelitis sowie Skelett- oder Knochendeformitäten. Auch das Knochenwachstum kann gestört sein.

Die Langzeitprognose der Säuglingsosteomyelitis ist nicht gut. Bis zu 50 % der Kinder entwickeln eine chronische Osteomyelitis sowie Skelett- oder Knochendeformitäten.

▷ **Verlauf**

Unter der Dreifachantibiose entfiebert Paula. Die Entlastung der Gelenke ist durch ultraschallgesteuerte Punktion gelungen und die Schwellung geht zurück. Die Blutkulturen zeigen als Erreger tatsächlich Staph. aureus. Die Liquorkultur bleibt steril.
Die intravenöse Antibiotikatherapie wird mit Oxacillin als Monotherapie für insgesamt vier Wochen durchgeführt. Bei den Ultraschallkontrollen ist ein deutlicher Rückgang der ödematösen Weichteilschwellung zu erkennen. Die Ergüsse in beiden Gelenken sind verschwunden. Auch radiologisch zeigen sich im Verlauf keine Knochendestruktionen. Unter vorsichtiger krankengymnastischer Beübung ist auch die Schonhaltung verschwunden.
Die Patientin kann fieberfrei und in gutem Allgemeinzustand nach Hause entlassen werden.

Was wissen Sie über die Ursachen der Säuglingsosteomyelitis?

Osteomyelitis/septische Arthritis sind im Säuglingsalter insgesamt eher seltene Krankheitsbilder. Häufigster Erreger ist Staph. aureus, andere Erreger sind E. coli, Klebsiella-Enterobacter-Spezies, Pseudomonas, Salmonellen, C. albicans, Serratia, oder auch N. gonorrhoeae. Gerade in der Neugeborenen- und Säuglingsperiode treten Osteomyelitis und septische Arthritis häufig gleichzeitig auf, da der gesamte Knochen (Dia-, Epi-, und Metaphyse) bis Ende des ersten Lebensjahres

über gemeinsame Arterien versorgt wird. Eintrittspforten für die genannten Erreger können lokale Infektionen, oder auch infizierte Katheter/Infusionssysteme sein. Cave: Durch wiederholte Blutentnahmen aus der Ferse kann eine Osteomyelitis des Kalkaneus provoziert werden!
In unserem Fall war wahrscheinlich der infizierte Nabel die Eintrittspforte.

> **Quintessenz:**
> Die Säuglingsosteomyelitis ist eine seltene Erkrankung. Die Tendenz zur Chronifizierung ist mit 25–50 % allerdings hoch. Manifestieren kann sich diese Erkrankung zunächst mit den Zeichen einer unspezifischen Entzündung oder gar einer Sepsis. Typische Symptome sind aber lokalisierte Schwellungen, sowie eingeschränkte Beweglichkeit der betroffenen Extremität. Die Therapie der Wahl ist zunächst konservativ in Form einer intravenösen Antibiotikagabe, in einigen Fällen kann aber auch eine chirurgische Intervention notwendig werden.

Fall 5

▷ **Anamnese**
Ihnen wird ein sechs Monate alter männlicher Säugling vorgestellt, bei dem seit drei Tagen wässrige, stinkende Durchfälle bestehen. Seit einem Tag ist starkes Erbrechen hinzugekommen, das Kind behält keine Nahrung mehr bei sich. Die Mutter berichtet, dass dies das erste Ereignis dieser Art sei und ist sehr besorgt, da sie nicht weiß, wie sie das Kind noch zum Trinken bringen soll.
Manuel sei bisher gut gediehen; seit seiner Geburt wird er mit einer adaptierten Milchnahrung ernährt.

▷ **Aufnahmebefund**
Das Kind ist hochfiebernd (39,5 °C), wirkt erschöpft, schreit nicht, reagiert aber auf Ansprache. Es ist nicht berührungsempfindlich, die Fontanelle ist leicht eingesunken. Die Haut ist trocken, die Schleimhäute feucht. Das Abdomen des Säuglings ist aufgetrieben, die Darmgeräusche sind lebhaft. Perianal ist die Haut hochrot entzündet. Herz, Lungen und HNO-Bereich o. B.

Wie lautet Ihre Verdachtsdiagnose und mögliche DD?

Verdachtsdiagnose: akute Gastroenteritis.
Mögliche Differentialdiagnosen:
- Disaccharidasemangel, Fruktoseunverträglichkeit (erneut Nahrungsanamnese erheben, Zufütterung genauer klären)
- Meningitis (dagegen sprechen die wässrigen Stühle).

Nach welchen Kriterien entscheiden Sie, ob Sie das Kind stationär oder ambulant behandeln?

Eine stationäre Aufnahme hängt ab von dem Grad der Exsikkose, der Möglichkeit der oralen Flüssigkeitszufuhr und der Compliance der Eltern.
Zeichen für eine Exsikkose sind:
- tief liegende Augen
- eingesunkene Fontanelle
- Turgorverlust der Haut („stehende Hautfalte")
- Apathie
- Kussmaul-Atmung
- seltener Lidschlag
- instabile Kreislaufsituation mit Tachykardie, flachem Puls und niedrigem Blutdruck.

▷ **Verlauf**
In unserem Fall muss Manuel stationär behandelt werden. Er erbricht stark und ist daher auch bei geringer Exsikkose stationär aufzunehmen.
Bei nur geringem oder mäßigem Erbrechen und milder Exsikkose könnte das Kind eventuell noch ambulant betreut werden.

Ergreifen Sie weitere diagnostische Maßnahmen?

Sie vervollständigen Ihre Nahrungsanamnese. Fragen Sie die Eltern, welche Nahrung das Kind exakt erhält (Obst, Gemüse). Besteht ein zeitlicher Zusammenhang zwischen dem Beginn der Zufütterung und dem Beginn der Symptome?
Sie beantragen eine bakteriologische und virologische Stuhlprobe.
Außerdem nehmen Sie Blut ab.

Zeichen der Exsikkose sind:
- tief liegende Augen
- eingesunkene Fontanelle
- Turgorverlust der Haut („stehende Hautfalte")
- Apathie
- Kussmaul-Atmung
- seltener Lidschlag
- instabile Kreislaufsituation mit Tachykardie, flachem Puls und niedrigem Blutdruck.

Eine Ultraschalluntersuchung ist zunächst nicht indiziert, da die Beurteilung des Darms vorerst keine zusätzliche Information bringt

▷ **Verlauf**

Die Nahrungsanamnese ist unauffällig. Ein zeitlicher Zusammenhang zwischen dem Auftreten der Symptome und dem Beginn der Zufütterung kann nicht festgestellt werden.

Welche Laborparameter benötigen Sie und warum?

- **Blutgasanalyse**: metabolische Azidose durch Bikarbonatverluste
- **Serumelektrolyte**: Elektrolytverluste durch Durchfall und Erbrechen insbesondere K^+ und Cl^-
- **Retentionswerte (Kreatinin und Harnstoff)**: Zeichen einer prärenalen Niereninsuffizienz bei ausgeprägtem Flüssigkeitsmangel, Niereninsuffizienz bei hämolytisch-urämischem Syndrom (s. u.)
- **Blutbild:**
  - Hämatokriterhöhung als Zeichen des Flüssigkeitsverlusts
  - Leukozytenanstieg oder -abfall je nach Art der Infektion
  - Thrombozytopenie, Fragmentozyten im Ausstrich bei hämolytisch-urämischem Syndrom
- **CrP** als möglichen Hinweis auf eine bakterielle Infektion.

> Bei der akuten Gastroenteritis benötigen Sie folgende Laborparameter:
> - Blutgasanalyse
> - Serumelektrolyte
> - Retentionswerte
> - Blutbild mit Hämatokrit, Leukozyten und Thrombozyten.

Welche Therapie schlagen Sie in diesem Fall vor?

Bis zur Besserung des Erbrechens erhält das Kind eine **parenterale Flüssigkeits- und Elektrolyttherapie**. Dabei sollte zunächst isotonische Kochsalzlösung infundiert werden. Nach Erhalt der Serumelektrolytwerte passen Sie die Elektrolytmenge in der Infusionslösung an den Bedarf an.

▷ **Verlauf**

Das Kind erbricht kurz nach der Aufnahme noch einmal. Am folgenden Tag sistiert das Erbrechen. Die Stuhlfrequenz ist normal, die Stühle sind sehr weich, jedoch nicht mehr wässrig. Das Kind ist deutlich wacher und nimmt wieder Kontakt mit der Umgebung auf.

Wie gehen Sie weiter vor?

Nach Sistieren des Erbrechens reduzieren Sie die Infusionsmenge. Sie erklären den Eltern, dass der weitere Nahrungsaufbau stufenweise erfolgen sollte.
Der Nahrungsaufbau erfolgt über folgende Schritte:
- Teepause für 6–24 Stunden („Teepause" bedeutet Tee als einzige oral angebotene Nahrung")
- Einstelldiät mit verdünnter Milch (1:1), pektinhaltigen Suppen (z. B. Reisschleim- oder Karottensuppe)
- normale Kost.

Das Kind sollte auf einer Infektionsstation versorgt werden.

▷ **Verlauf**

Inzwischen sind die Ergebnisse der Stuhluntersuchungen eingetroffen. Es handelt sich um eine Infektion mit Rotaviren.

Dieses Ergebnis beeinflusst nicht Ihr bisheriges therapeutisches Vorgehen. Allerdings handelt es sich hier um eine Infektionserkrankung, die bereits bei **Verdacht meldepflichtig** ist.

Rotaviren sind meldepflichtig.

Was sind die häufigsten Auslöser einer akuten Gastroenteritis im Kindesalter?

Die akuten infektiösen Gastroenteritiden im Kindesalter sind **häufiger viral als bakteriell** verursacht.
Viral: Rotaviren, Adenoviren, Norwalk-Virus (geordnet nach abnehmender Häufigkeit).
Bakteriell: Salmonellen, Shigellen, Campylobacter, E. coli (EHEC).

Akute infektiöse Gastroenteritiden sind zumeist viral verursacht.

▷ **Verlauf**
Manuel hat den Tee des Vortags gut vertragen. Bei der Morgenvisite am dritten Tag beschließen Sie, die Infusion erneut zu reduzieren und die orale Kost weiter aufzubauen. Am Nachmittag funktioniert die Infusion nicht mehr. Sie erneuern die Infusion nicht, da unter der bisherigen Kost keine Beschwerden mehr aufgetreten sind. Daraufhin erklären die Eltern, das Krankenhaus verlassen zu wollen.

Was empfehlen Sie den Eltern? Auf welche Komplikationen und möglichen Konsequenzen müssen Sie sie hinweisen?

Fortsetzung des Nahrungsaufbaus, nach Möglichkeit **Gewichtskontrollen**. Mögliche Komplikationen sind ein **Rezidiv** und die **Ansteckung** weiterer Familienmitglieder.
Sie empfehlen den Eltern eine **gründliche Hände- und Flächendesinfektion** nach dem Wickeln, bis der Patient wieder feste Stühle hat.

Quintessenz:
Die virale Gastroenteritis ist eines der häufigsten Krankheitsbilder des Kindesalters. Die häufigsten Auslöser sind Rotaviren.
Die viralen Formen sind durch Stuhlproben von bakteriellen Formen abzugrenzen. Einige Erreger sind bereits bei Verdacht meldepflichtig, wie z. B. Rotaviren, Yersinien, Shigellen, Salmonellen.
Die Therapie erfolgt symptomatisch und besteht im Wesentlichen in der enteralen oder parenteralen **Flüssigkeitssubstitut**ion und in dem **stufenweisen Nahrungsaufbau**.
Die Prognose ist bei rechtzeitigem Therapiebeginn sehr günstig. Allerdings können bei schwerer Exsikkose gerade bei Säuglingen **auch Verläufe mit Nieren- und Kreislaufversagen** vorkommen. Initial muss vor allem bei Verläufen, bei denen **Erbrechen im** Vordergrund steht, auch an andere Infektionserkrankungen, **insbesondere Meningitiden,** gedacht werden.

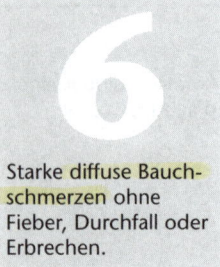

Fall 6

▷ **Anamnese**

Eine völlig aufgelöste Mutter kommt mit ihrem 6-jährigen Sohn in die Ambulanz. Schon vor dem Betreten des Untersuchungszimmers hören Sie ihn jammern. Daniel liegt gekrümmt auf der Untersuchungsliege. Die Mutter berichtet aufgeregt, er sei seit dem Mittag krank. Begonnen habe das Ganze mit diffusen Bauchschmerzen, die sich über den Tag verschlimmert hätten. Fieber, Durchfall und Erbrechen seien nicht aufgetreten.

Starke diffuse Bauchschmerzen ohne Fieber, Durchfall oder Erbrechen.

Welche Fragen müssen Sie noch stellen?

Worin bestanden die letzte Mahlzeiten vor Beginn der Beschwerden. Haben andere Personen das Gleiche gegessen? Besondere Essgewohnheiten, Stuhlgewohnheiten (Obstipaton?) und Stuhlfrequenz?
Auf diese Fragen antwortet die Mutter, dass er eigentlich „so wie immer" gegessen habe, dass er aber schon seit einigen Tagen keinen Stuhlgang mehr gehabt habe.

Worauf müssen Sie bei der folgenden körperlichen Untersuchung besonders achten?

Neben einer sehr sorgfältigen und ruhigen Palpation des Abdomens, bei der Sie versuchen, den Patienten abzulenken, muss unbedingt auch eine rektale Untersuchung durchgeführt werden. Damit ist es möglich, Schmerzzustände im Douglas festzustellen bzw. eventuelle Passagehindernisse, Kotballen oder Ähnliches in der Ampulle zu tasten. Auch die Konsistenz und Menge des in der Ampulle befindlichen Stuhls sowie Blut am Fingerling nach der Untersuchung können diagnostisch von Nutzen sein.
Ebenso wichtig ist eine Inspektion des Anus, um eventuelle Rhagaden erkennen zu können.

▷ **Aufnahmebefund**

6-jähriger Junge in deutlich reduziertem AZ, gutem EZ; afebril. Haut rein, Turgor gut, Schleimhäute feucht, keine Lymphadenopathie, **HNO:** Trommelfelle bds. spiegelnd, Gehörgänge unauffällig, Rachen nicht gerötet, Tonsillen hyperplastisch, keine Beläge. Lunge gut belüftet, keine RGs, kein Giemen. **Cor:** Herztöne rein, keine pathologischen Herzgeräusche. **Abdomen:** auch bei tiefer Palpation weich, diffuser Druckschmerz ohne Abwehrspannung, besonders im linken Unterbauch, tastbare Kyballa im linken Unterbauch, keine HSM, DG über allen vier Quadranten spärlich auskultierbar. **Neuro:** Pupillen isokor, Lichtreaktion prompt, Kniekuss möglich, Lasègue negativ, kein Meningismus.
Rektale Untersuchung wird als sehr schmerzhaft angegeben, es sind mittelharte Kotreste tastbar, kein Kotstein. Keine Analfissur, keine Rötung, keine Rhagaden erkennbar. Genitale altersgemäß, Hoden bds. deszendiert.

Kein Fieber, Abdomen auch bei tiefer Palpation weich, keine Abwehrspannung.

Verdachtsdiagnose: hartnäckige Obstipation.
Differentialdiagnosen:
• akute Appendizitis
• Harnwegsinfekt ▽

Wie lautet Ihre Verdachtsdiagnose? Welche Differentialdiagnosen kennen Sie?

Die Verdachtsdiagnose lautet in diesem Fall **Obstipation**.
Obwohl die Symptomatik zunächst auf ein „akutes Abdomen" hinweist, muss man ebenso an harmlose Krankheitsbilder denken. Eine hartnäckige Obstipation kann durchaus auch krampfartige Schmerzen im Unterbauch hervorrufen.

Bei heftigen Bauchschmerzen sollten Sie differentialdiagnostisch denken an
- akute Appendizitis
- Harnwegsinfekt
- Ileus
- Leistenhernie
- Meckel'sches Divertikel
- Harnleiterkolik.

- idiopathisches Megakolon △
- Ileus
- Leistenhernie
- Meckel'sches Divertikel
- Harnleiterkolik.

Welche Untersuchungen halten Sie für indiziert? Nehmen Sie das Kind auf?

Die stationäre Aufnahme hängt davon ab, ob Sie ihre Verdachstdiagnose absichern können.
Um eine Unterscheidung zwischen der Diagnose Obstipation und anderen, schwerwiegenderen Differentialdiagnosen, wie akute Appendizitis, Harnwegsinfekt, Ileus, Leistenhernie, Meckel'sches Divertikel, Harnleiterkolik, Coecum mobile etc., treffen zu können, sind folgende Untersuchungen indiziert:
- **Labor:** Blutentnahme für Blutbild, Elektrolyte, CRP und BSG
- **Urinschnelltest** z.A. eines HWI bzw einer Hämaturie (z.B. durch Nierenstein)
- **Ultraschalluntersuchung** des Abdomens.

Ergebnisse
- **Labor:** Blutbild, Elektrolyte, CrP und BSG im altersentsprechenden Normbereich, keine Linksverschiebung im Differentialblutbild.
- **Mittelstrahlurin:** im Stix keine Auffälligkeiten, insbesondere keine Leukozyten, kein Blut, keine Ketonkörper; mikroskopisch: keine Leukozyten, keine Bakterien.
- **Abdomen-Sono:** kein Hinweis auf Appendizitis, parenchymatöse Organe o.B., kein Hinweis auf Kotsteine, deutlich stuhlgefülltes Sigmoid und Rektum, reichlich luftgefüllte Darmschlingen.

Abdomen-Sono: deutlich stuhlgefülltes Sigmoid und Rektum, reichlich luftgefüllte Darmschlingen.

Welche Diagnose stellen Sie nach Kenntnis der Befunde?

Nach Kenntnis aller Befunde kann die Verdachtsdiagnose **Obstipation** bestätigt werden. Der unauffällige Urinstix schließt einen Harnwegsinfekt aus. Eine Appendizitis ist aufgrund der fehlenden Entzündungszeichen und des sonographisch unauffälligen re. Unter- und Mittelbauchs unwahrscheinlich. Auch die anderen Differentialdiagnosen, wie z.B. eine akute Harnabflussstörung, kommen aufgrund der vorliegenden Befunde nicht in Betracht.

Wie gehen Sie weiter vor?

Da das Kind weiter Schmerzen hat, verabreichen Sie dem Patienten zunächst ein Klysma, um eine Besserung der Symptomatik zu erreichen. Dabei wird dem seitlich liegenden Patienten über eine rektal liegenden Sonde eine hyperosmolare Lösung (je nach Gewicht 100–300 ml), die meist physiologische Kochsalzlösung und Glycerol enthält, instilliert.

Therapie der hartnäckigen Obstipation: Klysma.

▷ **Verlauf**
Nachdem erst eingedickte Kotballen abgesetzt werden und noch keine deutliche Linderung erfolgt, wird ein zweites Klysma verabreicht, das zum Absetzen einer

voluminösen Stuhlmenge und zur raschen Erleichterung der Schmerzsymptomatik des Patienten führt.

Welche weiteren Maßnahmen ergreifen Sie? Wie beraten Sie die Eltern?

Sie befragen die Eltern Daniels zunächst noch genauer zu dessen Ernährungsgewohnheiten, der täglichen Trinkmenge und der Stuhlfrequenz sowie nach Enkopresis (Einkoten).
Die Mutter berichtet, dass es sehr schwierig sei, ihn „ausgewogen zu ernähren". Außer Weißbrot, Pommes frites, Süßigkeiten und Pizza esse der Junge fast nichts. Die tägliche Trinkmenge betrage zwischen einem halben und einem Liter.
Seit etwa 3–4 Monaten habe Daniel nur noch alle 2–3 Tage Stuhlgang. Dieser sei häufig hart und etwas knollig. Er klage auch immer wieder über Bauchschmerzen, die sich nach Stuhlentleerung spontan besserten, kote aber nie ein.
Mit der Miktion gäbe es keine Probleme Dies ist wichtig, da damit die Wahrscheinlichkeit einer neurologischen Störung gering ist. Der Patient ist seit dem 3. Lebensjahr trocken.
Da es dem Kind nach Durchführung der o. g. Maßnahmen deutlich besser geht und auch die Entzündungszeichen negativ sind, ist eine stationäre Aufnahme zum jetzigen Zeitpunkt nicht zwangsläufig indiziert.
Sie beraten die Eltern über die Gabe von ballaststoffreicher Kost, die Notwendigkeit ausreichender Flüssigkeitszufuhr (mind. 1–1,5 l/d) und regelmäßige Stuhlgewohnheiten.
Bei fehlender Besserung oder beim Auftreten anderer Symptome ist eine stationäre Aufnahme zu erwägen, um anatomische Anomalien (z. B. M. Hirschsprung) abzuklären bzw. um eine Diätumstellung unter entsprechender Anleitung zu erzielen.

Quintessenz:
Die Obstipation ist eine häufige Erkrankung des Kindesalters. Leitsymptome sind Bauchschmerzen und unregelmäßige Entleerungen harten Stuhls.
Eine spontane Besserung der Bauchschmerzen tritt häufig nach Stuhlentleerung auf. Die Therapie der Obstipation besteht in der Umstellung der Ernährungsgewohnheiten. Die Patienten sollten sehr ballaststoffreiche Kost zu sich nehmen und viel trinken. Außerdem müssen feste Stuhlgewohnheiten eingeführt werden. Die **ausführliche Beratung der Eltern** und mögliche **Umstellung der Ernährungsgewohnheiten der Familie** spielen eine entscheidende Rolle.

Problemlose Miktion spricht mit hoher Wahrscheinlichkeit gegen eine neurologische Störung.

Prophylaktische Maßnahmen bei Obstipation: ballaststoffreiche Kost, ausreichende Flüssigkeitszufuhr, regelmäßige Stuhlgewohnheiten.

Fall 7

▷ **Anamnese**

Die zehn Monate alte Marlies wird wegen Gewichtsstillstand und zunehmender Appetitlosigkeit vorgestellt. Geburts- und Neugeborenenanamnese unauffällig. Normales Trinkverhalten und gute Gewichtszunahme in den ersten Monaten. Das Kind wurde nicht gestillt, Beikost seit dem sechsten Lebensmonat. Nun seit etwa 4–5 Monaten Verschlechterung von Gewichtszunahme und Wachstum. Kein Fieber, Erbrechen oder Durchfall, allerdings übel riechende, massige, glänzende Stühle von gehäufter Frequenz. Keine Infekte in den letzten Wochen, keine Gastroenteritis anamnestisch erhebbar.

▷ **Aufnahmebefund**

Dystroph wirkender, quengeliger Säugling in reduziertem AZ. Gewicht 6900 g (< 3. Perz.), Größe 64 cm (< 3. Perz.). Magere Extremitäten, mangelhaftes Fettpolster am Rumpf. Fontanelle im Niveau. Haut eher trocken, SH feucht. Abdomen aufgetrieben, weich, hypersonorer Klopfschall, keine HSM, lebhafte Darmgeräusche über allen vier Quadranten. Herz und Lungen auskultatorisch o. B., HNO reizlos. Neurologische Untersuchung ohne pathologischen Befund. Kann altersgemäß sitzen und krabbeln.

Wie lautet Ihre Verdachtsdiagnose?
Welche Differentialdiagnosen kommen in Betracht?

Die Verdachtsdiagnose lautet Zöliakie.
Differentialdiagnostisch kommen folgende Erkrankungen in Betracht:
- zystische Fibrose
- andere Formen chronischer Pankreasinsuffizienz (z. B. Shwachmann-Syndrom
- Kohlenhydratintoleranzen (z. B. durch Disaccharidasemangel)
- Kuhmilchintoleranz
- parasitäre Dünndarmerkrankungen (wenig wahrscheinlich).

Nach welchen Kriterien entscheiden Sie, ob Sie das Kind stationär oder ambulant behandeln? Wie wird Marlies bis auf weiteres ernährt?

Da das Kind in einem klinisch deutlich reduzierten Zustand ist, ist eine stationäre Aufnahme indiziert.
Zunächst sollte Marlies leicht verdauliche Schonkost erhalten. Bei fehlender Besserung sollte ein Versuch mit glutenfreier Nahrung bei V. a. Zöliakie erfolgen.

Welche Untersuchungen veranlassen Sie, um die Verdachtsdiagnose zu bestätigen?

Zunächst ausführliche Ernährungs- und Stuhlanamnese sowie ein genaues Erfragen der körperlichen und psychosomatischen Entwicklung.
Labor:
- Blutbild: Anämie?
- Elektrolyte: Elektrolytverschiebungen?
- Leberwerte: Cholestase?, Transaminasenerhöhung?
- Endomysium-/Gliadinserologie.

Schweißtest zum Ausschluss einer CF.

Zehn Monate altes Kind, Gewichtsstillstand, Appetitlosigkeit, glänzende stinkende Stühle, Beikost seit sechsten Lebensmonat.

Dystrophes Kind, quengelig, magere Extremitäten, mangelhaftes Fettpolster, Abdomen aufgetrieben.

Differentialdiagnosen:
- zystische Fibrose
- chronische Pankreasinsuffizienz
- Kohlenhydratintoleranzen
- Kuhmilchintoleranz
- parasitäre Dünndarmerkrankungen.

Zöliakiediagnostik: typische Ernährungs- und Stuhlanamnese, Endomysium-/Gliadinserologie positiv.

Ergebnisse
Laborwerte: Hb 7,9 g/dl, Hkt 24 %, HbE 20 pg, MCV 65 fl, MCHC 29 %, Retikulozyten 2‰, Leukozyten 5/nl, Thrombozyten 195/nl, Na 134 mmol/l, K 3,5 mmol/l, Ca 2,1 mmol/l, Gesamteiweiß 4,0 g/dl, GOT 14 U/l, GPT 10 U/l, γ-GT 20 U/l, Bilirubin < 0,5 mmol/l.
Endomysium-/Gliadinserologie: IgG-Gliadin, IgA-Gliadin und Endomysium-Ak positiv.
Schweißtest: unauffällig.

Welche Diagnose stellen Sie nach Kenntnis der vorliegenden Befunde?

Die vorliegenden Befunde bestätigen die Verdachtsdiagnose Zöliakie. Auch der Zeitpunkt des Auftretens der Symptome spricht für die Diagnose. Typischerweise entwickeln sich die ersten Beschwerden nach der Einführung glutenhaltiger Kost.
Die Gliadin-/Endomysiumserologie entwickelt sich in Abhängigkeit von der Zufuhr an Gluten in der Nahrung und kann im ersten Lebensjahr noch falsch negativ sein.

Was wissen Sie über das Krankheitsbild Zöliakie?

Die Zöliakie ist in den zivilisierten Ländern die häufigste Ursache der primären Malabsorption. Die Inzidenz beträgt bis zu 1:3000. Die Erkrankung zählt zum Formenkreis der Autoimmunerkrankungen. Das typische Manifestationsalter der klassischen Zöliakie liegt zwischen dem 6. Lebensmonat und dem 2. Lebensjahr. Viele Fälle werden allerdings erst im Schulalter erkannt. Die genaue Pathogenese der Erkrankung ist noch unklar.
Bekannt ist, dass der auch in der Diagnostik wichtige Endomysium-Ak gegen die Gewebsglutaminase gerichtet ist. Zur Ausbildung der Erkrankung ist eine genetische Disposition erforderlich (HLA-DR3, HLA-DQ2).
Assoziierte Erkrankungen sind IgA-Mangel, Diabetes Typ 1, Turner- und Down-Syndrom und auch Autoimmunerkrankungen. Eine Variante der Zöliakie ist die Dermatitis herpetiformis.
Typische Symptome sind Durchfall, Bauchschmerzen, Gewichtsabnahme, Gedeihstörung, Misslaunigkeit, muskuläre Hypotonie und psychomotorische Retardierung. Es kommen oligo- und polysymptomatische Formen vor. Bei kleineren Kindern herrschen Gedeihstörung, Übellaunigkeit, Durchfälle, Erbrechen und ein vorgewölbtes Abdomen vor. Schulkinder klagen häufiger über Bauchschmerzen, Kleinwuchs und Eisenmangelanämie.

▷ **Verlauf**
Marlies geht es nach den ersten Tagen auf Station unter der glutenfreien Schonkost deutlich besser. Die Eltern würden die Diät gerne zuhause fortführen und das Krankenhaus verlassen.

Was können Sie den Eltern über die Dauer des Aufenthalts sagen? Wie lange dauert die Diagnostik? Welche diagnostischen Maßnahmen müssen Sie noch durchführen?

Weitere Labordiagnostik ist abhängig davon, ob klinische Mangelzustände bestehen. Häufig sind Eisenmangel- und Folsäuremangelzustände sowie Vitamin-D- und Zinkmangel bei unklaren Fällen.

Die endgültige Diagnose kann nur durch eine Dünndarmbiopsie gestellt werden. Daher ist eine Gerinnungsstörung auszuschließen. Es gibt die Möglichkeit, die Biopsie endoskopisch oder per Saugkapsel durchzuführen.
Histologisch ist eine Zottenatrophie zu erkennen. Eine weitere diagnostische Möglichkeit ist die Glutenbelastung. Dabei führt man eine altersentsprechende Menge Gluten zu und beurteilt deren Effekt klinisch, serologisch und bioptisch.

Welche Therapie der Zöliakie kennen Sie?

Die Therapie besteht in einer konsequent glutenfreien Ernährung. Dies bedeutet, dass die Patienten Nahrungsmittel, die Weizen, Roggen, Gerste, Hafer, Dinkel oder Malz enthalten, meiden müssen. Diese Therapie muss lebenslang durchgeführt werden!

Lebenslange Diät. Keine glutenhaltigen Nahrungsmittel! Das heißt: kein Weizen, Roggen, Gerste, Hafer, Dinkel oder Malz.

Welche Komplikationen kennen Sie?

Auch bei Einhaltung der Diätvorschriften entwickeln Patienten mit Zöliakie ab dem 40. Lebensjahr vermehrt Malignome, insbesondere Lymphome.
Bei Vernachlässigung der Diät kann es zu Mangelerscheinungen und Untergewicht kommen. Zöliakie ist relativ häufig mit Diabetes mellitus Typ I assoziiert.

Komplikationen: vermehrt Malignome, Mangelerscheinungen und Untergewicht.

▷ **Verlauf**
Die Dünndarmbiopsie bestätig die Diagnose Zöliakie. Für die Eltern stellen sich folgende Fragen.

Wie lange dauert es, bis sich Marlies wieder normal entwickelt? Wie ist insgesamt die Prognose für ihre körperliche und geistige Entwicklung?

Die Normalisierung der Entwicklung hängt von dem genauen Einhalten der Diät ab. Auch unter optimalen Bedingungen ist mit mehreren Monaten zu rechnen.

Quintessenz:
Die Zöliakie ist in den zivilisierten Ländern die häufigste Ursache der primären Malabsorption. Die Inzidenz beträgt bis zu 1:3000. Die Erkrankung zählt zum Formenkreis der Autoimmunerkrankungen. Das typische Manifestationsalter der klassischen Zöliakie liegt zwischen dem 6. Lebensmonat und dem 2. Lebensjahr. Viele Fälle werden allerdings erst im Schulalter erkannt. Die genaue Pathogenese der Erkrankung ist noch unklar.
Bekannt ist, dass der auch in der Diagnostik wichtige Endomysium-Ak gegen die Gewebsglutaminase gerichtet ist. Zur Ausbildung der Erkrankung ist eine genetische Disposition erforderlich (HLA-DR3, HLA-DQ2).
Assoziierte Erkrankungen sind IgA-Mangel, Diabetes Typ 1, Turner- und Down-Syndrom und auch Autoimmunerkrankungen.

Fall 8

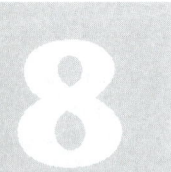

▷ **Anamnese**

Der 13 Monate alte Johann wird Ihnen zur U6 vorgestellt. Er gedeiht gut, die motorische und sprachliche Entwicklung ist altersgerecht. Bei der körperlichen Untersuchung fällt Ihnen auf, dass der rechte Hoden nicht ins Skrotum deszendiert ist.

▷ **Aufnahmebefund**

Neugieriger, sehr lebhafter Junge in gutem AEZ. Haut rein, Turgor gut, SH feucht. HNO reizlos, Cor, Pulmo, Abdomen ohne pathologischen Befund. Neurologisch orientierend unauffällig. Linker Hoden deszendiert im Skrotum tastbar, rechter Hoden in der rechten Leiste tastbar, unter Zug ins rechte Skrotum zu verlagern. Bei Loslassen des Hodens sofortiges Zurückgleiten in die Leiste. Keine Leistenhernie.

Aufnahmebefund: rechter Hoden in rechter Leiste tastbar, unter Zug in das rechte Skrotum zu verlagern. Beim Loslassen sofortiges Zurückgleiten in die Leiste.

| Wie lautet Ihre Verdachtsdiagnose? Welche Differentialdiagnosen kommen in Betracht?

Die Verdachtsdiagnose lautet **Gleithoden**.
Differentialdiagnostisch kommen folgende Erkrankungen in Betracht:
- **Pendelhoden:** ein im Kindesalter physiologischer Zustand. Die Hoden werden durch Kältereiz oder bei zu eiliger Untersuchung durch die Mm. Cremaster in den Leistenkanal gezogen, sind aber in Ruhe und in der Wärme (heißes Bad) im Skrotum zu finden.
- **Retentio testis inguinalis:** Hoden ist auf der Deszensusstrecke stecken geblieben; er ist inguinal tastbar, aber nicht ins Scrotum zu verlagern
- **Kryptorchismus:** palpatorisch nicht nachweisbarer Hoden
- **Retentio testis abdominalis:** Hoden liegt intraabdominell (sonographische oder operative Diagnose)
- **Hodenektopie** nach Abweichung von der normalen Deszensusroute
- **Anorchie, Monorchie:** kommt vor als primäre Fehlbildung oder sekundär nach Hodentorsion, auch intrauterin.

Differentialdiagnosen:
- Pendelhoden
- Retentio testis
- Hodenektopie
- Anorchie, Monorchie.

| Welche Untersuchungen veranlassen Sie, um die Verdachtsdiagnose zu bestätigen?

Durch gezielte **Anamnese** und genaue **Untersuchung** ist die Verdachtsdiagnose zu stellen. Wichtig ist die Unterscheidung Pendel- und Gleithoden. Zur Bestätigung der Diagnose und zur Unterscheidung zwischen einem ektopen und einem retinierten Hoden, ist die **sonographische Untersuchung** des Hodens unerlässlich.

Ergebnis
Sonographie des Hodens:
- linker Hoden: im Skrotalfach; normales Hodenparenchym; altersentsprechende Größe
- rechter Hoden: Hoden in der rechten Leiste; normales Hodenparenchym; normale Größe.

Diagnostik des Gleithodens: Anamnese, Untersuchung, Sonographie.

Fall 8

Welche Diagnose stellen Sie nach Kenntnis der vorliegenden Befunde?

Die Verdachtsdiagnose konnte durch die Sonographie bestätigt werden. Es handelt sich um einen Gleithoden in der rechten Leiste.

Nach welchen Kriterien entscheiden Sie, ob Sie das Kind stationär oder ambulant behandeln?

Um zu entscheiden, ob eine ambulante oder eine stationäre Therapie indiziert ist, müssen zuerst die verschiedenen Therapieoptionen diskutiert werden. Therapieziel ist immer die anatomisch korrekte Positionierung des Hodens in der Skrotalloge vor Ende des zweiten Lebensjahres. Dies ist notwendig, um eine irreversible Schädigung der Spermatogenese zu verhindern. Vor dem sechsten Monat ist eine Therapie nicht sinnvoll, da es in dieser Zeit noch häufig zu einem Spontandeszensus kommt. Bei Frühgeborenen ist ein Spontandeszensus sogar bis zum Ende des ersten Lebensjahres möglich.

[handschriftliche Notiz: <6 Mo ⌀ Ther.!]

> Therapieziel: anatomisch korrekte Positionierung des Hodens in der Skrotalloge vor Ende des zweiten Lebensjahres.

Wie könnte die Therapie aussehen?

Bei retinierten Hoden mit geringer skrotaler Fehllage kann man eine **konservative Therapie** erwägen. Mittel der Wahl ist intramuskulär zu applizierendes HCG, das 1–2-mal wöchentlich in einer Dosierung von 500–1 000 I. E. über insgesamt fünf Wochen verabreicht wird. Alternativ kann auch ein LH-RH- Analogon intranasal in einer Dosierung von 400 µg über insgesamt 28 Tage verabreicht werden. In ca. 30 % führt eine der beiden Therapien zu einer regelrechten Hodenlage. Die Kombination der beiden Medikamente ist möglich und erhöht die Gesamterfolgsrate um ca. 10 %. Nebenwirkungen der HCG-Applikation können die schmerzhafte Applikation selbst, vorzeitiges Peniswachstum und gesteigerte Aggressivität sein. Bei erfolgloser konservativer Therapie oder bei hochgradiger Hodenfehllage, ist die **operative Therapie** indiziert. Sie besteht in einer Orchidofunikolyse und anschließender Orchidopexie. Die Erfolgsrate bei der operativen Korrektur liegt bei 90 %. Bei zeitgerechter Korrektur ist von einem weitgehenden Erhalt der Spermatogenese auszugehen. In unserem Fall ist die erste Option ein konservativer Therapieversuch mit HCG. Damit ist eine stationäre Aufnahme (noch) nicht nötig. Eine ausführliche Aufklärung der Eltern über die Erfolgsrate, die Nebenwirkungen und die Alternativen zur konservativen Therapie ist essenziell.

> Therapie des Gleithodens:
> - konservativ mit HCG i. m. oder einem LH-RH-Analogon intranasal
> - operativ mit Orchidofunikolyse und Orchidopexie.

Zu welcher Therapie raten Sie Johannes' Eltern?

Die Lehrmeinungen sind unterschiedlich. Sie empfehlen zunächst die konservative, bei fehlendem Erfolg die operative Therapie.

Welche Komplikationen kennen Sie?

Komplikationen sind v. a. bei der operativen Therapie zu erwarten. Eine Hodenatrophie durch vaskuläre Schädigung während der OP ist in 1–2 % der Fälle zu erwarten. Eine weitere Komplikation der operativen Korrektur ist die durch eine Schädigung des Nervus genitofemoralis ausgelöste Neuralgie.

Bei Nichtbehandlung des Gleithodens besteht die Gefahr des Verlustes der Spermiogenese. Außerdem erhöht sich die Inzidenz maligner Hodenveränderungen.

> **Quintessenz:**
> Ein Hodenhochstand, bzw. Kryptorchismus kommt bei ca. 2% aller Knaben im ersten Lebensjahr vor. Ursachen des Gleithodens ist ein verkürzter Samenstrang. Es gibt konservative (HCG, LH-RH-Analoga) und operative Therapieoptionen (Orchidopexie). Die Erfolgsrate bei der konservativen Behandlung beträgt 30–40%, **bei operativer Behandlung 90%.**

Komplikationen bei OP: Hodenatrophie durch vaskuläre Schädigung, Neuralgie.
Bei Nichtbehandlung: Gefahr des Verlustes der Spermiogenese, erhöhte Inzidenz maligner Hodenveränderungen.

Fall 9

▷ **Anamnese**

Ihre pädiatrische Intensivstation erhält einen dringenden Anruf aus der gynäkologischen Abteilung. Gerade ist eine Frau in der 29. Schwangerschaftswoche mit vaginalen Blutungen bei Verdacht auf vorzeitige Plazentalösung eingeliefert worden. Um das Kind zu retten, muss in den nächsten Minuten eine Sektio notfallmäßig durchgeführt werden. Als Dienst habender Assistent sind Sie für die Erstversorgung und den Transport des Kindes zuständig.

Notfallsektio bei V. a. vorzeitige Plazentalösung in der 29. SSW.

| Wie bereiten Sie die Versorgung des Kindes vor?

- Transportinkubator mit Beatmungsgerät und O_2- und Herzfrequenzmonitor
- Kontrolle des Reanimationsplatzes im Kreißsaal (Notfallmedikamente, Intubationsbesteck, vorgewärmter Platz sollten immer vorbereitet sein)
- Versorgung mit einer pädiatrischen Intensivschwester.

▷ **Verlauf**

Kurz nachdem Sie im Kreißsaal eingetroffen sind, bringt die Hebamme Ihnen das etwa 1000 g schwere Neugeborene. Es ist am ganzen Körper tief zyanotisch, bradykard, atmet nur unregelmäßig und schnappend, bewegt sich nicht und reagiert auch nicht auf das erste Absaugen.

| Welchem Apgar-Score entspricht der Zustand des Kindes?

Aussehen/Hautfarbe: 0 Punkte
Puls: 1 Punkt
Grimassieren beim Absaugen: 0 Punkte
Aktivität/Muskeltonus: 0 Punkte
Respiration: 1 Punkt
Apgar (1 min): 2 Punkte.
Damit liegt eine schwere Asphyxie vor.

| Welche Erstmaßnahmen ergreifen Sie?

Sie beatmen das Frühgeborene mit der Maske und 100 % O_2. Der inspiratorische Beatmungsdruck liegt bei ca. 30 cmH$_2$O, die Inspirationszeit ist mit 3–5 s relativ lange. Nach drei Atemstößen saugen Sie das Kind ab.

▷ **Verlauf**

Nach den ersten Beatmungsstößen normalisiert sich die Herzfrequenz des Kindes, und es wird rosiger. Die Eigenatmung ist jedoch weiter insuffizient. Sie intubieren deswegen das Kind und beatmen es mit dem Beatmungsgerät (Frequenz 50/min; Druck ca. 20 mmHg). Sie erhalten jetzt den pH-Wert des Nabelschnurbluts, der mit 7,14 deutlich erniedrigt ist.

Wie sollte die Sauerstoffsättigung des Bluts sein?
Wie regulieren Sie die O₂-Zufuhr?
Welche einfachen therapeutischen und diagnostischen Maßnahme können Sie bereits jetzt ergreifen?

Die O_2-Zufuhr orientiert sich an der O_2-Sättigung. Diese sollte 95 % nicht überschreiten (toxischer Effekt von O_2 auf Lunge und Augen). Sie legen einen peripheren venösen Zugang und infundieren eine Mischung aus Glukose 10 %/Humanalbumin 5 %. Gleichzeitig nehmen Sie noch Blut für ein Blutbild, Blutgruppe, CRP, Glukose, Laktat und eine BGA ab.

Sie überwachen das Kind mit Temperaturmessung, Kontrolle von Atem- und Herzfrequenz und O_2-Sättigung. Sie legen außerdem eine Magensonde und achten vor allem auf den möglichen Flüssigkeits- und Wärmeverlust.

Vor der Verlegung in die Kinderklinik lassen Sie sich Informationen über die Anamnese geben.

▷ **Verlauf**
Bei stabilem Zustand des Kindes bringen Sie es auf die Intensivstation. Dort erhalten Sie die Blutwerte und die Werte des Astrup:

Ergebnisse
Das Blutbild ist unauffällig bis auf einen Hb von 11,5 g/dl, die BGA zeigt: pO_2 75; SO_2 81; pCO_2 62; pH 7,19; aktuelles Bikarbonat 24; BE-5.

Wie beurteilen Sie den Astrup?
Welche Konsequenzen ziehen Sie daraus?

Die Konstellation der Werte deutet auf eine respiratorische Azidose hin. Sie kontrollieren die BGA unter der maschinellen Beatmung. Bei Fortbestehen der respiratorischen Azidose erhöhen Sie die Beatmungsparameter (Druck, Frequenz), um eine Abatmung des CO_2 zu erzielen.

Der O_2-Bedarf liegt bei 60 %.

Sie führen eine Röntgenaufnahme des Thorax durch.

Sie entschließen sich zu diesem Zeitpunkt zur Substitution von Surfactant über den Trachealtubus. Zeichen des Ansprechens der Therapie sind Rückgang des O_2-Bedarfs und Reduzierung der Beatmungsparameter.

Was erwarten Sie im Röntgenbild?

Bei dem unreifen Frühgeborenen ist ein Hyaline-Membranen-Syndrom zu erwarten („idiopathisches Atemnotsyndrom" durch Surfactantmangel), zumal keine pharmakologische Lungenreifung präpartal durchgeführt werden konnte.

Hyaline-Membranen-Syndrom: idiopathisches Atemnotsyndrom durch Surfactantmangel.

▷ **Verlauf**
Ihre Vermutung bestätigt sich. Eine nahezu vollständige „Weißfärbung" der Lunge mit Verlust der Herzkonturen spricht für ein ausgeprägtes Atemnotsyndrom (ANS). Tubus und Magensonde liegen korrekt.

Welche Differentialdiagnosen des ANS durch Surfactantmangel kennen Sie?

Folgende Ursachen können eine Atmungsbeeinträchtigung bei Geburt bedingen:
- eine fetale Infektion
- fetale Atemdepression, die im Zug der maternalen Anästhesie oder anderer durch die Mutter aufgenommener Medikamente auftreten können
- Pneumothorax
- Fehlbildungen (Larynx, Trachea), Lungenhypoplasie
- Pleuraerguss, Hämatothorax
- massiver Vagusreiz bei fetaler Kopfkompression oder Zug an der Nabelschnur.

> Differentialdiagnosen des ANS
> - eine fetale Infektion
> - Pneumothorax
> - Fehlbildungen (Larynx, Trachea). Lungenhypoplasie
> - Pleuraerguss, Hämatothorax
> - massiver Vagusreiz
> - fetale Atemdepression.

Wie beurteilen Sie den Zustand des Kindes? An welches Krankheitsbild denken Sie bei der Zusammenschau der Befunde?

Das Kind ist ein Frühgeborenes der 29. SSW. Außerdem lag eine vorzeitige Plazentalösung vor. Bei Geburt war das Kind tief zyanotisch, bradykard, atmete nur unregelmäßig und schnappend, bewegte sich nicht und reagierte auch nicht auf das erste Absaugen. Die BGA zeigte eine respiratorische Azidose. Damit sind die Kriterien für eine **perinatale Asphyxie** (Hypoxie/Ischämie + Azidose) erfüllt. Hinzu kommt eine Anämie, wohl durch Blutverlust über die Plazenta und das ANS.

Was bedeutet dies für die weitere Prognose?

Eine prognoserelevante Asphyxie unter der Geburt, gerade im Hinblick auf eine Zerebralparese, ist vor allem dann gegeben, wenn folgende Voraussetzungen erfüllt sind:
- schwere Azidose im Nabelschnurblut mit einem pH $< 7,0$
- Funktionsstörungen anderer Organe hypoxisch-ischämischer Genese (typische Zielorgane in absteigender Häufigkeit sind: Niere, ZNS, Herz, Lunge, Leber)
- Symptome einer hypoxisch-ischämischen Enzephalopathie, z. B. Krampfanfälle oder andere neurologische Auffälligkeiten im Verlauf.

Dies ist hier nicht der Fall. Der Nabelschnur-Ph war 7,15, der Apgar nach fünf Minuten war bereits 7, Funktionsstörungen anderer Organe traten bisher nicht auf. Die neurologische Situation lässt sich sicher in diesem Stadium nur sehr eingeschränkt beurteilen, die Gefahr späterer Hirnblutungen ist immer noch gegeben.

Eine weitere intensivmedizinische Behandlung wird noch einige Zeit notwendig sein.

Eine endgültige Prognose über die langfristige Entwicklung des Kindes kann nur im Verlauf der nächsten Monate und Jahre gegeben werden.

Quintessenz:

Frühgeburtlichkeit und unvorbereitete Geburt sind bei diesem Kind typische Risikofaktoren für eine perinatale Asphyxie. Definitionsgemäß spricht man von einer Asphyxie, wenn eine Hypoxie/Ischämie in Kombination mit einer Azidose vorliegt. Nicht selten liegen Reanimationssituationen vor. Die Prognose einer Asphyxie gerade im Hinblick auf eine ZNS-Schädigung (insbes. Zerebralparese) ist von verschiedenen Faktoren abhängig und muss mit Vorsicht gestellt werden.

Fall 10

▷ **Anamnese**

Der zwei Jahre alte Björn wird mit dem Notarztwagen zu Ihnen in die Klinik gebracht. Er war bereits am Vortag mit Fieber und leichten Durchfällen erkrankt. Die Mutter konnte ihn heute nach seinem Mittagsschlaf nicht vollständig wecken, außerdem waren ihr unregelmäßig über den Körper verstreute stecknadelkopfgroße schwärzlich-rote Effloreszenzen aufgefallen. Der zu Hilfe geholte Hausarzt veranlasste den notfallmäßigen Transport des Kindes in Ihre Klinik.

▷ **Aufnahmebefund**

Jammernder, somnolenter, 2-jähriger Junge in reduziertem AZ, gutem EZ. Stecknadelkopf- bis linsengroße, teils rote, teils bräunlich-schwarz verfärbte Effloreszenzen, nicht erhaben und nicht wegdrückbar, an Stamm und Extremitäten (s. Abb. 3 im FB), blassgraues Hautkolorit, kalte Körperperipherie, unauffälliger Hautturgor, SH feucht. **HNO:** Rachen- und Mundschleimhaut o.'p.B., keine Stippchen; TF bds. blande. **LK:** zwei leicht vergrößerte LK links entlang des M. sternocleidomastoideus, zwei bis drei kleine LK bds. inguinal tastbar. **Pulmo:** beschleunigte Spontanatmung, bds. gut belüftet, keine RGs. **Cor:** Tachykardie, Herztöne rein. **Abdomen:** DG lebhaft o.p.B. **Neuro:** nicht orientiert, reagiert nur fraglich auf Mutter, schläft immer wieder ein, ausgeprägte Nackensteifigkeit, soweit beurteilbar keine fokalen Ausfälle. Temperatur: 39,8 °C.

| **Wie lautet Ihre dringlichste Verdachtsdiagnose?**

Die Somnolenz, der reduzierte AZ und die Nackensteifigkeit müssen sofort an eine Meningitis denken lassen.
Ein weiteres Alarmsignal sind die petechialen Einblutungen am Stamm und an den Extremitäten. Sie sind hochverdächtig für eine Infektion mit Meningokokken.

| **Welche Differentialdiagnosen ziehen Sie in Erwägung?**

Mögliche Differentialdiagnosen sind:
- Meningitis durch **Hämophilus influenzae** oder Streptokokken. Beide Erreger wären ebenfalls typisch für dieses Alter. Der Ausschluss erfolgt über den Erregernachweis im Liquor. Untypisch sind die Hautveränderungen.
- **Purpura Schönlein-Henoch:** Klassisch wären Effloreszenzen vorwiegend an den Extremitäten. Bewusstseinseinschränkungen sind selten (Vaskulitis der Hirngefäße).
- Eine **akute Thrombozytopenie** erklärt die petechialen Einblutungen, möglicherweise sogar die Somnolenz (bei intrazerebraler Blutung), jedoch nicht das Fieber.
- andere Infektionen: Bei Kleinkindern können verschiedenste Virus- und Bakterienerkrankungen (Pneumonie, Angina tonsillaris u.a.) meningeale Zeichen hervorrufen. Man würde allerdings keine Petechien erwarten.
- **Leukämie:** Aufgrund des Alters ist eine ALL denkbar; dabei würde man allerdings keinen Meningismus erwarten. Hilfreich ist ein Diff.BB.
- **Intrazerebrale Raumforderung**: Im Vordergrund stehen Hirndruckzeichen (Nüchternerbrechen) und Wesensveränderung. Fieber und Petechien passen nicht dazu.

Stecknadelkopf- bis linsengroße, teils rote, teils bräunlich-schwarz verfärbte Effloreszenzen, nicht erhaben und nicht wegdrückbar, beschleunigte Spontanatmung, nicht orientiert, reagiert nur fraglich auf Mutter, ausgeprägte Nackensteifigkeit, Brudzinski positiv, Temperatur: 39,8 °C.

Somnolenz, der red. AZ und die Nackensteifigkeit müssen sofort an eine Meningitis denken lassen. Petechiale Einblutungen am Stamm und an den Extremitäten sind hochverdächtig für eine Infektion mit Meningokokken.

DD der Meningokokkenmeningitis:
- Meningitis durch Hämophilus influenzae oder Streptokokken
- Purpura Schönlein-Henoch
- akute Thrombozytopenie
- Leukämie
- intrazerebrale Raumforderung
- andere Infektionen

Welche diagnostischen Maßnahmen führen Sie sofort durch und wie gehen Sie weiter vor?

Sie nehmen das Kind sofort auf die Intensivstation auf.
Die wichtigste diagnostische Maßnahme ist die LP. Dazu sollte vorher ein erhöhter Hirndruck (Stauungspapille?) ausgeschlossen werden, wenn eine sehr rasche ophthalmologische Untersuchung möglich ist. Es sollte jedoch dadurch keine Zeit verloren werden, da die Wahrscheinlichkeit einer Raumforderung sehr gering ist. Bei sehr kranken Kindern ist es sinnvoll, im Liegen zu punktieren und nur relativ kleine Liquormengen zu entnehmen (1–3 ml). Der Patient sollte noch vor der Punktion mit einem möglichst großlumigen peripheren Zugang versorgt werden, da es bei der Meningokokkenmeningitis/-sepsis sehr schnell zu massiven Kreislaufproblemen kommen kann. Einige Autoren empfehlen auch die initiale Gabe von Dexamethason.
Sie untersuchen den Liquor auf:
- **Farbe:** Klarer Liquor spricht für virale, trüber für bakterielle Infektion
- **Zellzahl:** > 500/µl spricht für bakterielle Entzündung
- **Zelldifferenzierung** (einschließlich Gramfärbung): Nachweis von Granulozyten deutet auf bakterielle Infektion hin
- **Eiweißgehalt:** > 40 mg/dl → bakterielle Infektion
- **Glukosegehalt:** bei bakteriellen Infektionen im Vergleich zur Blutglukose deutlich erniedrigt, da Bakterien Glukose metabolisieren
- **Laktat:** wenn höher als im Blut → bakterielle Infektion
- **bakteriologische Kultur:** Erregernachweis.

Außerdem führen Sie eine Blutentnahme durch zur Bestimmung von:
- **Blutbild mit Differentialblutbild:** Unterscheidung bakterieller und viraler Infektion, Leukämie
- **BSG**
- **CRP**
- **Blutzucker:** Bestimmung des Quotienten Blut-/Liquorglukose
- **Gerinnungsstatus:** Bei Meningokokkensepsis ist die Gerinnung sehr rasch gestört. Im schlimmsten Fall (Waterhouse-Friderichsen-Syndrom) kann das Gerinnungssystem völlig zusammenbrechen
- **Elektrolyte**, Blutgasanalyse
- **Blutkultur:** zum Ausschluss einer Sepsis.

> Hinweis auf bakterielle Infektion:
> - Glukose im Liquor niedriger als Blutglukose
> - Laktat im Liquor höher als im Blut.

> Gerinnung ist bei Menigokokkensepsis schnell gestört und kann bei Waterhouse-Friderichsen-Syndrom komplett zusammenbrechen.

▷ **Verlauf**
Die Eltern sind sehr beunruhigt, haben aber große Bedenken wegen der Liquorpunktion.

Wie erklären Sie den Eltern, warum Sie auf eine Liquorpunktion zu diesem Zeitpunkt nicht verzichten können?

Sie erklären, dass eine Meningitis eine sehr schwere Erkrankung ist, die unbehandelt sehr häufig zu neurologischen Schäden oder auch zum Tod des Patienten führt. Eine frühzeitige Therapie hat entscheidenden Einfluss auf die Prognose. Bei Kleinkindern können verschiedenste Viruserkrankungen (Pneumonie, Angina tonsillaris u. a.) meningeale Zeichen hervorrufen. Den endgültigen Nachweis einer Meningitis kann man nur durch die Gewinnung des Liquors führen. Gleichzeitig ermöglicht die Untersuchung des Liquors die Unterscheidung zwischen bakterieller und viraler Ursache der Entzündung sowie die Identifizierung des Erregers. Dies ist für die Therapie und die Prognose, aber auch für die Behandlung von Kontaktpersonen entscheidend.

> Meningitis führt sehr häufig zu neurologischen Schäden oder Tod. Identifizierung des Erregers wichtig zur Unterscheidung zwischen bakterieller und viraler Infektion und zur Entscheidung über die Behandlung von Kontaktpersonen.

Komplikationen einer Liquorpunktion (sehr selten):
- Nervenverletzungen
- intraspinale Blutungen
- Infektion bei nicht steriler Arbeitsweise
- Einklemmen des Hirnstamms

Welche Komplikationen können mit dieser Untersuchung verbunden sein und wie häufig treten diese auf?

Komplikationen einer Liquorpunktion sind insgesamt sehr selten.
Die wichtigste Vorsichtsmaßnahme ist der Ausschluss einer intrakraniellen Raumforderung vor der Punktion, ansonsten kann es zum Einklemmen des Hirnstamms kommen.
Durch die Punktion kann es sehr selten zu Nervenverletzungen oder intraspinalen Blutungen kommen. Eine theoretische Komplikation ist eine Infektion bei nicht steriler Arbeitsweise.

▷ Verlauf

Sie können die Eltern schnell von der Notwendigkeit der Untersuchungen, einschließlich der Liquorpunktion, überzeugen, sodass die ersten Ergebnisse eine Stunde nach der Aufnahme des Kindes vorliegen.
Liquor: Er ist **trübe**; es finden sich 2500 Zellen/mm³, überwiegend polymorphkernige Granulozyten; Eiweißgehalt des Liquors 250 mg/dl; Zucker: ¹/₁₀ des Blutzuckers; im Grampräparat meldet die mikrobiologische Abteilung intrazellulär gelegene gramnegative Diplokokken. Die genaue Bestimmung erfolgt erst am nächsten Tag und ergibt **Meningokokken der Gruppe B**.
Labor: Hb 7,9 g/dl, Leukozyten 12 000/mm³, Thrombozyten 120 000/mm³, **Differentialblutbild:** 18 % Stabkernige, 58 % Segmentkernige, 2 % Monozyten, 32 % Lymphozyten; Elektrolyte im Normbereich; Blutgasanalyse: leichte metabolische Azidose; BSG 57/90.
Gerinnungsstatus: Quick 50 %, PTT 56 s, Fibrinogen 800 mg/l, D-Dimer deutlich erhöht. Somit Anzeichen einer Verbrauchskoagulopathie.

Liquor: trüb, Nachweis von Meningokokken B.

Quick L: 70-100%
PTT L: 28-40 Sec
Fibrinogen L: 200-400

Wie weit können Sie den Eltern bereits Auskunft geben? Welche weiteren Erkundigungen müssen Sie zu diesem Zeitpunkt einholen?

Die bisherigen Befunde deuten auf eine bakterielle Meningitis hin. Aufgrund des mikrobiologischen Befunds ist mit Meningokokken als Verursachern zu rechnen. Wegen des Ansteckungsrisikos müssen Sie alle Kontaktpersonen des Kindes ausfindig machen und sicherstellen, dass diese eine antibiotische Prophylaxe erhalten werden.
Wie die Mutter berichtet, hatte Björn zu Hause ständig Kontakt mit seiner jüngeren Schwester.

Welche Prophylaxe empfiehlt sich zum Schutz vor einer Meningokokkenmeningitis?

Zur Prophylaxe wird der kleinen Schwester des Patienten Rifampicin für zwei bis vier Tage verabreicht (Penicillin ist zur Prophylaxe unbrauchbar!).

Bereits der Verdacht und eine nachgewiesene Meningokokkensepsis oder -meningitis sind meldepflichtig!

An welche weitere Maßnahme müssen Sie in diesem Zusammenhang unbedingt denken?

Meldepflicht beim Gesundheitsamt! Der Verdacht und eine nachgewiesene Meningokokkensepsis oder -meningits sind meldepflichtig.

Welche Therapie leiten Sie für Björn ein?

Von vielen Autoren wird initial eine Therapie mit Dexamethason empfohlen, da die postmeningitischen Komplikationen (Hörstörung u. a.) dadurch positiv beeinflusst werden.
- Antibiotische Behandlung mit **Cefotaxim (200–300 mg/kg KG/d) und Ampicillin 150 mg/kg KG/d**. Nach Erhalt der Bakteriologie umsetzen auf **Penicillin**, wenn Meningokokken vorliegen.
- **Fiebersenkung** (zunächst Versuch mit Paracetamol; keine Wadenwickel wegen der bestehenden Kreislaufzentralisation).
- Infusionsbehandlung mit Glukose-Elektrolyt-Lösung.
- **Therapie der DIC**: Low-Dose-Heparin, Frischplasma, Vitamin K.

Bei nachgewiesener Meningokokkeninfektion muss der Patient bis 48 h nach Beginn der antibiotischen Therapie isoliert werden.
Für das Pflegepersonal besteht in dieser Zeit Mundschutzpflicht und Kittelpflege.

Wie nennt man die foudroyante Verlaufsform der Meningokokkensepsis und wie häufig ist sie?

Die foudroyante Verlaufsform der Meningokokkensepsis heißt **Waterhouse-Friderichsen-Syndrom**.
In Deutschland treten ca. ein bis zwei systemische Menigokokkeninfektionen/100000 Einwohner/Jahr auf, vorwiegend bei Säuglingen und Kleinkindern. 10–20 % davon führen zu einem Waterhouse-Friderichsen-Syndrom.

Beschreiben Sie kurz die wichtigsten Symptome des Waterhouse-Friderichsen-Syndroms und seinen Verlauf!

Das Waterhouse-Friderichsen-Syndrom ist gekennzeichnet durch:
- Dyspnoe
- Petechien, Schleimhautblutungen und intravitale Totenflecke aufgrund einer Verbrauchskoagulopathie (intravasale Gerinnung)
- Nekrosen der Nebennierenrinde mit entsprechender Insuffizienz
- Oligo- und Hämaturie
- Krampfanfälle und Somnolenz (Mikrothrombosen in den Hirngefäßen).

Typisch ist der fulminante Verlauf innerhalb weniger Stunden.

Was bedeutet das für die Behandlung von Björn?

Sie untersuchen das Kind in sehr kurzen Abständen klinisch auf weiteres Auftreten petechialer Einblutungen und neurologische Symptome. Eine permanente Überwachung der Vitalparameter ist obligat. Ebenso kontrollieren Sie die Gerinnung in sehr kurzen Abständen (initial alle 60 Minuten).

Wie lange führen Sie die antibiotische Behandlung durch?

Die Antibiotikatherapie wird nach Eintreffen der endgültigen Erregerbestimmung und Antibiogramm evtl. angepasst.
- Meningokokken: mindestens sieben Tage.
- Pneumokokken und H. influenzae oder Meningitiden ohne Erregernachweis: mind. zehn Tage.

▷ Verlauf

Björn nimmt zur Erleichterung der Eltern im Lauf des nächsten Tags (somit ca. 20 h nach Beginn der antibiotischen Behandlung) zunehmend Kontakt mit seiner Umgebung auf und beruhigt sich auf Ansprache durch seine Eltern. Er ist kreislaufstabil und die Gerinnungswerte liegen nach drei Tagen im Normbereich.

Bereits am zweiten Tag nach Aufnahme trinkt Björn einige Schlucke Tee und am dritten Tag kann mit einem vorsichtigen Kostaufbau begonnen werden.

Er wird am dritten Kliniktag auf die Kleinkindstation der Klinik verlegt und kann nach insgesamt zehntägigem stationärem Aufenthalt das Krankenhaus gesund verlassen. Die Petechien haben sich komplett zurückgebildet.

Die Eltern sollen ihn im Lauf der nächsten Tage beim Kinderarzt vorstellen. Sie empfehlen, den Patient für zwei Wochen zu schonen.

Ein EEG und ein Hörtest sollten abschließend erfolgen.

Welche postmeningitischen Beschwerden und Residuen kennen Sie?

Typische postmeningitische Beschwerden sind in ca. 30 % der Fälle: Kopfschmerz, leichte Ermüdbarkeit, Konzentrationsschwäche, Verhaltensstörungen. Selten sind Hydrozephalus durch meningeale Verklebungen, Seh- und Hörschäden, Demenz und Spastik.

Typische postmeningitische Beschwerden: Kopfschmerz, leichte Ermüdbarkeit, Konzentrationsschwäche, Verhaltensstörungen.

> **Quintessenz:**
> Die bakterielle Meningitis mit Meningokokken ist aufgrund des foudroyanten Verlaufs ein gefährliches Krankheitsbild. Typische Zeichen sind das rasche Auftreten von Bewusstseinsstörung, Meningismus und petechiale Blutungen. Die fulminant verlaufende, systemische Form ist das Waterhouse-Friderichsen-Syndrom, das eine Letalität von 25–40 % aufweist.
> Die Therapie besteht in einer intravenösen Gabe von Cephalosporinen der dritten Generation oder Penicillin sowie supportiven intensivmedizinischen Maßnahmen.
> Spätkomplikationen sind u. a. Hydrozephalus, Hör- und Sehstörungen, Epilepsien.

Fall 11

▷ **Anamnese**

Der neun Jahre alte Thomas wird von der Feuerwehr im Rollstuhl in Ihre Ambulanz gebracht. Er scheint Schmerzen zu haben und weint. Er wird begleitet von seiner Mutter, die Ihnen erklärt, bei ihrem Sohn bestehe eine schwere Hämophilie A (was Ihnen die Akten hinterher bestätigen).
Außerdem überreicht sie Ihnen Thomas' Bluterpass. Diesem entnehmen Sie, dass Faktor-VIII:C bei Thomas bei 3,5 % liegt. Regelmäßige Gaben von Faktor-VIII:C-Konzentrat erhält er nicht.
Thomas hatte bisher zweimal die Gabe von Faktor-VIII benötigt und darunter keine Komplikationen gezeigt.
Heute sei Thomas beim Indianerspielen gestürzt und habe seitdem zunehmende Schmerzen im rechten Kniegelenk. Tatsächlich ist das rechte Kniegelenk massiv geschwollen, und es besteht eine ausgeprägte Bewegungseinschränkung, sodass der Verdacht auf eine Gelenkblutung nahe liegt.

▷ **Aufnahmebefund**

Weinender, wacher 9-jähriger Junge, in gutem AZ/EZ. Das rechte Knie ist deutlich geschwollen, überwärmt und nicht belastbar. Berührung und Bewegung des rechten Knies sehr schmerzhaft, daher keine genauere klinische Untersuchung möglich.
Unauffälliges Hautkolorit. Insbesondere kein Hinweis auf weitere Blutungen, guter Hautturgor, SH feucht. **HNO-Status:** o.p.B, keine Stippchen; TF bds. blande. **LK:** zervikal, axillär und inguinal unauffällig. **Pulmo:** ruhige Spontanatmung, Pulmo bds. gut belüftet, keine RGs. **Cor:** mäßige Tachykardie mit 120/min, Herztöne rein. **Abdomen:** DG lebhaft o.p.B. **Neuro-Status:** soweit erhebbar unauffällig. Temperatur: 37,2 °C.

> Junge, neun Jahre alt, Hämophilie mit schmerzhafter Knieschwellung nach Sturz.

| **Welche Therapie leiten Sie ein?**

Sie müssen schnellstmöglich versuchen, die Blutung zu stillen. Die Schmerzen und die eingeschränkte Gelenkfunktion sind blutungsbedingt. Thomas wird stationär aufgenommen. Sie ordnen folgende Maßnahmen an:
- Substitutionstherapie mit Faktor-VIII-Konzentrat, 15–35 I.E./kg KG/2–3 × täglich. Ziel: über zwei bis drei Tage soll ein Blutspiegel von 15–30 % Faktor VIII erreicht werden.
- sofortige absolute Ruhigstellung des Kniegelenks, am besten mittels dorsaler Gipsschiene
- sobald der Erguss zurückgebildet ist, Krankengymnastik
- Schmerzstillung mit 500 mg Paracetamol 3 ×/die, bei Bedarf auch Novalgin® oder Talvosilen®.

Wichtig ist die unverzügliche Therapie der Blutung, um Folgeschäden wie Gelenkdeformationen oder irreversible Funktionseinschränkungen des Kniegelenks zu verhindern.
Faustregel: 1 I.E. von Faktor-VIII:C-Konzentrat pro kg KG erhöht den F-VIII:C-Spiegel um ca. 1,5%.
Salizylate sind kontraindiziert!

> Therapie der Hämophilie A: Substitutionstherapie mit Faktor-VIII-Konzentrat, 15–35 I.E./kg KG/2–3 × täglich. Faustregel: 1 I.E. von Faktor-VIII:C-Konzentrat pro kg KG erhöht den F-VIII:C-Spiegel um ca. 1,5%. Schmerzstillung mit Paracetamol, bei Bedarf auch Novalgin® oder Tavosilen®.

| **Kennen Sie Probleme der Substitutionstherapie?**

Durch die Substitutionstherapie können Viruserkrankungen wie Hepatitis B, A oder AIDS übertragen werden. Eine schwere Therapiekomplikation stellt das Auftreten von Hemmkörpern gegen Faktor VIII dar. In diesen Fällen steigt der

Durch die Substitutionstherapie können Viruserkrankungen wie Hepatitis B, A oder AIDS übertragen werden.

Faktor-VIII: C-Spiegel trotz adäquater Substitution nicht an. Durch eine hoch dosierte Faktorensubstitution (Immuntoleranztherapie) kann eine Eliminierung der Hemmkörper versucht werden. Therapie der Reserve wären Immunsuppressiva oder Plasmapherese. Sonstige Therapiealternativen: bovines Faktor-VIII oder aktivierte Prothrombinkomplexe (FEIBA®, NovoSeven®).

▷ **Verlauf**
Durch die Gabe von Paracetamol werden die Schmerzen für Thomas zwar erträglicher, schmerzfrei ist er jedoch erst nach vier Tagen. Die Schwellung des Knies hatte sich bis zu diesem Zeitpunkt nur sehr zögerlich zurückgebildet. Der konsiliarisch hinzugebetene Orthopäde rät zur Punktion des Gelenks. Die Eltern und v. a. Thomas möchten jedoch lieber noch abwarten. Ihre Geduld zahlt sich aus. Thomas kann am fünften stationären Tag trotz Schmerzen vorsichtig mit krankengymnastischen Übungen beginnen. Über die folgenden drei Tage bildet sich der Erguss nahezu vollständig zurück.
Das Knie ist noch bräunlich-gelblich verfärbt, schmerzt bei Bewegung und ist nur teilbelastbar. Thomas hat noch eine Bewegungseinschränkung von ca. 10° in der Streck- und ca. 20° in der Beugebewegung.

| **Wodurch sind Kinder mit schwerer und mittelschwerer Hämophilie generell bedroht?**

Kinder mit mittelschwerer bis schwerer Hämophilie sind generell bedroht durch:
- akut lebensbedrohliche Blutungen in innere Organe
- Körperbehinderungen nach Muskel- und Gelenkblutungen.

| **Wie wird die Hämophilie A vererbt und welche Lebenserwartung haben hämophile Patienten?**

Der Vererbungsmodus der Hämophilie A ist X-chromosomal-rezessiv. Die Lebenserwartung eines Hämophilen liegt heutzutage im Bereich der Norm.
Die Diagnose kann heute bei 50–60 % der Patienten innerhalb des ersten Lebensmonats durch Gerinnungsuntersuchung und/oder molekulargenetisch gestellt werden. Wegweisend sind eine positive Familienanamnese, Blutungen bei der Geburt oder Blutungen bei kleineren ärztlichen Eingriffen (30 % der Fälle).

Der Vererbungsmodus der Hämophilie A ist X-chromosomal-rezessiv. Diagnose durch Gerinnungsuntersuchung und/oder molekurgenetisch.

▷ **Verlauf**
Thomas verlässt das Krankenhaus nach insgesamt zehn Tagen. Die Krankengymnastik wird er im Rahmen einer Langzeitprophylaxe weiter fortführen. Er kann das rechte Knie inzwischen wieder voll belasten. Die Streckung ist problemlos, die Beugung ist noch um ca. 5 % eingeschränkt. Die nächsten Monate werden zeigen, ob die Funktionseinschränkung irreversibel ist.

Quintessenz:
Die Hämophilie A ist die häufigste angeborene Gerinnungsstörung. Hauptkomplikationen sind lebensbedrohliche Blutungen, Deformierung von Gelenken nach Gelenkblutungen und daraus resultierende, teils erhebliche Behinderung sowie Infektionen durch die Verabreichung von Blutprodukten (HBV, HCV, HIV). Die Therapie besteht in einer Substitution von Faktor VIII bei Blutungen.

Fall 12

▷ **Anamnese**

Der kleine Daniel, ein männliches Neugeborenes, wird am zweiten Lebenstag aus dem Kinderzimmer der Geburtsklinik auf die Neugeborenenstation Ihrer Kinderklinik verlegt. Schwangerschaft und Geburt waren komplikationslos verlaufen (Apgar 8/9/10). Jetzt erfolgt eine Verlegung, da das Kind bei Anstrengungen wie Schreien, Baden und Trinken blau wurde.

▷ **Aufnahmebefund**

Reifes kräftiges, männliches Neugeborenes, blasse Haut, in Ruhe nur geringe Akrozyanose, beim Schreien generalisierte Zyanose; keine Ödeme, Femoralispulse seitengleich tastbar. **Abdomen** weich, Leber 2,5 cm unter dem rechten Rippenbogen tastbar, Milz an den linken Rippenbogen anstoßend; **Lungenbelüftung** seitengleich, reines Atemgeräusch, geringgradige Tachypnoe. **Cor:** HT rein, kein Pulsdefizit.

▷ **Verlauf**

Sie entschließen sich das Kind zunächst zu beobachten. Während der wenigen Stunden, die Sie das Kind nun betreuen, scheint es ihm zusehends schlechter zu gehen: Es wird zunehmend marmoriert und zentralisiert, die Lippen haben nun auch in Ruhe eine leicht livide Farbe, und Sie beobachten Zeichen der Dyspnoe (Einziehungen, Schaukelatmung).

| Welche großen Krankheitsgruppen beziehen Sie in Ihre differentialdiagnostischen Überlegungen ein?

Der Zustand des Kindes kann bedingt sein durch:
- eine pulmonale Ursache (Atemnotsyndrom, Pneumonie)
- eine generalisierte Infektion
- eine kardiale Ursache (angeborener Herzfehler).

| Wie gehen Sie diagnostisch weiter vor?

- **Röntgen-Thorax:** z. A. eines Atemnotsyndroms, einer Pneumonie oder eines Aspirationssyndroms; gleichzeitig für H. a. angeborene Herzfehler
- **Blutentnahme:** BB einschl. Differenzierung, CRP, BG-Analyse, BK → H. a. Entzündung?

Für eine Sepsis spricht anamnestisch nichts. Trotzdem überprüfen Sie die Entzündungsparameter im Blut des Kindes und legen eine Blutkultur an.

| Welche Maßnahmen können Sie kurzfristig ergreifen, um das Kind zu unterstützen?

Sie lassen das Kind über einen Monitor überwachen. Bei O_2-Sättigungswerten unter 92 % erhält das Kind Sauerstoff über eine Atemmaske.
Das Kind sollte möglichst wenig belastet – also nicht gebadet oder unnötig aus dem Bett genommen werden. Die notwendigen Untersuchungen werden auf Station durchgeführt.
Wegen der Instabilität des Kindes entscheiden Sie sich, es auf die Intensivstation zu verlegen.

Ergebnisse

Röntgenaufnahme des Thorax: Lungenbefund unauffällig, Herz eiförmig vergrößert; Gefäßband verschmälert, Lungengefäßzeichnung stark vermehrt.

12

Männliches Neugeborenes, das bei Anstrengungen wie Schreien, Baden und Trinken blau wurde.

Mögliche Ursachen von Dyspnoe und Zyanose bei Neugeborenen
- pulmonale Ursache (Atemnotsyndrom, Pneumonie)
- generalisierte Infektion
- kardiale Ursache (angeborener Herzfehler).

Diagnostik: Röntgen-Tx, BB mit Diff., CrP, BG-Analyse, BK.

Verlegung auf Intensivstation wegen Instabilität.

Die Ergebnisse der Blutuntersuchungen erhalten Sie innerhalb einer Stunde nach Entnahme:
Blutbild: Hb 17,2 g/dl, Leukozyten 15,3/nl, Thrombozyten 180/nl, Blutgasanalyse: pH = 7,27, pCO_2 40 mmHg, BE –6.

Welche Untersuchungen lassen Sie nun vornehmen?

Die Herzform auf der Röntgen-Tx-Aufnahme lässt ein Vitium cordis vermuten. Als nächstes sind nun EKG und Herz-Echo indiziert.

Ergebnisse
Das **EKG** weist auf eine mäßige Rechtshypertrophie hin.
Die **Echokardiographie** erbringt die Diagnose: Transposition der großen Arterien (TGA) und Foramen ovale apertum (s. Abb. 4 FB).

Ist das offene Foramen ovale als zusätzliche Komplikation zu werten?

Das offene Foramen ovale sichert dem Kind augenblicklich das Überleben. Bei der TGA entspringt die Aorta aus dem rechten, die Pulmonalarterie aus dem linken Ventrikel. Daraus resultieren zwei in sich geschlossene Kreisläufe. Das betroffene Kind ist nur lebensfähig, wenn eine Querverbindung zwischen den beiden Kreisläufen, z.B. in Form eines offenen Foramen ovale und/oder eines offenen Ductus arteriosus Botalli besteht. Durch diese Querverbindung erfolgt eine Zumischung von arterialisiertem Blut zu dem in die Aorta strömenden Blut.

Welche Maßnahme ist nach Diagnosestellung in Anbetracht des sich verschlechternden Allgemeinzustands des Kindes baldigst vorzunehmen?

Das Kind wird den Kinderkardiologen vorgestellt. Diese beschließen, das Neugeborene baldigst einer Herzkatheterisierung zuzuführen. Hierbei soll nach Bestätigung der Diagnose als vorläufige Palliativmaßnahme eine atriale Ballonseptostomie nach Rashkind vorgenommen werden. Dabei wird das Vorhofseptum durch einen Ballon am Katheterende gesprengt, um das Shuntvolumen auf Vorhofebene zu verbessern. Für eine korrigierende OP im Sinn einer arteriellen Switch-Operation ist der Zustand des Patienten zu instabil.

Wie häufig tritt die TGA auf? Gibt es Risikofaktoren?

Die TGA entspricht ca. 5–9% aller angeborenen Herzfehler. Jungen sind etwas häufiger betroffen als Mädchen (etwa 2:1).
Es handelt sich um eine angeborene Fehlbildung, deren Ursachen unbekannt sind, jedoch gibt es eine Risikoerhöhung bei mütterlichem Diabetes.

▷ **Verlauf**
Daniel erhält bereits zwei Tage später eine atriale Ballonseptostomie. Postoperativ liegt er für zwei Tage auf der kinderchirurgischen Wachstation. Der Erfolg ist prompt erkennbar. Die Schaffung eines großen, hämodynamisch wirksamen Vor-

---

Das offene Foramen ovale sichert einem Kind mit TGA das Überleben.

Bei der TGA entspringt die Aorta aus dem rechten, die Pulmonalarterie aus dem linken Ventrikel → zwei in sich geschlossene Kreisläufe.

Palliativmaßnahme bei TGA ist die atriale Ballonseptostomie nach Rashkind.

hofseptumdefekts durch einen Ballonkatheter verbessert den Blutaustausch zwischen dem Lungen- und Körperkreislauf, während das Foramen ovale allein dafür vorher zu klein war.

Daniel wird auf die Säuglingsstation der Kinderklinik verlegt. Bis zur arteriellen Switch-Operation, bei der Aorta, Pulmonalarterien und Koronararterien umgepflanzt werden, wird er in der Klinik bleiben und wie folgt überwacht:
- gründliche körperliche Untersuchung (Zyanose?, Herzinsuffizienz?)
- EKG-Kontrollen
- Röntgenkontrollen
- Blutbild (Hb sollte über 16 g/dl liegen)
- Blutgasanalyse (ausreichende Sauerstoffsättigung).

Die endgültige Operation soll in ein bis zwei Wochen in einem herzchirurgischen Zentrum für Kinder durchgeführt werden.

> Überwachung bis zur Operation:
> - gründliche körperliche Untersuchung (Zyanose?, Herzinsuffizienz?)
> - EKG-Kontrollen
> - Röntgenkontrollen
> - Blutbild (Hb sollte über 16 g/dl liegen)
> - Blutgasanalyse (ausreichende Sauerstoffsättigung).

Was wissen Sie über Risiken und Ergebnisse der Operationsmethoden?

Die Langzeitergebnisse der arteriellen Umkehroperation sind gut. Die Operationsletalität beträgt etwa 5 %.

Früher waren die hämodynamischen Korrekturoperationen nach Mustard oder Senning üblich. Dabei wird durch eine Umlagerung der Vorhöfe der Blutstrom derart umgelenkt, dass das Hohlvenenblut über die Pulmonalarterien in die Lunge fließt und das oxygenierte Blut aus den Lungen über den Ventrikel in die Aorta gelangt. Nachteil: Der große Kreislauf läuft nach wie vor über den rechten Ventrikel. Langfristig kommt es zur Funktionseinschränkung dieses Ventrikels, zu rechtsatrialen Arrhythmien und Insuffizienz der Trikuspidalklappe.

Wie ist Daniels Lebenserwartung?

Unbehandelt versterben 90 % der Patienten im Säuglingsalter. Kinder, die nach Mustard oder Senning operiert wurden, sind bis etwa zum 30. Lebensjahr (maximaler Beobachtungszeitraum) trotz der oben erwähnten Probleme symptomlos. Die Switch-Operation scheint komplikationslos, allerdings wird sie erst seit den letzten zehn Jahren als Standardtherapie durchgeführt und kann somit nur begrenzt beurteilt werden.

> **Quintessenz:**
> Die TGA ist ein nicht seltener, angeborener Herzfehler, bei dem großer und kleiner Kreislauf anatomisch nur durch das Foramen ovale verbunden sind. Die Kinder fallen in den ersten Lebensstunden oder -tagen auf. Unbehandelt führt sie in relativ kurzer Zeit zum Tod. Je nach Zustand des Kindes kann zunächst ein palliativer Eingriff erfolgen, bei dem das Foramen ovale erweitert wird (Rashkind). Eine endgültige Korrektur erfolgt durch eine arterielle Switch-Operation, die eine gute Langzeitprognose hat.

Fall 13

13

Junge, zehn Monate alt, mit Infekt der oberen Luftwege.

▷ Anamnese

Der zehn Monate alte Mehmet wird Ihnen wegen eines Infekts der oberen Luftwege vorgestellt. Der Junge trinkt gut und hat kein Fieber. Die Erhebung der Anamnese gestaltet sich schwierig, da Mehmets Eltern kaum Deutsch sprechen. Die Familie ist erst vor wenigen Monaten aus ihrer türkischen Heimat nach Deutschland gekommen.

▷ Aufnahmebefund

Lebhafter, freundlicher, zehnmonatiger Junge in leicht reduziertem AZ und EZ. Mundatmung, leichte Rhinitis.
Unauffälliger Hautturgor, SH feucht, kein Exanthem. **HNO:** leichte Rhinitis, Rachenring leicht gerötet, Mundschleimhaut o. p. B, keine Stippchen; TF bds. randständig gefäßinjiziert, re. matt, keine Vorwölbung, kein Erguss. Der erste Milchzahn ist gerade durchgebrochen. **LK:** zwei leicht vergrößerte LK rechts entlang des M. sternocleidomastoideus, ein kleiner LK re. retroaurikulär, keine LK axillär und inguinal tastbar. **Pulmo:** ruhige Spontanatmung, Pulmo bds. gut belüftet, keine RGs. **Cor:** Herztöne rein, Frequenz im Normbereich. **Abdomen:** DG lebhaft o.p.B. Leber und Milz sind nicht vergrößert, Bauchdecken sind schlaff, der Bauch ausladend und die untere Thoraxapertur verbreitert. **Neuro:** Hypotonie der Muskulatur, kein H. a. Meningismus, keine fokalen Ausfälle. Temperatur: 37,6 °C. Mehmets Hinterhaupt ist abgeplattet und mit den Fingerspitzen eindrückbar, die Scheitel- und Stirnhöcker sind dagegen aufgetrieben; die Knorpel-Knochen-Grenzen der Rippen erscheinen durch die Haut kopfförmig aufgetrieben, ebenso Hand- und Fußgelenke (s. Abb. 5 FB, Aufnahme eines älteren Kindes). Beim Sitzen bemerken Sie eine Kyphose.

Leicht reduzierter AZ, Hypotonie der Muskulatur, Kyphose.

> **Wie lautet Ihre Verdachtsdiagnose? Wie gehen Sie weiter vor?**

Sie erkennen die wahrscheinlich viral bedingte Erkrankung als wenig bedrohlich und verordnen eine symptomatische Therapie (Nasentropfen mit Meersalz). Schwerwiegender sind jedoch die skelettalen Veränderungen. Der Anamnese entnehmen Sie, dass die in Deutschland empfohlene Rachitisprophylaxe mit 500 E Vitamin D nicht durchgeführt wurde.
Sie nehmen den Patienten zur weiteren diagnostischen Abklärung stationär auf. Bei Verdacht auf Rachitis führen Sie eine Blutentnahme durch und veranlassen eine Röntgenaufnahme der Handwurzelknochen.
Außerdem lassen sie den Urin auf pH, Kalziumphosphatausscheidung und mikroskopisch auf Uratkristalle untersuchen.

In Deutschland empfohlene Rachitisprophylaxe mit 500 E Vitamin D nicht durchgeführt.

DD der Vitamin-D-Mangelrachitis:
- Kalziummangel bei gastroenteritischen oder hepatobiliären Erkrankungen
- renale Osteopathie mit Hyperphosphatämie.

> **Welche Differentialdiagnosen sind denkbar?**

Neben einer Vitamin-D-Mangelrachitis müssen Sie an andere Rachitisformen aufgrund von Kalziummangel bei gastroenteritischen oder hepatobiliären Erkrankungen denken sowie eine renale Osteopathie mit Hyperphosphatämie erwägen.

Welche Veränderungen erwarten Sie bei der radiologischen Untersuchung?

Zu erwarten sind eine allgemeine Kalkarmut des Skeletts, Verbreiterung der Epiphysenfugen und becherförmige Ausziehungen an den Metaphysengrenzen. Charakteristische Veränderungen sind bereits im frühen Stadium in Form von Auftreibungen an den distalen Metaphysen von Radius und Ulna erkennbar.

▷ **Verlauf**
Die Laborbefunde ergeben: Hämoglobin 12,3 g/dl, Leukozyten 5,2/nl, Thrombozyten 285/nl. Natrium 137 mmol/l, Kalium 4,2 mmol/l, Kalzium (total) 9,0 mg/dl, anorg. Serumphosphat 2,0 mg/dl (normal: 4,5–6,7 mg/dl), alkalische Serumphosphatase 1050 u/l (normal: 120–720 u/l), Die Retentionswerte und Leberenzyme sowie Bilirubin sind im Normbereich.
Urin: Ammoniakgeruch, keine Zellen oder Kristalle im Urin, Hyperamonioazidurie, erhöhte Phosphatausscheidung, verminderte Kalziumausscheidung.

Wie lauten die Termini technici für die beschriebenen körperlichen Symptome?

- Kopfform: Caput quadratum
- Eindrückbarkeit der Schädelknochen: Craniotabes
- Aufgetriebene Knochen-Knorpel-Grenzen der Rippen: rachitischer Rosenkranz
- Hypotonie der Bauchmuskulatur, ausladender Bauch: Froschbauch
- Thoraxform: Glockenthorax.

Körperliche Symptome bei Rachitis:
- *Caput quadratum*
- *Eindrückbarkeit der Schädelknochen: Craniotabes*
- *rachitischer Rosenkranz*
- *sog. Froschbauch*
- *Thoraxform: Glockenthorax.*

Wie äußert sich die Rachitis außerdem klinisch? Kennen Sie Komplikationen und Spätfolgen?

Die Kinder zeigen allgemeine Unruhe, Trinkunlust, geringe Gewichtszunahme und Bewegungsarmut. Manchmal neigen sie auch vermehrt zu Infekten und zu einer latenten Tetanie aufgrund des Kalziummangels.
Lebensbedrohliche Komplikationen sind tonisch-klonische Krampfanfälle, Herzrhythmusstörungen oder rachitogene Tetanie, die zu einem Laryngospasmus führen kann.
Mehmet zeigt bereits einige Symptome, die zu den Spätfolgen der Erkrankung gerechnet werden können, wie verzögerten Fontanellenschluss, Froschbauch und Glockenthorax. Weiter können **Harrisonfurche** (Einziehung der seitlichen Thoraxpartie bei Inspiration) und **Schmelzhypoplasien** am bleibenden Gebiss auftreten.

Lebensbedrohliche Komplikationen der Rachitis sind tonisch-klonische Krampfanfälle, Herzrhythmusstörungen oder rachitogene Tetanie, die zu einem Laryngospasmus führen kann.

Was halten Sie für die Ursache der Erkrankung?

Wahrscheinlich liegt bei dem Jungen eine Vitamin-D-Mangel-Rachitis vor. Pathogenetisch sind zwei Faktoren beteiligt:
- unzureichende Bildung von Vitamin D_3 in der Haut durch einen Mangel an Ultraviolettstrahlen (z. B. durch Kleidung, Leben innerhalb des Hauses, zu geringe Sonneneinstrahlung),
- zu geringe Zufuhr von Vitamin D_3, da weder Mutter- noch künstliche Säuglingsmilch den Vitamin-D_3-Bedarf des Säuglings decken können.

Durch den **Vitamin-D-Mangel** ist die Resorption von Kalzium aus dem Darm und der Kalziumaustausch zwischen Blut und Knochen vermindert. Die daraus resultierende Hypokalzämie führt zum sekundären Hyperparathyreoidismus (als Gegenregulation). Dadurch kommt es zur verstärkten Kalkmobilisation aus dem Skelett und zur verstärkten Rückresorption von Kalzium aus dem proximalen Tubulus; die Rückresorption von Phosphat dagegen wird gehemmt.

Welche Therapie ist vorzunehmen?

Aufgrund der Gefahr lebensbedrohlicher Symptome infolge der Hypokalzämie erfolgt die Therapie anfangs stationär. Über drei Wochen erhält Mehmet täglich 5000 I. E. Vitamin D_3 oral verabreicht. Damit die Vitamin-D-Gabe effektiv werden kann und um Hypokalzämien zu vermeiden, erfolgt eine Zulage von täglich 1 g Kalzium (Resorptionssteigerung von Kalzium aus dem Darm durch Vitamin D).

Während der Therapie untersuchen Sie Kalzium- und Phosphatspiegel in Blut und Urin zunächst alle zwei Tage, dann 1-mal wöchentlich.

Nach den ersten Wochen hoch dosierter Vitamin-D-Gabe wird auf die normale Rachitisprophylaxe mit 500 oder 1000 I. E./d übergegangen. Nur bei unzuverlässigen Eltern sollte diese tägliche Prophylaxe durch eine „Stoßprophylaxe" ersetzt werden.

▷ Verlauf

Mehmet hat keine Probleme mit der Therapie. Er darf das Krankenhaus bereits nach einer Woche wieder verlassen. Die Eltern sollen sich jedoch in zwei Wochen erneut in der Ambulanz vorstellen, zur Kontrolle der Serumparameter für Kalzium und Phosphat sowie für eine Urinuntersuchung auf pH, Kalziumphosphatausscheidung.

Schon ein bis drei Wochen nach Therapiebeginn sind laborchemisch Zeichen der Restitution erkennbar (sinkende AP). Nach vier Wochen führen Sie eine Röntgenkontrolle durch, die eine Verbesserung der Skelettveränderung erkennen lässt.

Quintessenz:
Die Rachitis ist heutzutage eine relativ seltene Erkrankung. Sie ist im Frühstadium leicht zu übersehen, da die Symptome wie Hypotonie und Ernährungsschwierigkeiten unspezifisch sind. Im fortgeschrittenen Stadium treten Symptome wie Craniotabes, aufgetriebene Gelenke und rachitischer Rosenkranz auf. Tetanie und Krampfanfälle sind schwerwiegende Komplikationen. Radiologisch zeigen sich aufgetriebene, unregelmäßige Metaphysen.
Für die Rachitis gibt es unterschiedliche Ursachen. Neben den seltenen Formen, wie z. B. Phosphatdiabetes, Vitamin-D-resistente Rachitis, ist der Vitamin-D-Mangel durch Ernährungsstörungen, Malabsorption und mangelnde Lichtexposition die häufigste Ursache. Deswegen wurde in den meisten westlichen Ländern die Vitamin-D-Substitution zur Rachitisprophylaxe eingeführt.

Über drei Wochen täglich 5000 I. E. Vitamin D_3 oral. Damit die Vitamin-D-Gabe effektiv werden kann, erfolgt eine Zulage von täglich 1 g Kalzium (Resorptionssteigerung von Kalzium aus dem Darm durch Vitamin D).

Fall 14

▷ **Anamnese**

Sie arbeiten auf der Frühgeborenenstation. Christian ist ein drei Tage altes, spontan geborenes Frühgeborenes aus der 35. Schwangerschaftswoche. Bisher war der Verlauf völlig problem- und komplikationslos. Jetzt setzt das Kind seit ein paar Stunden wiederholt Teerstühle ab (Melaena), z. T. mit frischem Blut vermischt, und erbricht braun-schwarz verfärbten Mageninhalt (Haematemesis).
Zunächst untersuchen Sie das Kind gründlich, finden aber keine Ursache für die Blutungen.

> **Woran denken Sie? Welche Untersuchungen veranlassen Sie?**

Sie denken an verschlucktes mütterliches Blut, ziehen aber auch eine Gerinnungsstörung insbesondere einen M. haemorrhagicus neonatorum in Betracht. Deshalb schauen Sie zunächst in die Akten, um zu überprüfen, ob das Kind nach der Geburt Konakion (Vitamin K) p. o. erhalten hat. Im gelben Heft sehen Sie, dass nach der Geburt die Gabe von 2 mg Konakion erfolgte.
Um die Frage zu klären, ob es sich um mütterliches oder kindliches Blut handelt, machen Sie den sog. **Apt-Test**. Aufgrund des noch überwiegend fetalen Hämoglobins, sind die Erythrozyten des Kindes alkaliresistent und damit nicht durch 1 %ige Natronlauge hämolysierbar. Die Lösung bleibt rot. Mütterliche Erythrozyten werden dahingegen gleich hämolysiert. Dadurch bekommt die Lösung eine gelblich-braune Farbe.
Der Test zeigt kindliches Blut. Ein Verschlucken von mütterlichem Blut scheidet also aus. Die Blutungsquelle muss beim Kind liegen.

> **Welche diagnostischen und therapeutischen Maßnahmen müssen Sie jetzt ergreifen?**

Als nächste Untersuchung nehmen Sie einen Gerinnungsstatus und ein Blutbild ab. Außerdem bestimmen Sie die Blutgruppe und bestellen eine Blutkonserve und ein frisches Gefrierplasma (FFP) auf Abruf.

▷ **Verlauf**

Der Gerinnungsstatus ist normal. Der Hb liegt bei 14 g/dl und ist damit grenzwertig, der HKt ist 32 %. Sie geben zunächst kein Konakion. Die Symptomatik verschlechtert sich aber eher. Christian erbricht zunehmend frisches, hellrotes Blut, vermengt mit dunklem Blut.
Auch wenn Sie zu diesem Zeitpunkt die genaue Ursache nicht kennen, geben Sie Vitamin K parenteral (i. v. oder i. m.). Bei der Blutentnahme legen Sie einen sicheren intravenösen Zugang.

> **Was wissen Sie über den M. haemorrhagicus neonatorum?**

Darunter versteht man durch Vitamin-K-Mangel bedingte Gerinnungsstörungen. Typisches Manifestationsalter ist bei reifen Neugeborenen der dritte bis siebte Lebenstag, vorwiegend bei mit Muttermilch ernährten Kindern. Dies liegt zum einen am niedrigen Vitamin-K-Gehalt der Muttermilch, zum anderen an der noch fehlenden Produktion von Vitamin K durch Darmbakterien.
Andere begünstigende Faktoren sind die Langzeitbehandlung (von Frühgeborenen) mit Antibiotika, eine lange parenterale Ernährung oder auch die Einnahme gerinnungsbeeinflussender Medikamente durch die Mutter vor der Geburt.

14

Frühgeborenes der 35. SSW, Teerstühle und Hämatinerbrechen.

Ursachen für Melaena und Haematemesis beim Neugeborenen:
- verschlucktes mütterliches Blut
- Gerinnungsstörung, insbesondere M. haemorrhagicus neonatorum
- gastrointestinale Blutung des Kindes.

M. haemorrhagicus neonatorum ist eine durch Vit.-K-Mangel bedingte Gerinnungsstörung.
Ursachen des M. haemorrhagicus neonatorum:
- niedriger Vitamin-K-Gehalt der Muttermilch
- fehlende Produktion von Vitamin K durch Darmbakterien
- Langzeitbehandlung (von Frühgeborenen) mit Antibiotika
- lang dauernde parenterale Ernährung ▽

- Einnahme gerinnungsbeeinflussender Medikamente durch die Mutter vor der Geburt.

Röntgen-Abdomen: spärliche Darmluftverteilung und Luftsicheln unter den Zwerchfellkuppeln; die Ultraschalluntersuchung ist unauffällig.

Spätmanifestationen im Alter von vier bis zwölf Wochen, kommen vor allem bei voll gestillten Kindern und bei Kindern mit Malabsorptionserkrankungen (zystische Fibrose, Gallengangsatresie und -hypoplasie) vor.

Wie gehen Sie weiter vor?

Sie nehmen erneut ein Blutbild ab. Der Hb ist auf 8 mg/dl gesunken. Sie ordern das bestellte Blut und transfundieren das Kind. Um eine gastrointestinale Blutung durch Perforation auszuschließen, veranlassen Sie eine Abdomenübersichtsaufnahme im Hängen und eine Ultraschalluntersuchung des Abdomens. Die Röntgenaufnahme zeigt eine spärliche Darmluftverteilung und Luftsicheln unter den Zwerchfellkuppeln, die Ultraschalluntersuchung ist unauffällig. Sie verlegen das Kind auf die Intensivstation.

Woran denken Sie? Was veranlassen Sie?

Die Luftsicheln unter den Zwerchfellen sprechen für eine Perforation im Magen-Darm-Trakt. Wegen der Gefahr einer Peritonitis muss das Kind unverzüglich operiert werden. Sie ziehen die Kinderchirurgen hinzu und beginnen bereits präoperativ mit einer breiten antibiotischen Behandlung, um die Gefahr einer Peritonitis zu minimieren. Hierbei wählen Sie ein Cephalosporin der dritten Generation, Ampicillin und ein Aminoglykosid.

▷ **Verlauf**

Das Kind wird rasch operiert. Intraoperativ zeigt sich eine Magenperforation, die übernäht wird. Postoperativ kommt der Säugling zur Überwachung auf die Intensivstation.
Dort erfolgt zunächst eine totale parenterale Ernährung.
Nach einer Woche kann Christian in gutem Allgemeinzustand wieder auf die Frühgeborenenstation verlegt werden. Dort wird er wieder mit Muttermilch ernährt und kann nach einer weiteren Woche nach Hause entlassen werden.

Ursachen für Magenperforationen bei Frühgeborenen: Magensonden, angeborene Schwächen in der Magenwand oder Ulzera.

Welche Ursachen für die Magenperforation gibt es?

Vor allem zwei Ursachen kommen in Betracht. Bei Frühgeborenen kommen häufig **Magensonden** zum Einsatz, da die Kinder noch nicht ausreichend trinken. Eine Magensonde kann eine Perforation verursachen! Allerdings können auch **angeborene Schwächen in der Magenwand** oder **Ulzera** zu Perforationen führen. Die letztgenannten Ursachen sind allerdings sehr selten.

Quintessenz:
Die häufigste Ursache für eine Hämatemesis oder für Teerstühle beim Neugeborenen ist verschlucktes mütterliches Blut. Andere, wesentlich weniger häufige Ursache ist der M. haemorrhagicus neonatorum, der durch Vitamin-K-Mangel bedingt ist. Sehr selten sind Verletzungen oder Fehlbildungen des Magen-Darm-Trakts die Ursache. Die Unterscheidung von fetalem und mütterlichem Blut kann relativ einfach mit dem Apt-Downey-Test getroffen werden. Therapie der Wahl bei einem M. haemorrhagicus neonatorum ist die Gabe von Vitamin K. Bei Verletzungen oder Fehlbildungen des Magen-Darm-Trakts ist eine Operation unumgänglich.

Fall 15

▷ **Anamnese**

Sie nehmen auf Ihre Station einen 15 Monate alten Jungen auf, der vom Kinderarzt mit dem Verdacht auf eine Pneumonie eingewiesen wurde. Laut Mutter ist Claudio seit zwei Tagen mit hohem Fieber und Husten erkrankt.

▷ **Aufnahmebefund**

Das Kind ist bei Aufnahme tachypnoeisch, blass und in schlechten AZ. Temperatur 39 °C. **Lunge:** feinblasige RGs, Einziehungen jugulär und subkostal. Atemgeräusch über dem linken Mittelfeld abgeschwächt. O_2-Sättigung bei Raumluft 93 %, Atemfrequenz 45/min. **HNO:** Rachen gerötet, Tonsillen vergrößert, ohne Beläge. TF beidseits etwas matt. Cor, Abdomen und der neurologische Befund sind unauffällig. Der Junge ist auffallend dystroph und hat ein Tabaksbeutelgesäß. Die Muskeln sind relativ schwach ausgebildet. Er liegt mit seinem Gewicht und seiner Größe unterhalb der 3. Perzentile.

| **Welches ist Ihre erste Verdachtsdiagnose und welche Untersuchungen veranlassen Sie?**

Dyspnoe und Fieber sowie der Auskultationsbefund sprechen am ehesten für eine Lungenentzündung.
Sie machen eine Blutentnahme und veranlassen eine Thoraxaufnahme. Außerdem machen Sie einen Rachenabstrich und nehmen eine Blutkultur ab.

| **Wie gehen Sie nun weiter vor? Wird Claudio stationär aufgenommen?**

Aufgrund des schlechten AZ gibt es keine Alternative zur stationären Behandlung.
Zunächst geben Sie dem Kind Sauerstoff über ein Maske. Unter zwei Litern Sauerstoff liegt die Sättigung bei 99 %.

Ergebnisse
Die Thoraxaufnahme zeigt eine Lobärpneumonie des Ober- und Mittellappens rechts.
Labor: Leuko 30,0/nl, Hb 8 g/dl, Hkt 30 %, CrP 300 mg/dl, Elektrolyte und Astrup ausgeglichen.

| **Wie therapieren Sie den Patienten?**

Das Bild ist typisch für eine Lobärpneumonie, die typischerweise meist durch Pneumokokken verursacht wird. Außerdem fällt eine Anämie, eine Leukozytose und ein sehr hohes CrP auf. Bis zum Erhalt der bakteriologischen Ergebnisse beginnen Sie eine Antibiotikatherapie mit einem Cephalosporin der zweiten Generation, z. B. Cefotiam, eine Inhalationstherapie mit physiologischer Kochsalzlösung, Mukolyse und fiebersenkenden Maßnahmen. Die Sauerstoffgabe führen Sie weiter. Wegen der Gedeihstörung befragen Sie nochmals die Mutter.

▷ **Erweiterte Anamnese**

Die Mutter berichtet, ihr Sohn sei in den letzten Monaten häufig krank gewesen. Besonders hartnäckig sei ein Lymphknotenabszess gewesen, der vor drei Monaten in der Kinderchirurgie operiert wurde. Die Anämie und die Gedeihstörung sei

Mögliche Ursachen für Gedeihstörung mit häufigen Infekten:
- Malabsorption, z. B. eine Zöliakie
- Immundefekt, z. B. eine septische Granulomatose
- zystische Fibrose.

Handschriftliche Notiz:
- Schweißtest
- Vit. D, E
- Endomys. + Gliadin-AK
- Ig-Bestimmung

bisher keinem aufgefallen, er sei immer schon ein sehr zartes Kind gewesen. In der Familie sind weder eine Zöliakie noch eine zystische Fibrose noch ein Immundefekt bekannt. Die 5-jährige Schwester des Patienten war bis auf einige Erkältungen bisher immer gesund und ist gut gediehen.

Wie gehen Sie weiter vor? Welche Erklärung haben Sie für die Gedeihstörung und die häufigen Infekte?

Die Gedeihstörung, die Anämie und die gehäuften Infekte könnten Hinweise auf eine Malabsorption sein. In Betracht kommt dabei eine Zöliakie. Weitere Differentialdiagnosen sind aber auch eine CF oder, vor allem wegen der verhältnismäßigen Schwere der Infekte, ein Immundefekt, z. B. eine septische Granulomatose.

Welche Untersuchungen helfen Ihnen, die Diagnose weiter einzugrenzen?

Um eine CF auszuschließen, benötigen Sie einen Schweißtest. Dieser ist aber erst sinnvoll, wenn das Kind fieber- und infektfrei ist. Der Ausschluss einer Malabsorption kann durch eine Bestimmung der Resorptionsparameter, wie z. B. Vitamin D, E, der einer Zöliakie durch die Bestimmung von Endomysium- und Gliadinantikörpern erfolgen. Für die weitere Abklärung der Immunschwäche veranlassen Sie zunächst eine Immunglobulinbestimmung.
Um genauere Informationen über den Lymphknotenabszess zu bekommen, fordern Sie die Akten der Kinderchirurgen an.

▷ **Verlauf**

Unter der Antibiose mit Penicillin bessert sich der Allgemeinzustand nur schleppend. Im Rachenabstrich und in der Blutkultur findet sich Staphylococcus aureus. In den Akten der Kinderchirurgen werden Sie fündig. Der vor einigen Monaten entfernte Lymphknotenabszess war auch durch Staph. aureus verursacht. In der Histologie wurden damals Granulome gefunden, was zu der Verdachtsdiagnose Tuberkulose führte, die dann aber wieder verworfen wurde, da keine Tuberkelbakterien nachweisbar waren und auch der GT-10 negativ blieb. Diese Befunde bestärken Sie in Ihrem Verdacht auf einen Immundefekt.

Welche Immundefekte kennen Sie? Welche kommen in Betracht?

Folgenden Immundefekte kommen differentialdiagnostisch in Betracht:
- T-Zell-Defekte (z. B. Di-George-Syndrom: Thymusaplasie mit fehlender zellulärer Immunität); ca. 70–80 % der zirkulierenden Lymphozyten im gesunden Organismus sind T-Zellen. Hier würde man vermehrt virale Infekte erwarten
- B-Zell-Defekte: Antikörpermangelsyndrom mit fehlender humoraler Immunität (z. B. Agammaglobulinämie, selektiver IgG-Mangel). Vermehrt bakterielle Infekte
- Kombinierte T-B-Zell-Defekte (z. B. Wiskott-Aldrich-Syndrom): Thrombozytopenie, Ekzemneigung, Infektanfälligkeit)
- Komplementdefekte (jeglicher Komplementfaktor kann betroffen sein)
- Störungen der Granulozytenfunktion Phagozytose und Chemotaxis (z. B. familiäre Agranulozytose, progressive septische Granulomatose)
- weiter heterogene Gruppe von Immunstörungen (z. B. bei Morbus Down, Acrodermatitis enteropathica).

Der Krankheitsverlauf dieses Patienten und die bereits mehrfach nachgewiesenen Staphylokokken könnten für eine septische Granulomatose sprechen.

Welche Untersuchungen zur Bestätigung ihrer Verdachtsdiagnose müssen Sie durchführen?

Sie bestimmen den Immunstatus durch Untersuchung der Komplementfaktoren C3, C4, CH50, Komplementaktivierung und Chemotaxis, außerdem bestimmen Sie die Impftiter und führen eine Sonographie des Abdomens durch.
Die Diagnose einer septischen Granulomatose kann durch den zytochemischen Nachweis der fehlenden Nitroblautetrazoliumreaktion (NBT) gestellt werden, einen Test zur funktionellen Beurteilung der neutrophilen Granulozyten. Dazu werden die Granulozyten manuell mikroskopisch ausgewertet. Ein weiterer Test ist die quantitative Messung mit Dihydrorhodamin mittels Flowzytometrie.

Ergebnisse
C3 104 mg/dl, C4 42 mg/dl; CH 50, Komplementaktivierung und Chemotaxis o. B. Impftiter/Intracutantest o. B.
Sonographie des Abdomens: unauffällig.
NBT- Reaktion: negativ.

Welche Schlüsse können Sie aus den Untersuchungsergebnissen ziehen?

Die Untersuchungsergebnisse sprechen für eine septische Granulomatose. Sie setzen die Therapie der Pneumonie auf Clindamycin um, da dies das Mittel der ersten Wahl bei Komplikationen durch bakterielle Infektionen bei einer septischen Granulomatose ist. Mittel der ersten Wahl bei invasiver Aspergillose ist Amphotericin B. Bei Abszessen oder Einschmelzungen kann eine chirurgische Therapie nötig werden.

Was wissen Sie über die septische Granulomatose?

Die Erkrankung ist durch einen Defekt in der NADPH-Oxidase bedingt, die den „Respiratory Burst" in der Phagozytenmembran katalysiert. Es kommt zu einem Fehlen der reaktiven Sauerstoffradikale, sodass katalasepositive Mikroorganismen nicht abgetötet werden können. Dabei gehen die Granulozyten, die die Erreger phagozytiert haben, zugrunde, sodass die Bakterien erneut frei werden, um wiederum von Granulozyten phagozytiert zu werden. Lymphozyten und Histiozyten bilden einen Randwall um diese Granulozyten, es kommt zur Bildung von Granulomen.
Es gibt eine X-chromosomal gebundene Form und eine autosomal-rezessive Form. Eine pränatale Diagnostik ist möglich. Überträgerinnen sind meist symptomlos, manchmal kommt es zu gehäuftem Auftreten von rezidivierender Stomatitis und Gingivitis.

Wie sieht die Therapie der septischen Granulomatose aus?

Die Therapie besteht in der lebenslangen Gabe von Cotrimoxazol oder, bei Unverträglichkeit, Dicloxacillin und Itroconazol. Die einzige kausale Therapie besteht in einer Knochenmarkstransplantation.

Welche nichtinfektiösen Komplikationen kennen Sie?

Durch Granulome in der Wand von Hohlorganen können Stenosen auftreten. Außerdem treten folgende Erkrankungen vermehrt auf: ITP, Myasthenia gravis, SLE, Chorioretinitis, Kolitis.

Wie ist die Prognose der Erkrankung?

Schwer betroffene Patienten haben eine ungünstige Prognose mit einer Überlebenszeit von 10–20 Jahren. Es gibt aber auch Berichte über Patienten mit milderen Verläufen, die 30–40 Jahre alt wurden.

▷ **Verlauf**
Sie besprechen mit den Eltern die Diagnose und die Prognose und organisieren die Betreuung des Patienten in einem spezialisierten Zentrum.

Quintessenz:
Die septische Granulomatose gehört zu den primären Immundefekten und folgt einem X-chromosomalen oder einem autosomal-rezessiven Erbgang. Sie wird durch einen Enzymdefekt in der Phagozytenmembran verursacht. Die Behandlung besteht in einer lebenslangen Gabe eines Antibiotikums und eines Antimykotikums. Die einzige zur Zeit verfügbare kausale Therapie ist die KMT. Schwer betroffene Patienten haben eine ungünstige Prognose mit einer Überlebenszeit von 10–20 Jahren. Es gibt aber auch Berichte über Patienten mit milderen Verläufen, die 30–40 Jahre alt wurden.

Fall 16

▷ **Anamnese**
Zu Ihnen in die Ambulanz kommt eine Mutter mit ihrer 2-jährigen Tochter Maren. Sie berichtet, das Kind habe seit einigen Tagen Fieber. Seit gestern klage es über Schmerzen im Mund, sei sehr jammrig und verweigere das Essen. In den letzten 24 Stunden habe es nur etwa 150 ml Tee zu sich genommen. Ein Nachbarskind, mit dem Maren spiele, habe eine ähnliche Symptomatik.

▷ **Aufnahmebefund:**
Zwei Jahre altes Mädchen in reduziertem AZ, sehr weinerlich, Temp. 39,8 °C. Haut trocken und warm, kein Exanthem, Turgor mäßig, Schleimhäute noch feucht. **HNO:** Trommelfelle bds. etwas matt. Auf der gesamten Mund- und Rachenschleimhaut zahlreiche Bläschen und multiple Ulzerationen mit blutigem Grund, die sehr berührungsempfindlich sind (s. Abb. 6 FB). Tonsillen hyperplastisch, keine Beläge; zervikale Lymphknoten vergrößert und druckschmerzhaft. **Pulmo:** gut belüftet, keine RGs, kein Giemen. **Cor:** Herztöne rein, HF 120/min, keine pathologischen Herzgeräusche. **Abdomen:** weich, kein Druckschmerz, keine HSM, DG über allen vier Quadranten auskultierbar. **Neuro:** voll ansprechbar und orientiert, Pupillen isokor, Lichtreaktion prompt, Knieknuss möglich, Lasègue negativ, kein Meningismus.

Wie lautet Ihre Verdachtsdiagnose?

Die Ausbreitung und Beschaffenheit der Läsionen ist typisch für eine **Stomatitis aphthosa** (Gingivostomatitis). Differentialdiagnostisch ist auch eine Herpangina in Erwägung zu ziehen, die allerdings v. a. die Gaumenbögen betrifft.

Würden Sie das Kind stationär oder ambulant behandeln?

Die Stomatitis aphthosa ist per se keine zwingende Indikation zur stationären Aufnahme. Da unsere kleine Patientin aber jedwede Nahrungsaufnahme verweigert und klinisch bereits Zeichen der Exsikkose (mäßiger Turgor, anamnestisch kaum Flüssigkeitszufuhr) aufweist, ist die stationäre Aufnahme zu empfehlen. Sie nehmen das Kind wegen der hohen Ansteckungsgefahr auf die Infektionsstation auf.

Welche Untersuchungen veranlassen Sie, um die Verdachtsdiagnose zu bestätigen?

Die Diagnose ist klinisch problemlos zu stellen. Deshalb sind weitere Untersuchungen zunächst nicht nötig. Ein Erregernachweis des HSV (Herpes-simplex-Virus) ist zwar möglich, aber aufwändig und langwierig.

▷ **Verlauf**
Das Kind wird aufgenommen.

Welche Maßnahmen ergreifen Sie nach der stationären Aufnahme?

Sie legen eine Infusion und nehmen noch Blut ab, um Elektrolyte, ein Blutbild und Entzündungszeichen zu bestimmen. Zunächst erfolgt eine intravenöse Rehydratation mit isotoner Kochsalzlösung.

Zwei Jahre altes Kind, Fieber, Schmerzen im Mund, verweigert Nahrungsaufnahme.

Sehr schmerzhafte Bläschen, blutige Ulzerationen auf gesamter Mund- und Rachenschleimhaut.

Verdachtsdiagnose: Stomatitis aphthosa. Differentialdiagnose: Herpangina (Coxsackie-Viren).

Ergebnisse
Die Blutentnahme zeigt keine erhöhten Entzündungszeichen, ein normales Blutbild und ausgelichene Elektrolyte. Damit können Sie eine schwerwiegende bakterielle Infektion und Elektrolytverschiebungen durch Flüssigkeitsverlust ausschließen.
Nun erfolgt eine Umstellung auf eine Halbelektrolytlösung. Sie ersetzen zunächst den gesamten Flüssigkeitsbedarf parenteral (in diesem Alter 80–100 ml/kg KG/d) und berücksichtigen den Verlust durch Fieber (10 ml/kg/Grad C°). Sobald der Patient wieder trinken kann, reduzieren Sie die Infusion entsprechend.

Welche weiteren therapeutischen Maßnahmen ergreifen Sie?

Um die Schmerzen, die durch die entzündeten Aphthen im Mundbereich verursacht werden, zu lindern, werden Pinselungen der betroffenen Stellen mit einer Lösung, die ein Lokalanästhetikum enthält, und einer entzündungshemmenden Lösung (Panthenol) durchgeführt. Gleichzeitig wird dem Kind immer wieder Flüssigkeit und weiche Nahrung angeboten (keine säurehaltigen Lebensmittel wie Säfte, Tomatensuppe o. Ä.), um eine nur kurzzeitige Tropfbedürftigkeit zu erreichen.

▷ **Verlauf**
Nach einem Tag kann die Infusionsmenge reduziert werden. Das Kind beginnt wieder, Nahrung zu sich zu nehmen. Nach zwei Tagen stationären Aufenthalts kann das Kind fieberfrei und in gutem Allgemeinzustand wieder nach Hause entlassen werden.

Welche Komplikationen kennen Sie?

Wie bei unserer Patientin kann es zu Exsikkose und Dehydratation durch Nahrungsverweigerung kommen. Bereits vorgeschädigte Haut, besonders im Gesichtsbereich, kann als Eintrittspforte für die auslösenden Herpesviren dienen und damit zu einem Herpes facialis führen.

Worauf müssen Sie bei mangelndem Therapieerfolg achten?

Ulzerationen im Mundbereich treten auch bei Erkrankungen mit primärer oder sekundärer Immundefizienz (onkologische Erkrankungen) auf.

Die Mutter fragt Sie bei der Entlassung bezüglich der Ansteckungsgefahr

Die Stomatitis aphthosa wird meist von Herpes-simplex-Virus Typ-1 verursacht und ist **hochansteckend**, bis keine Läsionen mehr vorhanden sind, was 2–10 Tage dauern kann.

Quintessenz:
Die Stomatitis aphthosa wird durch das humane Herpesvirus Typ 1 ausgelöst. Sie kommt vor allem im Kleinkindalter vor. Die Inkubationszeit beträgt nur wenige Tage. Dann beginnt eine akute, oft hoch fieberhafte Erkrankung mit ausgeprägter zervikaler und submandibulärer Lymphadenopathie. Zur selben Zeit entstehen Bläschen und sehr schmerzhafte Aphthen und Ulzerationen auf Wangenschleimhaut, Zahnfleisch und Lippen. Die Symptomatik dauert im Schnitt 4–5 Tage, kann im Einzelfall aber auch bis zu zehn Tage dauern.

Fall 17

▷ **Anamnese**

Ihnen wird ein fünf Wochen alter männlicher Säugling vorgestellt. Er ist das erste Kind gesunder Eltern. Die Spontangeburt erfolgte in der 40. SSW nach komplikationsloser Schwangerschaft mit einem Geburtsgewicht von 3 300 g und einer Geburtslänge von 54 cm. Leo wird voll gestillt, gedeiht gut und hat bis zur vierten Lebenswoche gut zugenommen. Seit ca. einer Woche erbricht er zunehmend häufiger angedaute, säuerlich riechende Milch im Schwall. Dabei ist er trotzdem hungrig. In den letzten Tagen kam es zu Gewichtsabnahme und unregelmäßigem Stuhlgang. Durchfall und Fieber sind dabei nicht aufgetreten. In der Familie und der näheren Umgebung ist zur Zeit kein Infekt, insbesondere keine Gastroenteritis, anamnestisch erhebbar.

▷ **Aufnahmebefund**

Fünf Wochen alter, männlicher, etwas lethargischer Säugling in reduziertem AEZ (s. Abb. 7 FB). Afebril. Gewicht 3 500 g. Haut rein, teils stehende Hautfalten am Abdomen, SH feucht, Fontanelle etwas unter Niveau, weich. Abdomen weich, eingefallen, Darmgeräusche über allen vier Quadranten auskultierbar, keine HSM, tastbare und sichtbare Resistenz im Epigastrium. Cor und Pulmo auskultatorisch ohne pathologischen Befund. HNO reizlos.

> **Wie lautet Ihre Verdachtsdiagnose?**
> **Welche Differentialdiagnosen kommen in Betracht?**

Die Verdachtsdiagnose lautet **hypertrophische Pylorusstenose**.
Hierfür sind typisch: Erbrechen im Schwall, Manifestationsalter, zunehmende Symptomatik und tastbare Resistenz im Unterbauch.
Differentialdiagnostisch kommen folgende Erkrankungen in Betracht:
- Fütterungsschwierigkeiten
- gastroösophagealer Reflux
- Salzverlustsyndrom beim adrenogenitalen Syndrom (AGS)
- angeborene Stoffwechseldefekte, v. a. Harnstoffzyklusdefekte, Organazidurien
- Gastroenteritis im Rahmen eines Infekts
- gleitende Zwerchfellhernie
- Duodenalstenose.

> **Welche Untersuchungen veranlassen Sie,**
> **um die Verdachtsdiagnose zu bestätigen?**
> **Muss das Kind stationär aufgenommen werden?**

Der schlecht AEZ des Kindes, die lange Anamnese und die Verdachtsdiagnose sind unbedingte Indikationen zur stationären Behandlung.
- **Labor:**
Blutbild: Hämokonzentration bei Dehydratation, Hinweis für Infektion?
Elektrolyte: Elektrolytverschiebungen?
Blutgase: Alkalose? BE?
- **Sonographie** des Abdomens: verdickter Pylorus?

Ergebnisse
Laborbefunde
Blutbild: unauffällig, Elektrolyte: Na 132 mmol/l, K 3,5 mmol/l, Cl 90 mmol/l (Kaliumverlust durch rezidivierendes Erbrechen).
Blutgasanalyse: leichte metabolische Alkalose.
Sonographie des Abdomens: (s. Abb. 2 a und b).

Männlicher, 5 Wochen alter Säugling. Erbrechen im Schwall seit einer Woche, Gewichtsabnahme.

Aufnahmebefund: lethargischer Säugling, reduzierter AEZ, eingefallenes Abdomen, tastbare Resistenz im Epigastrium.

DD zur hypertrophischen Pylorusstenose:
- Fütterungsschwierigkeiten
- gastroösophagealer Reflux
- adrenogenitales Syndrom
- angeborene Stoffwechseldefekte
- Gastroenteritis
- gleitende Zwerchfellhernie
- Duodenalstenose.

Fall 17

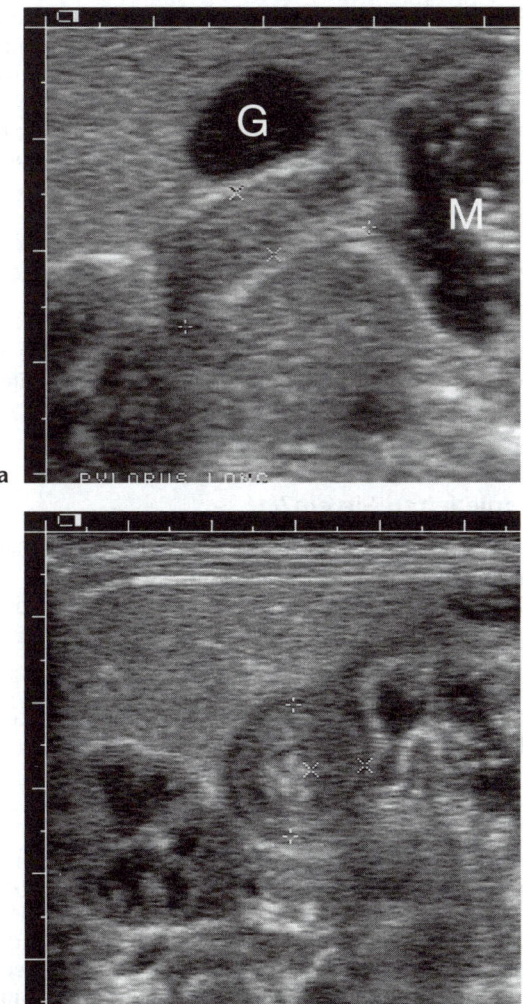

Abb. 17.1a und b: Sonographie des Abdomens.

Hypertrophe Pylorusstenose: a) sonographischer Längsschnitt durch den Pylorusmuskel: 19 mm Länge (+) des Gesamtkanals (normal: 15 mm), Muskeldicke (x) 6 mm (normal 3 mm und weniger); M: Magen, G. Gallenblase
b) sonographischer Querschnitt: Gesamtdurchmesser (+): 15 mm, Muskeldicke (x) 6 mm [1].

Diagnostik:
- Labor: BB, Na, K, Cl, BG, BE
- Sonograpie des Abdomen.

> **Welche Diagnose stellen Sie nach Kenntnis der vorliegenden Befunde?**

Die vorliegenden Befunde bestätigen die Verdachtsdiagnose der **hypertrophischen Pylorusstenose**. Durch das permanente Erbrechen kommt es zu einer Elektrolytverschiebung und zu einer metabolischen Alkalose infolge Hypochlorämie. Die Wandverdickung der Ringmuskulatur im Pyloruskanal führt zu

Diagnosestellung der hypertrophischen Pylorusstenose durch Ultraschalluntersuchung des Abdomens.

einer Passagebehinderung. Nahrung gelangt nur noch in sehr geringen Mengen in das Duodenum. Dadurch kommt es zu einem Anstau von Nahrung im Magen und zu peristaltischen Wellen, was letztendlich zu schwallartigem Erbrechen führt.

Aufgrund des morphologischen Befunds können alle anderen Differentialdiagnosen ausgeschlossen werden, weshalb bei Verdacht auf Pylorusstenose eine Ultraschalluntersuchung an erster Stelle stehen sollte.

Was wissen Sie über Ursache und Häufigkeit der hypertrophischen Pylorusstenose?

Die Pylorusstenose ist ein polygen bedingtes Krankheitsbild mit bisher unklarer Ätiologie, das sich überwiegend in der 2.–8. Lebenswoche manifestiert. Knaben sind deutlich häufiger betroffen als Mädchen.

Welche Therapie leiten Sie ein?

Vordringlich ist zunächst die Korrektur des Elektrolyt-, Säure-Basen- und Flüssigkeitshaushalts mittels **Infusionstherapie mit Glukose 5 %** und Nahrungskarenz, um das Erbrechen zu stoppen. Die Elektrolyte werden dem Tagesbedarf und dem Defizit entsprechend hinzugefügt.

▷ **Verlauf**
Unter der Infusionstherapie sistiert das Erbrechen. BG und Elektrolyte sind nach zwei Tagen wieder im Normalbereich.

Welche weiterführende Therapien kennen Sie?

Für den weiteren Verlauf gibt es zwei Möglichkeiten der Therapie. Die **konservative** Therapie beinhaltet die Gabe von Atropinderivaten über mehrere Wochen und die Gabe von sehr häufigen kleinen Mahlzeiten. In einigen Fällen führt dies zu einer Rückbildung der Hypertrophie. Therapie der Wahl ist aber nach wie vor die chirurgische Intervention in Form einer **Pyloromyotomie nach Weber-Ramstedt**. Hierbei wird die Ringmuskulatur ohne Verletzung der Schleimhaut durchtrennt. Dieser Eingriff kann auch minimal-invasiv durch eine Laparoskopie durchgeführt werden. Der orale Nahrungsaufbau ist nach einer solchen Intervention wesentlich schneller durchzuführen als nach konservativer Therapie.

Der Vorteil der konservativen Therapie ist das Vermeiden einer Operation. Sie ist aber sehr langwierig und hat nur eine recht geringe Erfolgsrate (< 30 %).

Therapie der Wahl bei hypertrophischer Pylorusstenose: Pyloromyotomie nach Weber-Ramstedt. Konservative Alternative: Atropinderivate.

▷ **Verlauf**
Die Eltern entscheiden sich aufgrund der relativ niedrigen Erfolgsaussichten einer konservativen Therapie für die Operation.

Woran müssen Sie vor einer Operation denken?

Leo muss in jedem Fall ausgeglichene Elektrolyte haben. Die Eltern müssen von dem Chirurgen über den Ablauf und die Risiken der Operation aufgeklärt werden. Außerdem müssen Sie die Anästhesisten zur Prämedikation bestellen.

▷ **Postoperativer Verlauf**
Leo erholt sich schnell nach der Operation. Den ersten Tag erhält er noch rein Infusion, bereits am zweiten Tag darf er Tee zu sich nehmen. Am dritten Tag wird langsam mit Muttermilch zugefüttert. Leo darf am fünften postoperativen Tag nach Hause. Die Fäden können am siebten Tag von seinem niedergelassenen Kinderarzt gezogen werden.

Welche Komplikationen kennen Sie?

Wird die Diagnose verzögert, kann eine schwerwiegende metabolische Entgleisung die Folge sein, die eine intensivmedizinische Behandlung erforderlich machen kann.
Die Komplikationsrate bei der chirurgischen Intervention beträgt < 1 %.

Quintessenz:
Mit einer Inzidenz von 1:800 ist die Pylorusstenose eine der häufigsten Erkrankungen des Neugeborenen- bzw. Säuglinsalters. Sie manifestiert sich vor allem bei männlichen Säuglingen und am Häufigsten zwischen der zweiten und achten Lebenswoche. Typisches Symptom ist das schwallartige Erbrechen säuerlich riechender, angedauter Milch. Therapie der Wahl ist die Pyloromyotomie nach Weber-Ramstedt.

Fall 18

▷ **Anamnese**

Ihnen wird der zehnmonatige Marco vorgestellt, der seit zwei Tagen bis 40,4 °C fiebert. Er habe einmal erbrochen, aber keinen Durchfall.
Die Eltern hatten vom Kinderarzt Paracetamolzäpfchen à 125 mg erhalten, mit der Anweisung einen vierstündigen Mindestabstand zwischen den Medikamentgaben einzuhalten. Das Fieber sei damit allerdings auf minimal 39,4 °C gesunken.
Sie stellen Marco jetzt vor, da er nun schwächer wirke und weniger trinke.

▷ **Aufnahmebefund**

Zehn Monate alter männlicher Säugling in leicht reduziertem AZ, gutem EZ, reagiert gut auf Ansprache, sitzt auf dem Arm der Mutter. Temperatur 40,3 °C, Haut rein, warm, Hautturgor gut, **SH** feucht. Fontanelle leicht eingesunken. **Cor** auskultatorisch o.p.B., **Pulmo**: fortgeleitete RGs über beiden Lungenflügeln. **Abdomen** weich, keine Hepatosplenomegalie, Darmgeräusche über allen vier Quadranten auskultierbar, keine Resistenzen tastbar. **HNO-Status**: seröse Rhinitis, Trommelfelle beidseits etwas matt, aber nicht gerötet. Rachenring leicht gerötet, keine Beläge; Tonsillen nicht vergrößert. **Neurologischer Status**: Pupillen isokor, Lichtreaktion prompt, endgradig nackensteif.

| **Wie lautet Ihre Verdachtsdiagnose?**

Die Anamnese deutet auf eine Infektion. Aufgrund des Alters ist eine virale Genese wahrscheinlich. Ein Infektionsherd ist bisher noch nicht eindeutig zu identifizieren. Differentialdiagnostisch kommt auch eine bakterielle Infektion in Betracht.

| **Nach welchen Kriterien entscheiden Sie, ob Sie das Kind stationär oder ambulant behandeln?**

Da die Eltern sehr besorgt sind und von einer zunehmenden Trinkschwäche Marcos sprechen, ist eine stationäre Aufnahme von Marco unumgänglich.

| **Welche Untersuchungen veranlassen Sie, um die Verdachtsdiagnose zu bestätigen?**

Nun müssen Sie mögliche Infektionsursachen ausschließen:
- Meningitis: LP (Liquoruntersuchung auf Zellzahl, Glukose und Laktat)
- Infekt der oberen Atemwege (Rachenabstrich: V. a. Meningokokken)
- Sinusitis, Bronchitis
- Harnwegsinfekt (zytologische Uetersuchung des Mittelstrahlurins und Urinkultur.)

Gleichzeitig fordern Sie BB, Diff.BB, Natrium, Kalium, Clorid im Serum, Glukose, Laktat und CrP an.

Ergebnisse
- Liquor: klarer Liquor, mikroskopisch 2/3 Zellen, Eiweiß, Laktat und Glukose im Normalbereich, keine Bakterien mikroskopisch erkennbar
- Blutbild: Hb 12,0 g/dl, Leukozyten 9,3/nl, Thrombozyten 210/nl, Differentialblutbild: 50 % Lymphozyten, 37 % Segmentkernige, 3 % Monozyten, 7 % Stabkernige, 2 % Eosinophile, 1 % Basophile
Elektrolyte: Elektrolyte ausgeglichen, Glukose und Laktat im altersentsprechenden Normbereich, CrP 6 mg/l, BKS 15/23.

Zehnmonatiger Säugling in leicht reduziertem AZ, gutem EZ. Fontanelle leicht eingesunken. Endgradig nackensteif.

Stationäre Aufnahme.

Die Liquordiagnostik ist bei der Verdachtsdiagnose Meningitis unumgänglich. Blutuntersuchung mit Blutbild, Elektrolyten, Glukose, Laktat und Entzündungsparametern.
Lumbalpunktion mit Zellzahl, Liquoreiweiß, -zucker und -laktat.

Klarer Liquor, mikroskopisch 2/3 Zellen, Eiweiß, Laktat und Glukose im Normalbereich, keine Bakterien, CrP 6 mg/l, BKS 15/23.

▷ Verlauf

Marco bekommt eine Infusion mit Glukose 5 %, darf aber nach Wunsch trinken. Blut-, Liquor-, Urinkultur und Rachenabstrich blieben steril. Die stationäre Therapie beschränkt sich im wesentlichen auf Antipyrese und Flüssigkeitszufuhr. Am nächsten Tag und damit drei Tage nach Beginn des Fiebers tritt ein kleinfleckiges, hellrotes, dicht stehendes Exanthem am gesamten Integument auf (s. Abb. 8 FB). Besonders ausgeprägt ist es am Stamm. Gleichzeitig entfiebert das Kind spontan. Marco konnte noch am gleichen Tag entlassen werden.

Welche Diagnose stellen Sie nach Kenntnis des Verlaufs und der Befunde?

Das Blutbild mit einer normalen Leukozytenzahl bei relativer Lymphozytose, die Entzündungsparameter und das Auftreten des Exanthems nach Entfieberung sprechen für eine **Infektion mit dem Herpesvirus Typ 6 oder 7**. Diese Erkrankung wird wegen ihres typischen Verlaufs auch als **Dreitagefieber** bezeichnet.

Beschreiben Sie Übertragung, Häufigkeit und klinische Zeichen einer HHV-6-/-7-Infektion!

Die Infektion mit diesem Erreger erfolgt über **Speichel** oder auch über **Muttermilch**. Am Ende des 6. Lebensjahres sind 86 % aller Kinder seropositiv. Nach Infektion persistieren HHV6 und HHV7 lebenslang im Organismus. Beide Virusgruppen können in bis zu 75 % der Fälle Fieberkrämpfe verursachen. Bei älteren Schulkindern kann die Infektion ein mononukleoseähnliches Krankheitsbild verursachen. Häufig verlaufen solche Infektionen aber auch subklinisch oder als unspezifischer fieberhafter Infekt.
In Einzelfällen sind Enzephalitiden und Hepatitiden nach HHV-6-/-7-Infektion beschrieben. HHV6 ist häufiger als HHV7.

Quintessenz:
Die Infektion mit HHV6 und HHV7 erfolgt über **Speichel** oder auch über **Muttermilch**. Am Ende des 6. Lebensjahres sind 86 % aller Kinder seropositiv. Nach Infektion persistieren HHV6 und HHV7 lebenslang im Organismus. Bei älteren Schulkindern kann die Infektion ein mononukleoseähnliches Krankheitsbild verursachen. Häufig verlaufen solche Infektionen aber auch subklinisch oder als unspezifischer fieberhafter Infekt.
In Einzelfällen sind Enzephalitiden und Hepatitiden nach HHV-6-/-7 Infektion beschrieben. HHV6 ist häufiger als HHV7.
Die Therapie des Dreitagefiebers besteht vor allem in der Fiebersenkung und der symptomatischen Therapie. Das Dreitagefieber hinterlässt eine lebenslange Immunität.

Marginalien:

Kleinfleckiges, hellrotes, dicht stehendes Exanthem.

Blutbild mit einer normalen Leukozytenzahl bei relativer Lymphozytose, Entzündungsparameter und das Auftreten des Exanthems nach Entfieberung → Infektion mit Herpesvirus Typ 6 oder 7 oder Dreitagefieber, verursacht in bis zu 75 % der Fälle Fieberkrämpfe. Bei älteren Schulkindern → mononukleoseähnliches Krankheitsbild.
Komplikation: Enzephalitis.

Fall 19

▷ **Anamnese**

Sie werden in Ihrem Dienst von der Schwester der Notaufnahme angefunkt und gebeten, in die Notaufnahme zu kommen. Dort finden Sie ein 3-jähriges Mädchen vor, das von seinen Eltern in die Klinik gebracht wurde. Die Eltern sind sehr besorgt und verunsichert. Sie berichten, dass das Kind seit zwei Tagen krank ist. Die Erkrankung habe mit Fieber bis zu 40 °C begonnen. Dann seien Schnupfen und Husten dazugekommen. Seit dem letzten Nachmittag erbreche Eva alle Nahrung. Auf Anraten des Kinderarztes hätten sie die Nahrung schon auf Tee und Zwieback umgestellt, jedoch ohne Erfolg. Das Kind trinke gierig den Tee, weil es großen Durst habe, es würde aber sofort wieder erbrechen.

▷ **Aufnahmebefund**

3-jähriges Mädchen in deutlich reduziertem AZ, gutem EZ. Sehr schlapp, auffallend tiefe Atmung, Haut blassgrau, Turgor mäßig, Schleimhäute trocken, Augen deutlich haloniert, keine Lymphadenopathie. **HNO:** Trommelfelle bds. etwas matt, Gehörgänge unauffällig, eitrig-seröse Rhinitis, Rachen leicht gerötet, Tonsillen hyperplastisch, keine Beläge. **Pulmo:** gut belüftet, keine RGs, kein Giemen. **Cor:** Herztöne rein, keine pathologischen HG. **Abdomen:** weich, kein Druckschmerz, keine HSM, DG über allen vier Quadranten auskultierbar. **Neuro:** Pupillen isokor, Lichtreaktion prompt, Kniekuss möglich, Lasègue negativ, kein Meningismus.

Drei Jahre altes Mädchen, seit zwei Tagen Temperaturen bis 40 °C, Schnupfen, Husten, Erbrechen.

| **Wie lautet Ihre Verdachtsdiagnose?**

Die Arbeitsdiagnose lautet zunächst:
Erbrechen und Exsikkose bei Infekt der oberen Luftwege.

| **Welche klinischen Zeichen helfen Ihnen, diese Diagnose zu objektivieren?**

Durch das Erbrechen und die fehlende Nahrungsaufnahme wird der Organismus katabol und baut vermehrt Fette ab, was zu einem vermehrten Anfall von Ketonkörpern führt. Dies führt zu einer Azetonämie.
Die deutlich vertiefte Atmung (Kussmaul'sche Atmung) deutet auf eine **metabolische Azidose** hin, bei der vermehrt CO_2, das aus der Bindung von H^+-Ionen an Bikarbonat entsteht, abgeatmet werden muss.
Zusätzlich kommt es durch das Erbrechen zu einem Flüssigkeitsverlust sowie einer fehlenden Flüssigkeitsaufnahme. Auf die Exsikkose deuten die halonierten Augen und die trockenen Schleimhäute hin. Zeichen einer schweren Exsikkose sind stehende Hautfalten, seltener Lidschlag, eingesunkener Bauch und Apathie.

Verdachtsdiagnose: Infekterbrechen bei Infekt der oberen Luftwege mit Exsikkose, metabolischer Azidose und Azetonämie.

| **Welche Differentialdiagnosen gibt es und wie schließen Sie diese aus?**

Differentialdiagnostisch müssen ernste Grunderkrankungen ausgeschlossen werden, die infolge Hungerzustands zur Ketonämie führen, z. B.:
- akute abdominelle Erkrankungen
- Stoffwechselerkrankungen
- Diabetes mellitus Typ I
- Infektionskrankheiten (Rotaviren u. a.)
- endokrinologische Störungen wie z. B. AGS (adrenogenitales Syndrom) etc.

Differentialdiagnosen:
- akute abdominelle Erkrankungen
- Stoffwechselerkrankungen
- Diabetes mellitus Typ I.

Durch die klinische Untersuchung lassen sich einige Differentialdiagnosen wie z. B. ein akutes Abdomen oder ein spezifischer Infektfokus ausschließen. Stoffwechselerkrankungen, die zu einem azetonämischen Erbrechen führen, können indirekt über eine Laktat- oder Ammoniakerhöhung, Hypo- oder Hyperglykämie und/oder Störung der Leberfunktion erkannt werden und würden weitere spezifische Diagnostik nach sich ziehen.

- Infektionskrankheiten (Rotaviren u. a.)
- Endokrinologische Störungen (adrenogenitales Syndrom etc.).

Wie schätzen Sie die aktuelle Situation ein?

Das Kind befindet sich in einem deutlich reduzierten AZ. Die Aufnahmeuntersuchung weist auf eine Exsikkose mit metabolischer Azidose und Azetonämie hin. Aus diesem Grund schlagen Sie den Eltern vor, Eva stationär auf der Normalstation aufzunehmen.

Wie gehen Sie weiter vor?

Die Eltern sind zuerst ein wenig ablehnend, als Sie den Vorschlag machen, und bitten Sie, ihnen doch einfach etwas gegen das Erbrechen zu verschreiben, da sie dann ja bestimmt auch zu Hause zurechtkämen. Sie erklären den Eltern, dass Eva bereits stark ausgetrocknet ist. Eine Behandlung zu Hause ist nicht möglich, da das Kind eine Infusionsbehandlung benötigt. Daraufhin stimmen die Eltern der stationären Behandlung zu.

Was können Sie den Eltern über die Aufenthaltsdauer und das weitere Prozedere sagen?

Sie bringen das Kind auf die Station. Dort erklären Sie den Eltern das weitere Vorgehen. Zuerst legen Sie Eva eine Infusion und nehmen dabei gleichzeitig Blut ab.
Sie beginnen die **Infusionstherapie mit physiologischer Kochsalzlösung.** Bei der Infusionsmenge ersetzen Sie zunächst den Tagesbedarf (80 ml/kg KG/d) sowie das geschätzte Defizit (hier 10 % des Körpergewichts) in 24 Stunden. Bei unauffälligen Serumelektrolyten stellen Sie auf einen **Glukose/Elektrolytmischung** um.
Während der Infusionstherapie werden dem Kind immer wieder kleine Mengen Tee und Reisschleim angeboten. Die Nahrung wird dann langsam über Zwieback etc. aufgebaut. Sobald das Kind die Nahrung wieder verträgt und vor allem ausreichend trinkt, kann die Infusiontherapie beendet werden. Bei Fieberfreiheit und ausreichender oraler Nahrungszufuhr kann das Kind dann nach Hause entlassen werden. Die Aufenthaltsdauer richtet sich nach dem klinischen Zustand des Kindes und kann einen bis mehrere Tage betragen.

Welche Diagnostik veranlassen Sie?

Spätestens auf Station sollten Sie Ihren Aufnahmebefund durch **Körpermaße**, **Blutdruckmessung** und **Pulszählung** ergänzen.
Labor: Sie nehmen Elektrolyte, Leberwerte, Glukose, Laktat, Ammoniak, eine Blutgasanalyse und ein Blutbild mit Differentialblutbild ab.
Urinuntersuchung: Sie führen einen Urinstix durch und bestimmen das spezifische Gewicht.

Diagnostik bei Infekterbrechen:
- Kreislaufparameter (Blutdruck, Puls)
- Labor
- Urinuntersuchung.

Ergebnisse
RR: 70/40, HF 130/min.

Labor:
- Elektrolyte ausgeglichen
- Glukose, Ammoniak, Leberwerte und Laktat im altersentspechenden Normbereich
- BGA: pH 7,32, pCO$_2$ 30 mmHg, BE –9 mmol/l (→ metabolische Azidose mit respiratorischer Kompensation)
- Blutbild: Leuko 6/nl, Hb, Hkt, Thrombo im altersentsprechenden Normbereich
- Differentialblutbild: 3 Stabkernige, 44% Segmentkernige, 40% Lymphozyten, 10% Monozyten, 2 lymphozytäre Reizformen.

Urinuntersuchung:
- Urinstix: +++ Keton, sonst o. B.
- spezifisches Gewicht 1021.

Die mäßige Azidose puffern Sie zunächst nicht, sondern kontrollieren die Werte regelmäßig (6-stündig). Nur bei Verschlechterung sollten Sie eine Pufferung erwägen.

Welche weiteren therapeutischen Maßnahmen leiten Sie ein?

Sie behandeln den Brechreiz mit Antiemetika, das Fieber mit Paracetamol und den Infekt der oberen Luftwege mit Nasentropfen. Bei einer Behandlung mit Mukolytika ist zu beachten, dass sie manchmal gastrointestinale Beschwerden verursachen.

▷ **Verlauf**
Unter der Infusionstherapie bessert sich der Zustand der kleinen Patientin rasch. Bereits nach 48 Stunden kann die Infusion entfernt und die Patientin fieberfrei und in gutem Allgemeinzustand nach Hause entlassen werden.

Was empfehlen Sie den Eltern?

Sie empfehlen den Eltern, beim nächsten Infekt Traubenzucker in die Getränke zu geben, um so einen ketotischen Stoffwechsel zu unterbinden bzw. zu unterbrechen.

Quintessenz:
Das azetonämische Erbrechen kommt häufig im Rahmen von Infekten vor. Häufig sind vegetativ labile Kinder betroffen. Durch anhaltendes Erbrechen und primäre Zufuhr von freiem Wasser und wenig bis gar keinen Kohlenhydraten, kommt es zum Entstehen eines katabolen Stoffwechsels und damit zur Bildung von Ketonkörpern und Ausbildung einer metabolischen Azidose. Therapie der Wahl ist die Zufuhr von Flüssigkeit und Glukose, entweder oral oder als Infusion bis zur Normalisierung der Stoffwechsellage.

Fall 20

▷ **Anamnese**

Ihnen wird ein elf Monate alter Säugling, Manuel, vorgestellt. Laut Mutter habe er am Vorabend plötzlich laut aufgeschrien, sich zusammengekrümmt und einmal erbrochen. In der Windel fand sich dünnflüssiger Stuhl. Die Schmerzattacken wiederholten sich in der Nacht und am Morgen noch 2-mal, dem Stuhl war Schleim beigemengt. In der Zwischenzeit schlief der Kleine immer wieder ein, sah dabei aber phasenweise auffallend blass aus. Seitdem ist er erschöpft, aber trinkt.

▷ **Aufnahmebefund**

Elf Monate alter männlicher Säugling, auffallend blass und in reduziertem AZ, recht lethargisch. Guter Ernährungszustand, Körpertemperatur 37,4 °C. **Hautturgor** gut, Schleimhäute feucht, Fontanelle fast vollständig geschlossen, keine vergrößerten LK. **HNO:** Trommelfelle bds. spiegelnd, Gehörgänge unauffällig, Rachen nicht gerötet, Tonsillen blande. **Lunge** gut belüftet, keine RGs, kein Giemen. **Cor:** Herztöne rein, keine pathologischen Herzgeräusche. **Abdomen** weich, etwas eingefallen, walzenförmige Masse im rechten Oberbauch tastbar, dabei keine offensichtlichen Schmerzen. Keine HSM, DG über allen vier Quadranten auskultierbar. **Rektale** Untersuchung: schlaffer Sphinkter, blutiger Schleim am Fingerling. **Neurologie:** Pupillen isokor, Lichtreaktion prompt, Kniekuss möglich, Lasègue negativ, kein Meningismus.

| **Wie lautet Ihre Verdachtsdiagnose?**
| **Welche Differentialdiagnosen kommen in Betracht?**

Die Verdachtsdiagnose lautet **Invagination.**
Dabei handelt es sich um die Einstülpung eines Darmteils in den darauf folgenden Darmteil. Meist findet man ileokolische, seltener ileoileale oder kolokolische Invaginationen.
Für diese Diagnose sprechen die kolikartigen Attacken, die blutig-schleimigen Stuhlbeimengungen, die tastbare Walze und das typische Alter.
Differentialdiagnosen sind:
- Gastroenteritis, der gesamte Verlauf könnte passen – jedoch nicht die tastbare Walze
- Tumor, z. B. Lymphom des Darms, Nephro-/Neuroblastom (Lokalisation des Tastbefunds)
- Ileus durch Volvulus
- Meckel'sches Divertikel.

| **Welche Untersuchungen veranlassen Sie,**
| **um die Verdachtsdiagnose zu bestätigen?**

Die Diagnose kann fast immer sonographisch gestellt werden. Deshalb ist die erste Untersuchung eine Sonographie (s. Abb. 20 a und b).

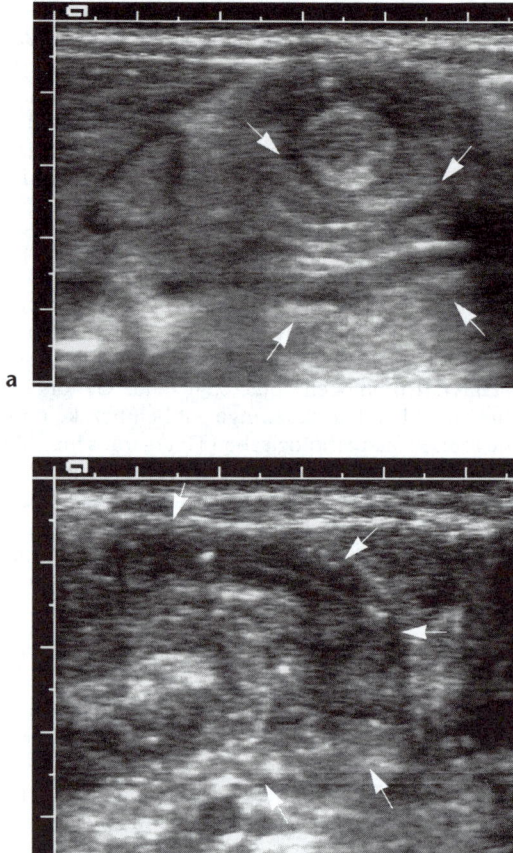

Abb. 20a und b: Sonographie einer Invagination.

Ergebnisse
Abdomensonographie: Invagination
a) Sonogramm im Körperlängsschnitt – rechter Oberbauch: zwiebelschalenartig strukturierter, 4 cm messender Bezirk (Querschnitt durch den Invaginatkopf (→) mit Kontakt zur Leber. Zentral ist ein echoreiches Areal zu erkennen: Mesenterium. Im Mesenterium sind kleine ovale hypoechogene Bezirke zu sehen: Lymphknoten.
b) Im Körperquerschnitt länglich konfigurierter Bezirk mit zahlreichen Schichten (→) [1].
Sollte eine sonographische Untersuchung nicht möglich oder nicht aussagekräftig sein, besteht die Möglichkeit eines **Kolonkontrasteinlaufs**, bei dem die Invagination ebenfalls zur Darstellung kommt. Diese Untersuchung ist heute aber sehr selten geworden, da sie mit einer beträchtlichen Strahlenbelastung verbunden ist.
Der sonographische Befund ist für die Invagination beweisend.

Nach welchen Kriterien entscheiden Sie, ob Sie das Kind stationär oder ambulant behandeln?

Für Manuel kommt aufgrund der Schwere des Krankheitsbildes und der möglichen schwerwiegenden Komplikationen (Ileus, Perforation, Peritonitis) nur eine stationäre Aufnahme in Frage.

Besteht sofortiger Handlungsbedarf? Welche Therpiemaßnahmen ergreifen Sie?

Eine Therapie muss möglichst schnell eingeleitet werden, um Komplikationen vorzubeugen.
Therapie der Wahl ist die **hydrostatische Reposition des Darms** unter sonographischer Kontrolle.
Dabei wird unter Sedierung über einen in das Rektum eingeführten geblockten Blasenkatheter 500–1000 ml körperwarme, physiologische Kochsalzlösung unter einem Druck von 60–80 cm H_2O in das Kolon eingebracht. Durch den Druck lässt sich das Invaginat meist in das Ileum zurückschieben. Der Erfolg ist sonographisch durch eine Darstellung der Bauhin-Klappe nachweisbar.
Die Reposition kann mehrfach (2–3-mal) wiederholt werden, wenn der Zustand des Kindes dies erlaubt) In den Händen eines erfahrenen Untersuchers gelingt die Reposition in über 80 % der Fälle.
Ist eine Desinvagination auf diese Weise nicht möglich oder gibt es Anzeichen für eine **Perforation oder eine Peritonitis**, ist eine operative Therapie in Form einer **Laparotomie** indiziert.

> Hydrostatische Reposition des Darms unter sonographischer Kontrolle; notfalls Laparotomie erforderlich.

▷ Verlauf

Bei Manuel lag eine ileokolische Invagination vor. Sie konnte erfolgreich hydrostatisch reponiert werden. Dies lässt sich sonographisch durch eine Darstellung der Bauhin'schen Klappe und durch einen ungehinderten Fluss der Kochsalzlösung im Darm bis zum terminalen Ileum verfolgen.
Der Patient wurde dann wegen der Rezidivgefahr für **zwei Tage** stationär überwacht und auch sonographisch kontrolliert.
Bei der Entlassung wurden die Eltern auf ein mögliches Rezidiv hingewiesen und für diesen Fall eine sofortige Wiedervorstellung empfohlen. Eine spezielle Prophylaxe zur Verhinderung eines Rezidivs ist nicht bekannt.

Welche Komplikationen kennen Sie?

Typische akute Komplikationen stellen die **Perforation** und die **Peritonitis** dar. Auch ein **Darmverschluss** kann aus einer Invagination resultieren.
Relativ häufig kann es auch zu einem **Rezidiv in den ersten 24–48 h kommen**, besonders wenn eine ausgeprägte Schwellung der Darmschleimhaut oder eine ausgeprägte Lymphadenitis mesenterialis vorliegt. Wiederholte Invaginationen auch nach größerem Zeitabstand sind beschrieben, aber eher selten.

Quintessenz:
Die Invagination ist eine typische Erkrankung des Säuglingsalters. Die Kinder erkranken bevorzugt zwischen dem 3. und 24. Lebensmonat. Jungen sind ca. 3-mal häufiger betroffen als Mädchen.
Die Entstehung der Erkrankung ist unbekannt. Selten können Polypen, Meckel-Divertikel, oder Lymphosarkome ursächlich sein. Eine Gastroenteritis oder auch eine ausgeprägte Lymphadenitis mesenterialis kann begleitend oder auch begünstigend wirken.
Entscheidend ist es, frühzeitig an die Invagination zu denken, da die Symptome nicht immer klassisch sind und die Komplikationsrate durch frühzeitige Therapie sehr gering gehalten werden kann.

Fall 21

▷ **Anamnese**

Ihnen wird ein acht Monate alter männlicher Säugling vorgestellt, der seit drei Tagen bis 40,0 °C fiebert. Er habe einmal erbrochen, aber keinen Durchfall. Nach dem Mittagsschlaf sei er kurz aufgewacht und habe dann „mit allen Vieren gezuckt". Dabei sei Vinzenz nicht ansprechbar gewesen. Dauer des Ereignisses ca. 1–2 Minuten. Dies sei das erste Ereignis dieser Art gewesen. Danach sei er wieder langsam zu sich gekommen und habe nach ca. einer halben Stunde wieder „wie immer" reagiert.

▷ **Aufnahmebefund**

Acht Monate alter männlicher Säugling in leicht reduziertem AZ, gutem EZ, leichte Tachypnoe, reagiert gut auf Ansprache. Temperatur 40,3 °C, Haut rein, warm, Hautturgor gut, SH feucht. Fontanelle leicht vorgewölbt und gespannt. **Cor** auskultatorisch o.p.B. **Pulmo:** fortgeleitete RGs über beiden Lungenflügeln. **Abdomen** weich, keine Hepatosplenomegalie, Darmgeräusche über allen vier Quadranten auskultierbar, keine Resistenzen tastbar. **HNO-Status:** seröse Rhinitis, Trommelfelle beidseits etwas matt, aber nicht gerötet. Rachenring gerötet, keine Beläge; Tonsillen nicht vergrößert. **Neurologischer Status:** Pupillen isokor, Lichtreaktion prompt, endgradig nackensteif.

> **Wie lautet Ihre Verdachtsdiagnose?**
> **Welche Maßnahmen ergreifen Sie zuerst?**

Aufgrund der Anamnese und der körperlichen Untersuchung ergibt sich die Verdachtsdiagnose **Krampfanfall bei Fieber.** Die gespannte Fontanelle und die endständige Nackensteifigkeit muss Sie an eine Meningitis denken lassen. Da das Kind bei Ankunft in der Klinik immer noch hoch fiebert, sollte eine Antipyrese mit Paracetamol oder Novaminsulfat durchgeführt werden. Mittel der ersten Wahl ist Paracetamol.

> **Welche Differentialdiagnosen kommen in Betracht?**

Differentialdiagnostisch kommen folgenden Erkrankungen in Betracht:
- zerebrale Raumforderung
- Blutung bei assoziiertem Infekt.

> **Nach welchen Kriterien entscheiden Sie,**
> **ob Sie das Kind stationär oder ambulant behandeln?**

Aufgrund der Schwere der vermuteten Erkrankung(en) und der möglichen Komplikationen ist eine stationäre Aufnahme von Vinzenz unumgänglich.

> **Welche Untersuchungen veranlassen Sie,**
> **um die Verdachtsdiagnose zu bestätigen?**

Zunächst beantragen Sie eine Sonographie des Schädels, um eine Raumforderung bzw. Blutung auszuschließen. Anschließend folgende Blut- und Liquordiagnostik:
- Blutuntersuchung:
  – Blutbild

Fieber bis 40,0 °C über 2 Tage; kurzes Zucken mit allen Extremitäten; nicht ansprechbar; Dauer ca. 1–2 Minuten.

Fontanelle leicht vorgewölbt, endgradige Nackensteifigkeit.

Verdachtsdiagnosen: Krampfanfall bei Fieber, Meningitis. Antipyrese mit Paracetamol, bei fehlendem Ansprechen Ibuprofen oder Novalgin.

Differentialdiagnosen:
- zerebrale Raumforderung
- Blutung bei assoziiertem Infekt

Stationäre Aufnahme.

Die Liquordiagnostik ist bei der Verdachtsdiagnose Meningitis unumgänglich.

Blutuntersuchung mit Blutbild, Elektrolyten, Glukose, Laktat und Entzündungsparametern, Lumbalpunktion mit Zellzahl, Liquoreiweiß, -zucker und -laktat.

- Elektrolyte
- Glukose
- Laktat
- Entzündungsparameter
- Blutkultur
- Liquordiagnostik
  - Zellzahl
  - Liquoreiweiß
  - Liquorzucker
  - Laktat im Liquor
  - Liquorkultur

[handschriftlich: BBD, CRP, Glu, Laktat]

Außerdem legen Sie eine Urinkultur an und lassen Nasen- sowie Rachenabstrich (V. a. Meningokokken) abnehmen.

Ergebnisse
- **Schädelsonographie**: unauffällig
- **Liquor**: klarer Liquor, mikroskopisch 2/3 Zellen, Eiweiß, Laktat und Glukose im Normalbereich, keine Bakterien mikroskopisch erkennbar
- **Blutbild**: Hb 12,0 g/dl, Leukozyten 6,3/nl, Thrombozyten 200/nl, Differentialblutbild: 60 % Lymphozyten, 27 % Segmentkernige, 3 % Monozyten, 7 % Stabkernige, 2 % Eosinophile, 1 % Basophile.
Elektrolyte: Elektrolyte ausgeglichen, Glukose und Laktat im altersentsprechenden Normbereich, CrP 16 mg/l, BKS 10/20.

Klarer Liquor, mikroskopisch 2/3 Zellen, Eiweiß, Laktat und Glukose im Normalbereich, keine Bakterien, CrP 16 mg/l, BKS 10/20.

Wie schätzen Sie jetzt die Diagnose ein?

Aufgrund der unauffälligen Sonographie können eine Raumforderung bzw. Blutung ausgeschlossen werden. Die normalen Liquorbefunde schließen eine Meningitis aus. Damit kann die Diagnose eines **Krampfanfalls bei Fieber** gestellt werden. Ob es sich hier um einen klassischen Fieberkrampf oder um die Erstmanifestation eines Krampfleidens handelt, kann zu diesem Zeitpunkt noch nicht geklärt werden.

▷ Verlauf

Sie behalten Vinzenz wegen des Rezidivrisikos und bis zum Erhalt der wesentlichen Befunde stationär und ordnen eine Monitorüberwachung an.
Während der nächsten zwei Tage fiebert der Patient weiterhin hoch, allerdings ohne neuerliche Krämpfe. Blut-, Liquor-, Urinkultur und Rachenabstrich blieben steril. Die stationäre Therapie beschränkt sich im Wesentlichen auf Antipyrese und Flüssigkeitszufuhr.

„Fieberkrämpfe": Krampfanfälle zwischen dem 6. Lebensmonat und 5. Lebensjahr i. R. hochfieberhafter Infekte.
Akuttherapie:
- Fiebersenkung
- gegebenenfalls Unterbrechung ▽

Wie ist der Krampfanfall bei Fieber definiert? Welche Kriterien sprechen für einen komplizierten Krampfanfall bei Fieber?

Sogenannte „Fieberkrämpfe" sind Krampfanfälle, die zwischen dem **6. Lebensmonat und dem 5. Lebensjahr** im Rahmen hochfieberhafter Infekte auftreten. Pathogenetische Faktoren sind Fieber, genetische Prädisposition und das Alter. Meist treten die Anfälle **im Fieberanstieg** auf und sind tonisch-klonischer Natur. Unterschieden werden **komplizierte und unkomplizierte Fieberkrämpfe**:
- Anfallsdauer länger als 10 min
- postiktisch fokale Symptomatik

- zwei Krampfanfälle in Serie
- Auftreten vor dem 6. LM oder nach dem 5. LJ
- fokaler Anfallsbeginn.

Die Akuttherapie besteht in Fiebersenkung und gegebenenfalls Unterbrechung des Anfalls durch Diazepam. Als Anfallsprophylaxe wird eine **antipyretische Therapie** ab einer Temperatur von **38 °C** empfohlen. Die prophylaktische Gabe von Diazepam über zwei Tage als Suppositorium wird nur noch bei komplizierten Fieberkrämpfen oder Rezidiven empfohlen.

Die Kinder nehmen in der Regel eine normale Entwicklung. Das Risiko, an einer Epilepsie zu erkranken, beträgt bei unkomplizierten Fieberkrämpfen 1–2 %, bei komplizierten Fieberkrämpfen 10–15 %.

Deswegen sollte nach mindestens 24 Stunden Fieberfreiheit ein EEG durchgeführt werden.

▷ **Weiterer Verlauf**

Vinzenz konnte nach der Diagnosestellung nach Hause entlassen werden. Die Eltern wurden auf die Rezidivmöglichkeit hingewiesen. In Zukunft sollten sie Vinzenz bei Fieber ab 38 °C Paracetamol geben. Für den Fall eines Rezidivs wurden Diazepam-Rektiolen (5 mg) verschrieben und deren Anwendung erklärt. Das ambulant durchgeführte EEG zeigte einen altersentsprechenden Befund.

> **Quintessenz:**
> Bei hochfieberhaften Infekten im Alter zwischen sechs Monaten und fünf Jahren kann es zu tonisch-klonischen Krampfanfällen kommen, die vor allem in der Phase des Fieberanstiegs auftreten.
> Besonders häufig treten diese „Fieberkrämpfe" bei Infektionen mit dem Humanen-Herpes-Virus-Typ 6 oder 7, dem sog. Dreitagefieber, auf.
> Man unterscheidet unkomplizierte und komplizierte Fieberkrämpfe.
> Die Therapie sowohl viraler Infektionen wie auch des Fieberkrampfes besteht vor allem in der Fiebersenkung und der symptomatischen Therapie.

---

des Anfalls durch Diazepam
- Anfallsprophylaxe durch antipyretische Therapie ab einer Temperatur von 38 °C.
Risiko für Epilepsie bei unkomplizierten Fieberkrämpfen 1–2 %, bei komplizierten Fieberkrämpfen 10–15 %.

Fall 22

▷ **Anamnese**

Sie werden zu der 2-jährigen Marion in die Ambulanz gerufen, die unter unklaren Hautveränderungen leidet. Die Mutter des Kindes berichtet, ihr sei heute Morgen beim Wickeln des Kindes aufgefallen, dass sich überall am Körper rötliche Hautveränderungen befinden, die anscheinend stark juckend sind, da das Kind sich immer kratze. Sie bitten die Mutter, das Kind auszuziehen, um sich die Effloreszenzen anzusehen. Beim Ausziehen stellt sie erstaunt fest, dass da, wo gerade noch Effloreszenzen waren, plötzlich nichts mehr zu sehen ist. Dafür sind aber an anderen Stellen, an denen vorher nichts zu sehen war, neue Effloreszenzen zu sehen (s. Abb. 9 FB).

2-jähriges Kind mit rötlichen, stark juckenden Hautveränderungen mit wechselnder Lokalisation.

| **Können Sie aus den oben stehenden Informationen schon eine Verdachtsdiagnose stellen?**

Die Tatsache, dass die Effloreszenzen plötzlich aufgetaucht sind, jucken und scheinbar den Ort wechseln, könnte für eine Urtikaria sprechen. Sie untersuchen das Kind.

▷ **Untersuchungsbefund**

Am Oberkörper, am rechten Bein und am Po rötliche, gut abgrenzbare Quaddeln verschiedener Größe, teils isoliert, teils konfluierend und erhaben. Anscheinend juckend, da sich das Kind auch während der Untersuchung kratzt.
Die Inspektion des Rachens zeigt eine gerötete, aber nicht geschwollene Schleimhaut.
Alle Organsysteme, insbesondere auch die Lunge und das Herz-Kreislauf-System, sind unauffällig.

Gut abgrenzbare Quaddeln verschiedener Größe, teils isoliert, teils konfluierend. Juckreiz.

| **Bestätigt die körperliche Untersuchung ihre Verdachtsdiagnose? Wie gehen Sie weiter vor?**

Die körperliche Untersuchung bestätigt die Diagnose einer Urtikaria. Sie fragen die Mutter, ob ihr außer den Hauterscheinungen noch andere Symptome wie Atemnot oder Übelkeit, schneller Puls und allgemeine Schwäche aufgefallen sind. Die Mutter verneint dies.

| **Welche Ursachen einer Urtikaria kennen Sie?**

Die Ursachen für eine Urtikaria können vielfältig sein und reichen von allergischen Reaktionen über Infekte (Infekturtikaria, am häufigsten) bis hin zu psychosozialen Konflikten. Meist ist die Ursache nicht zu finden. 20–40 % aller Fälle von Urtikaria bleiben ungeklärt. Pathophysiologisch entsteht die sichtbare Quaddel durch eine Histaminfreisetzung aus Mastzellen und Bildung eines umschriebenen Ödems in der Dermis.

Ursachen einer Urtikaria: allergische Reaktionen, Infekte (Infekturtikaria, am häufigsten), psychosoziale Konflikte.

Die Quaddeln bei einer Urtikaria entstehen durch Histaminfreisetzung aus Mastzellen und Bildung eines umschriebenen Ödems in der Dermis.

| **Welche Therapie schlagen Sie vor?**

Da Kopf und insbesondere die Mundschleimhaut nicht betroffen sind, ist eine stationäre Aufnahme nicht erforderlich. Sie geben deswegen ein orales Antihistaminikum, das Sie der Mutter auch verschreiben.

Sie erklären der Mutter, dass es viele verschiedene Ursachen für diese Erkrankung gibt. Auch bei intensiver Befragung kommen Sie zu keiner Erklärung, was die Urtikaria bei Ihrem Patienten ausgelöst haben könnte. Sie weisen die Mutter darauf hin, dass die Urtikaria kurzfristig, aber auch langfristig wiederkehren kann. Außerdem empfehlen Sie ihr, bei wiederkehrender Urtikaria eine Abklärung der Ursache vornehmen zu lassen. Besonderes Augenmerk sollte die Mutter auf das Auftreten andere Symptome wie Atemnot oder Herz-Kreislauf-Probleme richten. Bei deren Auftreten sollte sofort ein Arzt verständigt werden.

Urtikaria kann kurzfristig aber auch langfristig wiederkehren; bei wiederkehrender Urtikaria empfiehlt sich eine Abklärung der Ursache.

Welche Komplikationen der Urtikaria kennen Sie?

Komplikationen können in Form von Atemnot, Schluckbeschwerden, Herz-Kreislauf-Schwäche bis hin zum anaphylaktischen Schock auftreten.
Bei rezidivierender Urtikaria mit Allgemeinsymptomen sollte ein Notfallset (Adrenalin, Antihistaminikum) verordnet und die Eltern eingewiesen werden.

Komplikationen einer Urtikaria können in Form von Atemnot, Schluckbeschwerden, Herz-Kreislauf-Schwäche bis hin zum anaphylaktischen Schock auftreten.

Welche Möglichkeiten der Ursachenklärung gibt es?

Nach der ausführlichen Allergieanamneseerhebung steht die körperliche Untersuchung im Vordergrund.
Danach folgen laborchemische Untersuchungen wie RAST, außerdem Hauttests mit den potenziellen Allergenen (Prick-Test) und gegebenenfalls Provokationstestungen.
Da bei Mykoplasmeninfektionen gehäuft Urtikaria auftreten, ist bei weiteren klinischen Anhaltspunkten eine Serologie sinnvoll.

Quintessenz:
Die Urtikaria ist gekennzeichnet durch eine Quaddelbildung an der Haut und selten Schleimhautschwellung. Sie kann mit Allgemeinsymptomen wie Atemnot, Schluckbeschwerden, Herz-Kreislauf-Schwäche bis hin zum anaphylaktischen Schock einhergehen. Die Ursachen sind vielfältig und reichen von allergischen Reaktionen über Infekte bis hin zu psychosozialen Konflikten. In 20–40 % der Fälle von Urtikaria bleibt die Ursache unbekannt.

Fall 23

8-jähriges Mädchen mit schwerer Angina tonsillaris und Nebennierenblutung in der Vorgeschichte.

▷ **Anamnese**

Sie werden im Dienst von einem niedergelassenen Kollegen angerufen. Er berichtet Ihnen über die 8-jährige Christina, die seit einigen Tagen an einer Angina tonsillaris erkrankt ist. Ihr Zustand hat sich jetzt aber trotz Antibiotika deutlich verschlechtert. Sie hat mehrmals erbrochen, fiebert immer noch bis 40°C und ist tachypnoisch. Der Kollege weist Sie darauf hin, dass die Patientin nach der Geburt eine beidseitige Nebennnierenblutung hatte. Sie sagen die Aufnahme zu, empfehlen den Transport mit einem Krankenwagen und kümmern sich um ein Bett für die Patientin.

Bei anamnestischer Nebennierenblutung und Verschlechterung des AZ im Rahmen einer Infektion besteht V. a. eine akute Addisonkrise.

| **Wie lautete Ihre Verdachtsdiagnose?**

Die Schilderung des Kinderarztes und v. a. die Vorgeschichte lassen an eine akute Addisonkrise im Rahmen eines Infekts denken. Da es sich dabei um eine bedrohliche Situation handelt, benachrichtigen Sie die Intensivstation.

▷ **Verlauf**

Christina kommt mit dem Rettungswagen bei Ihnen an. Sie ist tachypnoisch, tachykard und sehr blass. Die Tonsillen sind eitrig belegt. Sie bringen die Patientin sofort auf die Intensivstation. Dort legen Sie eine Infusion und nehmen Blut ab. Sie messen den Blutdruck. Er beträgt 90/50 mmHg.

| **Welche Blutwerte interessieren Sie besonders?**

Sie nehmen folgende Blutwerte ab: BGA, Elektrolyte, Blutbild, Glukose, Laktat, Plasma-ACTH. Von der BGA und den Elektrolyten erhalten Sie schon nach wenigen Minuten das Ergebnis:
pH 7,18, Kalium 6,0 mmol/l, Natrium, 129 mmol/l, Cl 87 mmol/l, Glukose 40 mg/dl.

Addisonkrise mit Salzverlust: Azidose mit Hypochlorämie, Hyponatriämie und Hyperkaliämie. Außerdem besteht eine Hypoglykämie.

| **Wie interpretieren Sie die Ergebnisse? Können Sie Ihre Verdachtsdiagnose dadurch bestätigen?**

Es liegt eine Azidose mit Hypochlorämie, Hyponatriämie und Hyperkaliämie vor. Außerdem besteht eine Hypoglykämie. Diese Befundkonstellation unterstützt Ihre Verdachtsdiagnose. Es liegt eine Addisonkrise mit Salzverlust vor.

Therapie der akuten Addisonkrise: sofortige hoch dosierte Substitution der NNR-Hormone (Glukokortikoide und Mineralokortikoide). Dazu natriumreiche, kaliumfreie Infusionslösung, die Glukose zum Ausgleich der Hypoglykämie enthält.

| **Wie sieht Ihre Therapie aus?**

Unter intensivmedizinischem Monitoring beginnen Sie mit einer sofortigen hoch dosierten Substitution der NNR-Hormone (Glukokortikoide und Mineralokortikoide). Die Azidose und die im Zusammenhang damit stehende Elektrolytimbalance behandeln Sie durch eine natriumreiche, kaliumfreie Infusionslösung, die Glukose zum Ausgleich der Hypoglykämie enthält. Die Azidose ist am ehesten durch die Hyperkaliämie zu erklären. K^+ wird im Austausch gegen H^+ vermehrt vom extrazellulären in den intrazellulären Raum getauscht. Die bereits begonnene antibiotische Therapie führen Sie weiter.

Welche Gefahren bestehen durch die Hyperkaliämie?

Bei einer Hyperkaliämie besteht immer die Gefahr von Arrhythmien. Diese können durch die Gabe von intravenösem Kalzium behandelt werden. Bevor es zu Arrhythmien kommt, kann eine Hyperkaliämie auch durch die Gabe von Glukose/Insulin-Infusionen oder Resonium-Einläufen und die Gabe von Salbutamol behandelt werden. Wenn kein Erfolg zu erreichen ist, muss die Hämodialyse erwogen werden.

> Bei einer Hyperkaliämie besteht immer die Gefahr von Arrhythmien!

▷ **Verlauf**
Unter der genannten Therapie bessert sich Christinas Zustand. Nach zwei Tagen kann die intravenöse Substitution der NNR-Hormone (Glukokortikoide und Mineralokortikoide) auf eine orale Therapie umgesetzt werden. Die Patientin ist fieberfrei und kann auf die Normalstation verlegt werden.

Wie behandeln Sie die Patientin weiter? Welche Konsequenzen ziehen Sie aus der Entgleisung?

Die Substitutionsbehandlung muss noch bis zur vollständigen Genesung fortgeführt werden. Abhängig von der Restfunktion der Nebennieren kann eine dauerhafte Substitution notwendig sein. Um dies zu überprüfen, führen Sie einen ACTH-Stimulationstest durch. Außerdem bestimmen Sie die einzelnen NNR-Hormone und ihre Metaboliten in Serum/Plasma und Urin, dabei vor allem eine Plasmacortisoltageskurve (sechs Werte), Harn-17Ketosteroide und -17Hydroxysteroide.

▷ **Verlauf**
Der ACTH-Stimulationstest zeigt noch eine ausreichende Restfunktion der NNR an. Die Werte für Harn-17Ketosteroide und -17Hydroxysteroide sind erniedrigt und bestätigen die Diagnose.
Es liegt also nur eine partielle NNR-Insuffizienz vor.
Mit den Eltern der Patientin und der Patientin führen Sie ein langes Gespräch und erläutern ihnen die Konsequenzen der Addisonkrise und die Ergebnisse der durchgeführten Tests.
Eine dauerhafte Substitution von NNR-Hormonen ist zum jetzigen Zeitpunkt noch nicht nötig. Allerdings ist in Stresssituationen und vor allem bei fieberhaften Erkrankungen eine Substitution von Gluko- und Mineralokortikoiden erforderlich. Die Dosis ist abhängig von der Körperoberfläche und den begleitenden Lebensumständen und muss immer wieder angepasst werden. Die Patientin erhält einen Notfallausweis und wird an die endokrinologische Sprechstunde angebunden.

Welche klinischen Symptome einer manifesten NNR-Insuffizienz kennen Sie?

Häufige, aber unspezifische Symptome einer NNR-Insuffizienz sind: Müdigkeit, Adynamie, Konzentrationsschwäche, Gewichtsverlust, Anorexie, Abfall der Leistungsfähigkeit, Erbrechen, Übelkeit, Durchfall, Gedeihstörung. Typisch ist eine bronzefarbene Hautfarbe, vor allem auch an nicht sonnenexponierten Körperstellen (Handinnenflächen).

Welche Ursachen für eine NNR-Insuffizienz kennen Sie?

Die NNR-Insuffizienz wird in eine primäre, eine sekundäre und eine tertiäre NNR-Insuffizienz unterteilt. Bei der primären NNR-Insuffizienz ist die NNR selbst ausgefallen, bei der sekundären NNR-Insuffizienz liegt der Defekt im Hypophysenvorderlappen und bei der tertiären NNR-Insuffizienz im Hypothalamus. Bei der tertiären und sekundären Form ist die Mineralokortikoidsynthese intakt, bei der primären Form nicht. Bei der primären Form liegt ein Mangel an Mineralokortikoiden, Glukokortikoiden und Androgenen vor. Dies beherrscht auch das klinische Erscheinungsbild.

Tab. 23.1: Ursachen für NNR-Insuffizienz

Primäre NNR-Insuffizienz	Sekundäre NNR-Insuffizienz	Tertiäre NNR-Insuffizienz
M. Addison	isolierter ACTH-Mangel	Tumoren
Autoimmunadrenalitis	Panhypopituitarismus	iatrogen nach langer Glukokortikoidtherapie
Addisonkrise = akute NNR-Insuffizienz		Fehlbildungen
Mineralokortikoidmangel		
ACTH-Resistenz		
familiäre Glukokortikoidresistenz		
NNR-Biosynthesedefekte mit Kortisolmangel (AGS)		
kongenitale NNR-Hypoplasie		
Therapie ist immer die Substitution.		

Quintessenz:
1. Die Addisonkrise kann verschiedenste Ursachen haben. Meist tritt sie in Stresssituationen oder bei fieberhaften Erkrankungen auf. Die Therapie der Wahl ist immer die Substitutionstherapie und die intensivmedizinische Betreuung.
2. Bei totaler NNR-Insuffizienz ist die kontinuierliche Substitution von Mineral- und Glukokortikoiden notwendig. Bei partieller NNR-Insuffizienz kann die Gabe ausschließlich in Stresssituationen und Krankheitsfällen ausreichend sein. Bei ständiger Substitution muss die Dosis bei Krankheit und Stress (z. B. Operation) auf das bis zu 4- bis 5fache der Normaldosis angehoben werden. Alle Patienten müssen einen Notfallausweis erhalten.

Fall 24

▷ **Anamnese**

In Ihrem Nachtdienst werden Sie in die Ambulanz gerufen. Dort treffen Sie auf eine sehr besorgte Mutter mit einem schreienden 1-jährigen Kind. Die Mutter ist verängstigt, da das Kind schon seit zwei Stunden schreit und nur schwer zu beruhigen ist. Sie habe ihr Kind noch nie so erlebt. Auf gezieltes Nachfragen hin berichtet die Mutter, das Kind sei schon am Nachmittag etwas weinerlicher als sonst gewesen und habe auch weniger als sonst gegessen. Die Trinkmenge sei so wie immer. Seit gestern bestünde außerdem ein „Schnupfen". Bisher keine Medikamentengabe.

▷ **Aufnahmebefund**

1-jähriger Junge in leicht reduziertem AZ, weint, ist aber zu beruhigen, Temp. 40 °C; Haut trocken und warm, kein Exanthem, Turgor gut, Schleimhäute feucht. **HNO:** Trommelfelle bds. etwas matt, Gehörgänge unauffällig, Tonsillen blande, keine Beläge. Keine Lymphadenopathie. Leicht verschnupft. **Pulmo:** seitengleich belüftet, leichtes Brummen über beiden Lungenflügeln, keine RGs, kein Giemen. **Cor:** Herztöne rein, keine pathologischen Herzgeräusche. **Abdomen:** weich, kein Druckschmerz, keine HSM, DG über allen vier Quadranten auskultierbar. **Neuro:** Fontanelle schon geschlossen, Pupillen isokor, Lichtreaktion prompt, seitengleiche Motorik, sitzt frei, kein Meningismus.

| **Wie lautet Ihre Verdachtsdiagnose?**

Aufgrund der Rhinitis, des TF-Befunds und des relativ guten AZ des Kindes lautet die Verdachtsdiagnose **Infekt der oberen Luftwege**.
Differentialdiagnostisch erwägen Sie:
• Harnwegsinfekt
• unspezifischer viraler Infekt.

| **Welche Untersuchungen veranlassen Sie, um die Verdachtsdiagnose zu bestätigen?**

Die Verdachtsdiagnose „Infekt der oberen Luftwege" ist eine **primär klinische Diagnose**. Um einen HWI auszuschließen, führen Sie allerdings einen Urinstix durch, der in diesem Fall unauffällig ist. Weitere Untersuchungen sind (noch) nicht indiziert. Bei Verschlechterung des Allgemeinzustands muss eine neue Einschätzung der Situation getroffen werden.

| **Würden Sie das Kind stationär oder ambulant behandeln?**

Da das Kind in einem guten Allgemeinzustand ist, ist eine stationäre Aufnahme zum jetzigen Zeitpunkt nicht erforderlich. Sollte sich der Zustand des Kindes aber verschlechtern, ist eine erneute Vorstellung beim Kinderarzt oder in der Klinik nötig.

| **Wie verfahren Sie weiter?**

Nachdem Sie die Diagnose gestellt haben, versuchen Sie nun die Mutter zu beruhigen. Durch das ausdauernde, laute Schreien ihres Kindes ist sie völlig verunsichert.

Therapie bei einem Infekt der oberen Luftwege:
- fiebersenkende Maßnahmen wie Paracetamol, Flüssigkeitszufuhr, leichte Bekleidung
- Nasentropfen
- Mukolytika.

Komplikationen bei Infekten der oberen Luftwege:
- Otitis media
- Bronchitis, Pneumonie
- stenosierende Laryngitis
- Tonsillitis
- Meningitis
- Fieberkrampf.

Sie erklären ihr das Krankheitsbild und weisen sie auf die Harmlosigkeit des momentanen Zustands hin. Sie versäumen jedoch nicht, sie darauf hinzuweisen, dass sie bei Verschlechterung des klinischen Zustands bzw. bei mangelnder Flüssigkeitszufuhr einen Kinderarzt oder die Klinik aufsuchen sollte.

Sie erklären der Mutter, wie wichtig eine ausreichende Flüssigkeitszufuhr von 120–150 ml/kg KG/d ist.

Zur symptomatischen Behandlung des Infekts rezeptieren Sie Paracetamol Suppositorien 125 mg zur Fiebersenkung, Nasentropfen und einen Schleimlöser. Sie geben noch in der Ambulanz das erste Zäpfchen. Eine Fiebersenkung mittels Paracetamol oder Ibuprofen sollte ab einer Temperatur von 39 °C erfolgen. Unterstützende Maßnahmen sind, neben der ausreichenden Flüssigkeitszufuhr, eine „leichte Bekleidung" des Kindes. Die Raumluft sollte nicht zu trocken sein und eine Temperatur von ca. 18–20 °C haben.

Welche Komplikationen kennen Sie?

Ein Infekt der oberen Luftwege ist in über 80 % der Fälle viral ausgelöst. Die wesentliche Komplikation ist die bakterielle Superinfektion, die zu Otitis media, Tonsillitis, Pneumonie, aber auch zu einer Meningitis führen kann (in absteigender Häufigkeit) Die stenosierende Laryngitis und der Fieberkrampf sind weitere Komplikationen.

> **Quintessenz:**
> Infekte der oberen Luftwege gehören zu den häufigsten Erkrankungen im Kindesalter. Sie werden in den meisten Fällen durch Viren verursacht. Allerdings gelingt in den seltensten Fällen ein Erregernachweis. Die Behandlung ist im Wesentlichen symptomatisch und besteht aus einer Mukolyse und ausreichender Flüssigkeitszufuhr. Komplikationen solcher Infekte können eine Pneumonie, eine Otitis media, eine Tonsillitis, aber auch eine Meningitis sein.

Mucospas-Saft ✓

Fall 25

▷ **Anamnese**

In die endokrinologische Sprechstunde kommt Anja. Sie ist 10½ Jahre alt. Sie fühlt sich gesund und war bisher nie ernsthaft krank. Auffallend ist allerdings ihre Körpergröße. Mit 168 cm liegt sie deutlich oberhalb der 97. Perzentile.
Die körperliche Untersuchung ist unauffällig. Thelarche und Pubarche sind bereits eingetreten, die Menarche nicht.

> 10½ Jahre altes Mädchen mit einer Größe von 168 cm und damit deutlich oberhalb der 97. Perzentile.

| **Welche Informationen sind zur Einschätzung der Situation noch wichtig und warum?**

Zunächst befragen Sie noch die Eltern der Patientin über deren Entwicklung. Außerdem besorgen Sie sich die Wachstumsdaten der Patientin der letzten Jahre. Die Eltern erzählen Ihnen, dass auch sie beide immer schon sehr groß gewesen seien. Die Mutter ist 181 cm groß, der Vater 197 cm. Anja sei bereits seit dem Kleinkindalter größer als gleichaltrige Kinder gewesen. Die Mutter zeigt Ihnen das gelbe Vorsorgeheft. Dort sind Größe und Länge der letzten Jahre nachvollziehbar. Sie tragen die Daten in eine Perzentilenkurve ein. Dabei stellen Sie fest, dass die Größe immer schon oberhalb der 97. Perzentile lag (s. Abb. 25.1). Geburtsgewicht 4500 g, Geburtslänge 57 cm.

Tab. 25.1: Längenentwicklung von Anja.

Chronol. Alter	Größe	Skelettalter (Rö.)
5,0	125	5,2
8,2	147,5	8,6
11,2	171	12,6

| **Welche Verdachtsdiagnose stellen Sie? Welche Differentialdiagnosen kommen in Frage?**

Da die Größe des Mädchens seit Geburt konstant oberhalb der 97. Perzentile lag und auch die Gewichtsentwicklung mit dem Längenwachstum konform ging, liegt, vor allem auch unter Berücksichtigung der Größe der Eltern, der Verdacht auf einen **konstitutionellen Hochwuchs** nahe. Differentialdiagnostisch kommen folgende Erkrankungen in Betracht:
- Marfan-Syndrom und Homozystinurie: Hierbei sind neben dem Hochwuchs weitere skelettale Zeichen wie auffallend lange Extremitäten, Trichterbrust, Arachnodaktylie, des Weiteren Augenprobleme und vor allem kardiovaskuläre Symptome vorherrschend.
- temporäre Hochwuchsformen, wie z. B. bei einer vorzeitigen Pubertät
- hypophysärer Hochwuchs: meist durch ein Adenom des Hypophysenvorderlappens verursacht und durch STH-Bestimmungen zu objektivieren.

> Differentialdiagnose des konstitutionellen Hochwuchses:
> - Marfan-Syndrom und Homozystinurie
> - temporäre Hochwuchsformen, wie z. B. bei einer vorzeitigen Pubertät
> - hypophysärer Hochwuchs.

| **Wie sichern Sie Ihre Verdachtsdiagnose?**

Um die Körpergröße mit dem Alter des Kindes zu korrelieren fertigen Sie zunächst eine **Röntgenaufnahme** der linken Hand zur Knochenalterbestimmung

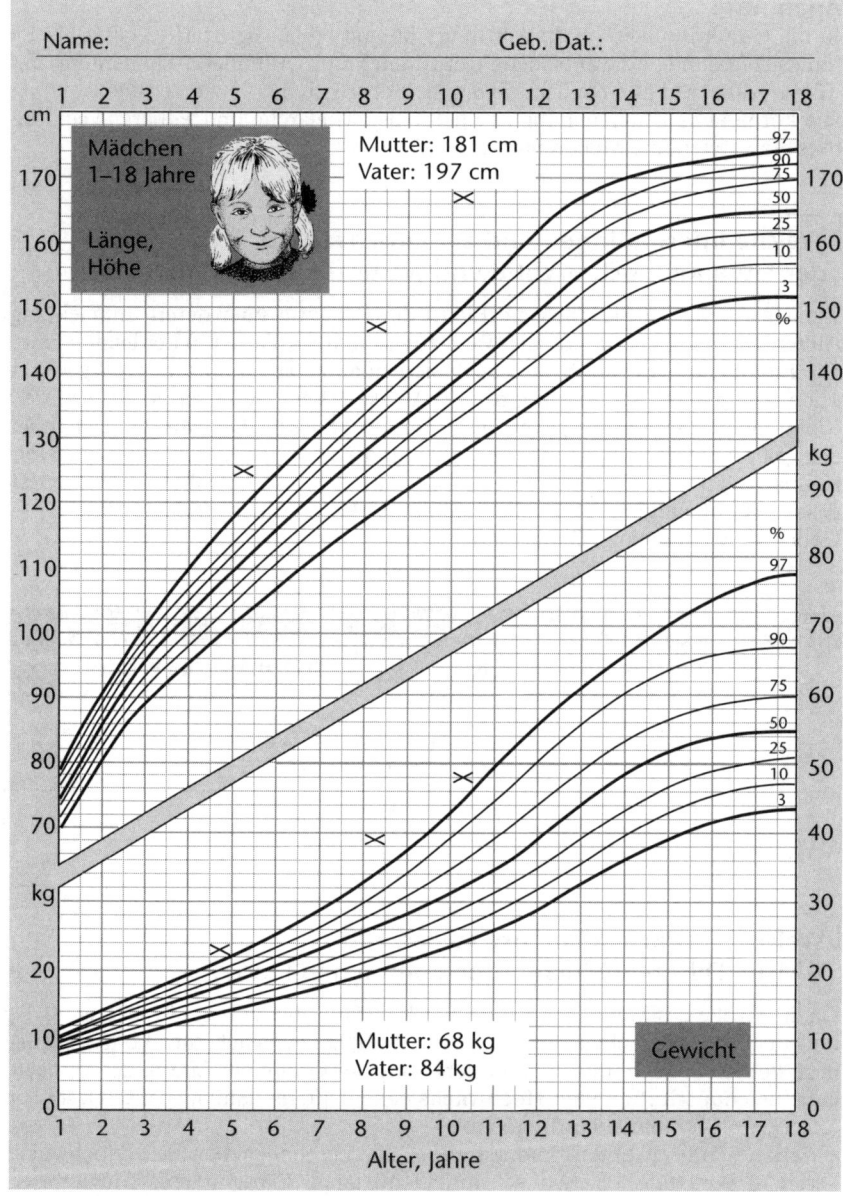

Abb. 25.1: Perzentilenkurve.

an. Außerdem berechnen Sie die zu erwartende Endgröße und betrachten die Wachstumsgeschwindigkeit. Um eine Homozystinurie auszuschließen, machen Sie eine Blutentnahme und bestimmen das **Homozystin**, außerdem bestimmen Sie das **STH**, um eine STH-Überproduktion auszuschließen. Ein Marfan-Syndrom schließen Sie durch **klinische Untersuchung** sowie evtl. ein **Herzecho** und eine **Augenuntersuchung** aus.

Fall 25

▷ **Untersuchungsergebnisse**

Die Röntgenaufnahme der Hand zeigt ein Knochenalter von 11,3 Jahren. Dies entspricht dem tatsächlichen Alter des Kindes. Damit ist eine vorzeitige Pubertät wenig wahrscheinlich. Die Wachstumsgeschwindigkeit ist normal, das Wachstum war immer gut proportioniert.

Die zu erwartende Endgröße ist ungefähr 185 cm. Dies lässt sich z. B. nach Tanner berechnen:
- Jungen: (Größe Vater + Größe Mutter + 13) : 2 = zu erwartende Endgröße
- Mädchen: (Größe Vater + Größe Mutter – 13) : 2 = zu erwartende Endgröße.

STH und Homozystin sind im Normbereich. Stigmata, die pathognomonisch für ein Marfan-Syndrom wären, wie Arachnodaktylie, hoher Gaumen, ungewöhnlich lange und schmale Extremitäten im Vergleich zum Restkörper, Skoliose ect., liegen nicht vor. Damit steht die Diagnose eines konstitutionellen Hochwuchses fest.

Ist eine Therapie erforderlich und wenn ja welche?

Eine Therapie ist aus psychosozialer Indikation nur dann erforderlich, wenn bei Mädchen eine Zielgröße von 185 cm und bei Jungen eine Zielgröße von 200 cm überschritten wird. Die Therapie besteht bei beiden Geschlechtern in der Gabe hoch dosierter Geschlechtshormone (konjugierte Östrogene/Gestagene bzw. Testosteron), um die Pubertät vorzuverlegen und damit eine vorzeitigen Schluss der Epiphysenfugen zu erreichen. Damit reduziert sich die Endgröße.

Mit der Therapie sollte bei Mädchen vor dem Einsetzen der Menarche zwischen dem zehnten und elften Lebensjahr begonnen werden. Bei Jungen ab dem zwölften Lebensjahr.

> Die Therapie besteht bei beiden Geschlechtern in der Gabe hoch dosierter Geschlechtshormone (konjugierte Östrogene/Gestagene bzw. Testosteron), um die Pubertät vorzuverlegen.

Welche Risiken bzw. Nebenwirkungen der Therapie kennen Sie?

Die Risiken sind ähnlich wie die bei der Einnahme von Ovulationshemmern und bestehen im Wesentlichen in Übelkeit, Kopfschmerzen, Gewichtszunahme (z. T. mit Striae distensae), Muskelkrämpfen in den Beinen, Hyperlipidämien, reversibler Suppression der Hypophysen-Gonaden-Achse, einem erhöhten Thrombemboleirisiko, Akne bei Jungen, Bluthochdruck etc. Deshalb muss gerade bei fraglicher Indikation ausführlich über potenzielle Risiken und Nebenwirkungen gesprochen werden.

▷ **Verlauf**

Sie erklären den Eltern und der Patientin die Diagnose. Nach der anfänglichen Erleichterung fragt vor allem die Patientin nach einer Möglichkeit, „das Wachstum zu stoppen", da sie schon jetzt sehr unter ihrer Größe leide. Sie werde immer gehänselt und als Riese beschimpft. Selbst die Jungs in der Klasse seien alle kleiner als Sie. Die Mutter berichtet, Anja würde zunehmend „krumm gehen", um ihre Größe zu kaschieren. Sie klären die Familie über die Therapieoptionen und die potenziellen Nebenwirkungen auf.

Die Familie entscheidet sich nach einer Bedenkzeit von zwei Wochen, die unbedingt gegeben werden sollte, für die Therapie.

Quintessenz:
Der konstitutionelle Hochwuchs ist ein verstärktes, proportioniertes Längenwachstum das primär keine echte Erkrankung darstellt. Gleichwohl kann eine Therapie bei einer erwarteten Endgröße von > 185 cm bei Mädchen und einer erwarteten Endgröße von > 200 cm bei Jungen vor allem aus psychosozialer Indikation nötig werden.

Fall 26

Starke Halsschmerzen, Kopfschmerzen, Abgeschlagenheit mit Fieber und Erbrechen.

▷ **Anamnese**

Zu Ihnen in die Ambulanz kommt ein 12 Jahre altes türkisches Mädchen, Aisha. Sie klagt über starke Halsschmerzen, Kopfschmerzen und Abgeschlagenheit. Außerdem hat sie heute einmalig erbrochen. Seit einigen Tagen hat sie Temperaturen bis 40 °C, die mit Paracetamol nur kurzzeitig zu senken sind. Die weitere Anamnese ist aufgrund der Sprachprobleme nicht möglich.

▷ **Untersuchungsbefund**

12-jähriges Mädchen in deutlich reduziertem AZ, Temp. 39,8 °C; Haut trocken und warm, kein Exanthem, Turgor gut, Schleimhäute feucht. **HNO:** Trommelfelle bds. etwas matt, Tonsillen hyperplastisch, gelblich-eitrige Stippchen; zervikale Lymphknoten vergrößert und druckschmerzhaft. Deutlicher Schluckschmerz. **Lunge** gut belüftet, keine RGs, kein Giemen. **Cor:** Herztöne rein, keine pathologischen HG. **Abdomen:** weich, kein Druckschmerz, keine HSM, DG über allen vier Quadranten auskultierbar. **Neuro:** voll orientiert, Pupillenreaktion prompt und symmetrisch, Kniekuss möglich, Lasègue negativ, kein Meningismus.

| **Wie lautet Ihre Verdachtsdiagnose? Welche Differentialdiagnosen kennen Sie?**

Die Verdachtsdiagnose lautet eitrige **Angina tonsillaris**. Vor allem auch die begleitenden Symptome Kopfschmerz und Erbrechen sprechen für eine durch **Streptokokken** ausgelöste Angina tonsillaris.
Folgende Differentialdiagnosen kommen in Betracht:
- viral bedingte Angina catarrhalis
- Herpangina
- Monozytenangina bei infektiöser Mononukleose
- Angina follicularis (bakteriell außer Streptokokken)
- Diphtherie
- Angina agranulocytica bei Leukämie, Agranulozytose.

Differentialdiagnose der Angina tonsillaris:
- virale Angina
- Diphtherie
- Scharlach
- Herpangina
- Monozytenangina
- Angina agranulocytika.

| **Wie gehen Sie weiter vor? Halten Sie eine stationäre Aufnahme für indiziert?**

Der Allgemeinzustand Aishas ist zwar reduziert, allerdings nicht so stark, dass eine stationäre Aufnahme zum jetzigen Zeitpunkt indiziert ist.
Zur Sicherung der Diagnose „Streptokokkenangina", sollte ein **Rachenabstrich** durchgeführt werden. Damit erhalten Sie einerseits einen direkten Keimnachweis, zum anderen erhalten Sie durch die Testung der gängigen Antibiotika eine Aussage über das Sensibilitätsverhalten des gefundenen Keims.
Bei einer Angina tonsillaris kann auch ein Meningismus auftreten, die Abgrenzung zur Meningitis ist dann oft nur durch eine Lumbalpunktion möglich.

| **Wie könnte die Therapie aussehen?**

Mittel der Wahl bei einer Infektion mit β-hämolysierenden Streptokokken ist **Penicillin V.** Es sollte zehn Tage lang in einer Dosierung von mindestens 100 000 I.E./kg KG/d in 2–3 Einzeldosen (je nach Präparat), gegeben werden.
Alternativ können Cephalosporine oder Makrolide verordnet werden.

Außerdem sind unterstützende Maßnahmen wie Fiebersenkung und Bettruhe angezeigt.
In diesem Fall bietet sich Ibuprofen an, das neben seiner schmerzstillenden und fiebersenkenden Komponente auch entzündungshemmende Eigenschaften hat.

> Therapie der Angina tonsillaris: Penicillin V für zehn Tage, Antiphlogistikum, Bettruhe.

Wie gehen Sie weiter vor?

Sie besprechen Ihre Verdachtsdiagnose und die angestrebte Therapie mit Aisha und ihren Eltern. Sie weisen auf die Notwendigkeit der Antibiotikaeinnahme über den gesamten Zeitraum von zehn Tagen hin, da bei nicht ausbehandelten Infekten mit Streptokokken Folgeerkrankungen wie z. B. das **rheumatische Fieber** drohen.
Zusätzlich zum Antibiotikum rezeptieren Sie fiebersenkende Medikamente wie z. B. Paracetamol und verordnen körperliche Schonung. Sie erklären den Eltern, dass eine Wirkung des Antibiotikums nach 24–48 h zu erwarten ist, und weisen darauf hin, dass bei Verschlechterung des Allgemeinzustands eine erneute Vorstellung beim Kinderarzt anzuraten ist. Außerdem sollte nach Beendigung der Antibiose eine **Urinuntersuchung** durchgeführt werden, um eine Nierenbeteiligung im Sinne einer **Poststreptokokken-GN** auszuschließen.
Die Ergebnisse des Rachenabstrichs sind nach etwa 48 h zu erwarten. Bei Resistenz des Keims (z. B. Staphylokokken) auf das verordnete Antibiotikum ist ein Wechsel des Medikaments notwendig (z. B. Amoxicillin). Bei Verordnung eines Antibiotikums sollte grundsätzlich nach einer entsprechenden **Allergie** gefragt werden.
Tritt nach ca. 48 h keine Besserung ein, deutet dies auf eine Resistenz des Erregers hin. Wichtig ist die Flüssigkeitszufuhr (Fieber), die Nahrungsaufnahme kann in der akuten Phase eher vernachlässigt werden. Empfehlenswert sind flüssige und breiige Speisen.

Welche Komplikationen kennen Sie?

Komplikationen, die grundsätzlich bei jeder Tonsillitis auftreten können, sind z. B. eine **Lymphadenitis colli** und ein **Peritonsillarabszess**, in dessen Verlauf sich auch ein Retropharyngeal- bzw. ein Mediastinalabszess (extrem selten) entwickeln kann. Durch hämatogene Aussaat kann sich eine **tonsillogene Sepsis** entwickeln, und nach Einbruch der Entzündung in die Vena jugularis kann eine Thrombosierung des Gefäßes auftreten.
Bei Infektionen mit Streptokokken können **Poststreptokokkenfolgeerkrankungen** wie z. B. rheumatisches Fieber, Endokarditis, Arthritis und Nephritis auftreten.

> Komplikationen der Angina tonsillaris:
> - Lymphadenitis colli
> - Peritonsillarabszess, evtl. mit Retropharyngeal- o. Mediastinalabszess
> - tonsillogene Sepsis
> - rheumatisches Fieber
> - Myokarditis, Endokarditis
> - Arthritis
> - Nephritis.

Quintessenz:
Die Streptokokkenangina ist eine häufige Erkrankung des Kindesalters. Sie manifestiert sich mit Halsschmerzen, Kopfschmerzen und Fieber. Auch Erbrechen und Bauchschmerzen sind durchaus gängige Symptome bei dieser Erkrankung. Die Behandlung besteht in der Gabe von Penicillin V in einer Dosierung von mindestens 100 000 I.E. Penicillin/kg KG/d für zehn Tage und unterstützender Therapie wie fiebersenkenden Maßnahmen und Bettruhe. Durch den Einsatz des Penicillins sollen Folgeerkrankungen wie z. B. das rheumatische Fieber, Poststreptokokkennephritis- und -endokarditis verhindert werden.

Fall 27

▷ **Anamnese**

Zu Ihnen kommt ein Vater mit seinem 3-jährigen Sohn. Er berichtet, Eric habe seit sieben Tagen hohes Fieber, das nur wenig auf Paracetamol anspricht. Er sei auch schon beim Kinderarzt gewesen, der ihm ein Antibiotikum verschrieben habe. Dieses nehme er nun schon seit drei Tagen ohne Besserung. Gestern sei außerdem ein Hautausschlag aufgetreten, der an den Armen begonnen habe und sich dann auf Beine und Oberkörper ausgebreitet habe.
Ihre Fragen nach weiteren Symptomen verneint der Vater, er schildert den Buben jedoch als viel schlapper als sonst.

▷ **Untersuchungsbefund**

Drei Jahre alter Junge in deutlich reduziertem AZ, gutem EZ; Temp. 39,9 °C, sehr schlapp und weinerlich. Ausgeprägte beidseitige Konjunktivitis. Polymorphes Exanthem am gesamten Integument, Turgor gut, Schleimhäute feucht. Deutlich geschwollene Lymphknoten zervikal, Durchmesser 2–3 cm, kleinere Lymphknoten mit einem Durchmesser von ca. 1–2 cm inguinal und axillär tastbar, keine supraklavikulären Lymphknoten tastbar. **HNO:** Trommelfelle bds. spiegelnd, Gehörgänge unauffällig, Lippen rot und glänzend, Zunge und Rachen hochrot, Tonsillen hyperplastisch, keine Beläge. Lunge gut belüftet, keine RGs, kein Giemen. **Cor:** Herztöne rein, keine pathologischen Herzgeräusche. **Abdomen:** keine Abwehrspannung, kein Druckschmerz, keine HSM, DG über allen vier Quadranten auskultierbar. **Neuro:** Pupillen isokor, Lichtreaktion prompt, Kniekuss möglich, Lasègue negativ, kein Meningismus.

| Wie gehen Sie weiter vor?
  Muss das Kind stationär aufgenommen werden?

Das Kind ist in einem schlechten Allgemeinzustand. Zur weiteren Beobachtung und Diagnostik nehmen Sie das Kind stationär auf.
Sie erklären dem Vater, dass das Kind für einige Tage in der Klinik bleiben muss, um die Ursache für das Fieber und die restlichen Symptome zu finden. Da Sie noch nicht wissen, um welche Erkrankung es sich handelt, können Sie noch keine Aussage über die Dauer des Krankenhausaufenthalts machen.

| Wie lautet Ihre Verdachtsdiagnose?
  Welche Differentialdiagnosen kommen in Frage?

Die Symptome sind vielfältig, sodass zunächst keine sichere Diagnose gestellt werden kann. Die Kombination Exanthem, Lymphknotenschwellung, hohes Fieber sollte Sie jedoch an folgende Verdachtsdiagnosen denken lassen:
• Scharlach
• Mononukleose
• Kawasaki-Syndrom
• myeloproliferative Erkrankungen.

| Welche Untersuchungen veranlassen Sie?

Um die Verdachtsdiagnosen eingrenzen zu können, sind folgende Untersuchungen indiziert:
• Labor
  – Blutbild, Differentialblutbild

- Entzündungszeichen
- Streptokokkenserolyse
- Ebstein-Barr-Virus-Serologie
- Elektrolyte, Leberenzyme
- Blutsenkung
• Rachenabstrich
• Röntgen-Thorax
  - Mediastinale Lymphknoten?
  - Pneumonie?

Ergebnisse
Laborbefunde:
Blutbild: Hb 9,7 g/dl, Leukozyten 32/nl, Thrombozyten 680/nl:
Differentialblutbild: 18 % Stabkernige, 18 % Lymphozyten, 1 % Monozyten, 61 % Segmentkernige, 2 % lymphozytische Reizformen;
BSG: 105/153 mm;
CRP: 150 mg/l;
Elektrolyte ausgeglichen.
Rachenabstrich: physiologische Flora.
EBV und Streptokokkenserologie: unauffällig.
Röntgen-Thorax: unauffällig.

Wie interpretieren Sie die vorliegenden Ergebnisse? Welche Differentialdiagnosen können Sie ausschließen?

Auffallend sind das etwas niedrige Hb, die hohe Thrombozytenzahl und die stark erhöhten Entzündungszeichen. Zusammen mit den Symptomen therapieresistentes Fieber über fünf Tage, Exanthem, Himbeerzunge, Lacklippen und generalisierte Lymphadenopathie sowie fehlende Wirkung von Antibiotika lautet die Verdachtsdiagnose Kawasaki-Syndrom.
Das Kawasaki-Syndrom gehört zur Gruppe der Vaskulopathien. Die Ursache ist weitgehend unbekannt. Es ist eine Ausschlussdiagnose. Diagnostische Kriterien sind: therapieresistentes Fieber > 5 Tage, Konjunktivitis, polymorphes Exanthem, Himbeerzunge, Schuppung an Händen und Fußsohlen, ausgedehnte Lymphknotenschwellung, erhöhte Entzündungszeichen, Thrombozytose.

Welches ist die gefährlichste Komplikation?

Die gefährlichste und relativ häufige Komplikation (15–25 %) sind aneurysmatische Erweiterungen der Koronararterien und Perikardergüsse (10–15 %). Zur frühzeitigen Diagnostik führen Sie eine Echokardiographie durch.

Therapie

Die Therapie der Wahl ist die Gabe von Immunglobulinen. Sie beginnen mit einer einmaligen Gabe in einer Dosierung von 2 mg/kg KG. Gleichzeitig geben Sie Acetylsalicylsäure in einer Dosierung von 50 mg/kg KG. Der Salicylatspiegel sollte zwischen 20 und 30 mg/dl liegen.

Untersuchungen bei Verdacht auf Kawasaki-Syndrom:
• Blutbild, Differentialblutbild
• Entzündungszeichen, Blutsenkung
• körperliche Untersuchung.

Leitsymptome bei Kawasaki-Syndrom:
• erniedrigter Hb
• Thrombozytose
• stark erhöhte Entzündungszeichen
• therapieresistentes Fieber über fünf Tage
• Exanthem, Himbeerzunge, Lacklippen
• generalisierte Lymphadenopathie.

Komplikationen des Kawasaki-Syndroms:
• Aneurysmen der Koronarien und anderer Gefäße
• Perikarderguss
• Thrombosen
• Infarkte.

Therapie:
• Immunglobuline 2 mg/kg KG
• Acetylsalicylsäure 50 mg/kg KG.

▷ **Verlauf**
Das Echokardiogramm ist unauffällig. Der Salicylatspiegel liegt bei 23 mg/dl.
Im Verlauf entwickelt der Patient trockene und rissige Lippen. Nach einigen Tagen kommt eine fleckige Rötung von Handflächen und Fußsohlen hinzu (s. Abb. 10 FB), gleichzeitig entwickelt sich ein induratives Fußrückenödem. Wieder eine Woche danach kommt es zu einer halbmondförmigen Hautschuppung an den Fingerspitzen. Diese Befunde stützen die Verdachtsdiagnose Kawasaki-Syndrom.
Im Verlauf der nächsten Woche kommt es zu Schwellung der Hand- und Fußgelenke. Der Patient weigert sich aufzutreten. Daraufhin führen Sie eine erneute Blutabnahme durch und bestimmen neben Entzündungszeichen und Blutbild auch BSG, ANCA, ANA und RF um einen Morbus Still (systemische rheumatoide Arthritis) auszuschließen. Im Blutbild fällt eine ausgeprägte Thrombozytose mit 1024 Thrombozyten/nl auf. Letzteres ist typisch für ein Kawasaki-Syndrom. Auch die BSG und das CRP sind noch deutlich erhöht. Die Autoantikörper und der Rheumafaktor sind negativ. Da auch beim Kawasaki-Syndrom Arthritiden auftreten können, werten Sie die vorübergehende Schwellung der Gelenke als Teil der Grunderkrankung.

| **Wie ist die Prognose? Wann können Sie das Kind entlassen und was müssen Sie nach der Entlassung beachten?**

Je frühzeitiger der Einsatz von Immunglobulinen erfolgt, desto besser ist die Prognose. Die Diagnose sollte möglichst früh gestellt und eine Immunglobulintherapie in den ersten zehn Tagen der Erkrankung begonnen werden, um einen protektiven Effekt zu erreichen. Die Therapie mit Acetylsalicylsäure dient der Entzündungshemmung und soll der Thromboseneigung entgegenwirken. Die größte Gefahr ist die Entwicklung von Aneurysmen an den Koronarien oder an anderen Gefäßen. Durch die Thrombozytose und die Schädigung der Gefäße können Thrombosen und, dadurch ausgelöst, Infarkte auftreten, die je nach Lokalisation bleibende Schäden verursachen können.
Sobald das Kind fieberfrei und der klinische Zustand deutlich besser ist, kann eine Entlassung in Erwägung gezogen werden. In der Folge müssen regelmäßige Kontrolluntersuchungen des Herzens durchgeführt werden. Die Therapie mit Acetylsalicylsäure wird so lange fortgesetzt, bis sich die Thrombozytenzahlen normalisiert haben und keine Gefäßveränderungen mehr vorliegen. Dies kann mehrere Wochen bis Monate dauern.
Die Prognose ist bei früher Diagnose und dem frühen Einsatz von Immunglobulinen gut. Auch die Koronaraneurysmen bilden sich häufig zurück. Selten kommt es zum Tod durch Myokardinfarkt.

> **Quintessenz:**
> Das Kawasaki-Syndrom gehört zur Gruppe der Vaskulopathien. Es ist eine Ausschlussdiagnose. Diagnostische Kriterien sind: therapieresistentes Fieber > 5 Tage, Konjunktivitis, polymorphes Exanthem, Himbeerzunge, Schuppung an Händen und Fußsohlen, ausgedehnte Lymphknotenschwellung, erhöhte Entzündungszeichen, Thrombozytose. Die Therapie besteht in der frühzeitigen Gabe von Immunglobulinen und Acetylsalicysäure. Die gefürchtetste Komplikation ist die Entwicklung von Koronaraneurysmen.

Fall 28

▷ **Anamnese**

In der Ambulanz wartet die 13-jährige Sabine. Sie wirkt sehr blass und kränklich. Seit zwei Tagen leidet sie unter Schnupfen und Kopfschmerzen. Die Kopfschmerzen haben sich verstärkt. Heute sind sie so unerträglich, dass sie sich kaum noch rühren kann. Außerdem ist sie extrem lichtempfindlich und klagt über Übelkeit. Sie hat leicht erhöhte Temperatur.

| **Können Sie bereits aus der Anamnese eine Verdachtsdiagnose stellen? Welche Differentialdiagnosen kommen in Betracht?**

Die Anamnese lässt mehrere Verdachtsdiagnosen zu:
- Sinusitis im Rahmen eines Infekts der oberen Luftwege
- Ein Migräneanfall kann ähnliche Symptome hervorrufen. Dagegen spricht das Fieber
- Meningitis
- Hirndruck, wobei das Fieber nicht typisch ist.

Sie untersuchen das Mädchen.

▷ **Untersuchungsbefund**

13-jähriges Mädchen in deutlich reduziertem AZ, gutem EZ; Augen leicht haloniert. **Neurologie:** deutliche Lichtempfindlichkeit, während der Untersuchung immer wieder leichter Würgereiz, Lasègue positiv, Kniekuss nicht möglich, deutlicher Meningismus, Pupillen isokor, LR prompt, MER seitengleich und prompt auslösbar, keine Einschränkung oder Seitendifferenz bei Prüfung auf Kraft und Sensibilität, Hirnnerven unauffällig; Haut rein, Turgor gut, Schleimhäute feucht, keine Lymphadenopathie. **HNO:** Trommelfelle bds. spiegelnd, Gehörgänge unauffällig, Rachen gerötet, Tonsillen hyperplastisch, keine Beläge. **Lunge:** gut belüftet, keine RGs, kein Giemen. **Cor:** Herztöne rein, keine pathologischen Herzgeräusche. **Abdomen:** weich, kein Druckschmerz, keine HSM, DG über allen vier Quadranten auskultierbar.

| **Wie lautet Ihre Verdachtsdiagnose? Welche Untersuchungen müssen durchgeführt werden, um diese zu erhärten?**

Aufgrund der Nackensteifigkeit und der sonstigen Untersuchungsbefunde, insbesondere der fehlenden fokalen Zeichen, favorisieren Sie die **Verdachtsdiagnose Meningitis**. Sie sprechen mit der Mutter von Sabine und erklären Ihren Verdacht. Aufgrund der typischen Symptomatik (Meningismus, Fieber) und fehlender lokaler Zeichen verzichten Sie auf eine bildgebende Untersuchung und entschließen sich zur LP. Nach ausführlicher Erklärung der Untersuchungstechnik willigt die Mutter in eine Liquorpunktion ein.
Außerdem nehmen Sie ein Blutbild, CrP, Eiweiß, Glukose und Elektrolyte ab. Einen Teil des Liquors schicken Sie zur klinisch-chemischen Untersuchung, einen weiteren Teil zur mikrobiologischen Untersuchung.
Die Punktion gelingt. Der austretende Liquor ist farblos und klar.

| **Wie verfahren Sie bis zum Erhalt der Laborwerte?**

Da Sie aufgrund der Farbe und des Aussehens des Liquors eher eine virale Meningitis in Betracht ziehen, warten Sie bis zum Erhalt der Labor- und Liquorwerte (Zellzahl und -differenzierung, Eiweiß, Laktat, Glukose) mit einer antibiotischen Behandlung.

13-jähriges Mädchen mit starken Kopfschmerzen, Schnupfen und leichtem Fieber.

DD bei starken Kopfschmerzen:
- Sinusitis im Rahmen eines Infekts der oberen Luftwege
- Migräneanfall
- Meningitis
- Hirndruck.

Fall 28

Ergebnisse
Liquor: 234/3 Zellen, davon 80 % Lymphozyten, Glukose, Eiweiß und Laktat im Normbereich. **Labor:** BB: Leuko 10,3/nl, Hb, Hkt, Ery, Thrombos im Normbereich. CrP 23 mg/l.

Können Sie anhand dieser Laborwerte eine Diagnose stellen?

Die Zellzahl im Liquor sowie das normale Eiweiß, Laktat und die normale Glukose im Liquor in Zusammenhang mit den nur mäßig erhöhten Entzündungszeichen sprechen für eine virale Meningitis. Bei einer viralen Meningitis liegt die Zellzahl meist unter 1 000/3 Zellen. Dabei dominieren häufig Lympho- und Monozyten. Eiweiß- und Laktatwerte sind normal oder nur mäßig erhöht.

Wie verfahren Sie weiter?

Sie sprechen zunächst mit den sehr verängstigten Eltern und erklären ihnen das Krankheitsbild. Sie unterstreichen vor allem den benignen Charakter einer viralen Meningitis im Vergleich zu einer bakteriellen Meningitis beispielsweise durch Meningokokken.

Was können Sie den Eltern zur Therapie und zur Dauer des Krankenhausaufenthalts sagen?

Die Therapie einer viralen Meningitis besteht im Wesentlichen aus supportiven Maßnahmen wie **Bettruhe (Flachlagerung)** und, wenn nötig, **Flüssigkeitssubstitution**. Viele Kinder profitieren schon von der Entlastung durch die Punktion selbst. Die Bettruhe sollte **für eine Woche** streng eingehalten werden und kann, je nach Zustand des Kindes, in der zweiten Krankheitswoche schon deutlich gelockert werden. Sie sagen den Eltern, dass sie sich auf mindestens eine Woche in der Klinik einrichten müssen. Das Entlassungsdatum hängt dann schließlich vom Zustand des Kindes ab.

▷ **Verlauf**
Die Patientin erholt sich rasch. Sie ist zwar auch vier Tage nach der Punktion noch endgradig nackensteif, die Kopfschmerzen sind aber fast vollkommen verschwunden, ebenso der Brechreiz und die Lichtempfindlichkeit.

Was sollten die Kinder nach der Entlassung nach Hause noch beachten?

Um der Entwicklung chronischer Kopfschmerzen vorzubeugen, sollten die Kinder direkte Sonneneinstrahlung meiden, außerdem in den ersten vier Wochen keinen Sport treiben. Ansonsten sind keine Vorsichtsmaßnahmen zu beachten.

Welche Erreger einer viralen Meningitis kennen Sie? Wie ist die Häufigkeit?

Die häufigsten Erreger einer viralen Meningitis sind Echo-, Coxsackie-, FSME- und Mumpsviren. Im Säuglingsalter sind virale Meningitiden seltenn, bei Klein-

---

Marginalien:

Die Zellzahl im Liquor (meist unter 1 000/3 Zellen) sowie das normale Eiweiß, Laktat und die normale Glukose sprechen für eine virale Meningitis.

Die Therapie einer viralen Meningitis besteht im Wesentlichen aus supportiven Maßnahmen wie Bettruhe (Flachlagerung) und, wenn nötig, Flüssigkeitssubstitution.

Die häufigsten Erreger einer viralen Meningitis sind Echo-, ▽

und Schulkindern deutlich häufiger. Die Prognose ist gut. Es bleiben so gut wie nie Spätschäden zurück.

Coxsackie-, FSME- und Mumpsviren.

Kennen Sie eine Prophylaxe?

Grundsätzlich ist eine vorbeugende Impfung, allerdings nur gegen Mumps und FSME, möglich und auch sinnvoll. Gegen alle anderen Erreger kann man sich nicht wirkungsvoll schützen.

> **Quintessenz:**
> Die virale Meningitis kommt vor allem im Klein- und Schulkindalter vor und beginnt meist mit Fieber, Übelkeit, Nackensteife und Allgemeinsymptomen. Typisch ist im Liquor eine Lymphozytose bei Zellzahlen unter 1 000/3 und unauffälliger Liquorchemie. Die Therapie besteht im Wesentlichen aus supportiven Maßnahmen wie Bettruhe und Flüssigkeitssubstitution. Die Prognose ist gut.

Fall 29

Sechs Kinder im Grundschulalter mit einer Goldregenstrauchvergiftung.

▷ **Anamnese**

Sie werden angefunkt. Am Telefon ist die Rettungsleitstelle. Der Kollege dort kündigt Ihnen insgesamt sechs Kinder einer Grundschule an, die auf dem Schulhof Trauben eines Goldregenstrauchs gegessen haben und nun erbrechen.

| **Wie bereiten Sie sich auf die Ankunft der Kinder vor?**

Sie kontaktieren den **Giftnotruf** und informieren sich über das Gift des Goldregens und dessen Wirkung. Außerdem erkundigen Sie sich über die nötigen Erstmaßnahmen.
Der Kollege beim Giftnotruf erklärt Ihnen, dass sämtliche Teile des in Deutschland häufig vorkommenden Goldregenstrauchs (Blüten, Schoten, Samen, Wurzeln) **hochtoxisch** sind. Besonders die Blütentrauben verursachen typische Vergiftungsfälle, die vorzugsweise als Massenintoxikation auftreten.
Die toxische Substanz ist das **Alkaloid Cytisin**. Es hat eine **nikotinähnliche** Wirkung. Bei einer Ingestion können ¼–1 Stunde danach **heftiges Erbrechen** (auch blutig), **Durchfall, Magen-Darm-Koliken,** Schwindel, Kopfschmerz, Blässe, kalter Schweiß, Erregungszustände mit Angstgefühl, Speichelfluss und **Kreislaufstörungen** mit Tachykardie auftreten. In schweren Fällen kann es in dieser **Erregungsphase** sogar zu Delirien, tonisch-klonischen Krämpfen, Mydriasis, Ataxie und Bewusstlosigkeit kommen. Im Einzelfall kann die Phase der Erregung in eine **Lähmungsphase** übergehen, die dann den **Tod durch Atemlähmung** zur Folge haben kann.
Schon die Ingestion geringster Mengen kann schwere Vergiftungserscheinungen hervorrufen (bei Kindern ca. zehn Blüten, drei Schoten oder drei Samen; selbst das Festhalten eines Zweigs zwischen den Lippen kann eine Intoxikation auslösen). Meistens ist die aufgenommene Menge gar nicht zu eruieren, deshalb muss schon bei geringstem Verdacht auf eine Intoxikation mit einer Therapie begonnen werden.

Toxische Substanz des Goldregenstrauchs: **Alkaloid Cytisin**. Symptome: **heftiges Erbrechen, Durchfall, Magen-Darm-Koliken,** Schwindel, Erregungszustände, **Kreislaufstörungen**. In schweren Fällen Delirien, Krämpfe, Bewusstlosigkeit. Im Einzelfall **Tod durch Atemlähmung**.

| **Wie sieht die Therapie aus?**

Wenn die Ingestion weniger als eine Stunde zurückliegt, muss Erbrechen induziert werden. Dies gelingt am effektivsten durch Ipecac-Sirup. Nach der Einnahme von **Ipecac** sollten die Kinder **reichlich trinken**, um das Erbrechen einfacher und ergiebiger zu machen. Sollte nach der initialen Gabe kein Erbrechen eintreten, kann die Gabe wiederholt werden. Selten ist bei Nichtansprechen auf den Sirup eine **Magenspülung** notwendig.
Nach der Magenentleerung erfolgt die **Gabe von Aktivkohle** (mindestens 10 g) zur Giftabsorption. Bei schweren Vergiftungssymptomen kann eine intensivmedizinische Betreuung notwendig werden. Je nach Komplikationen muss symptomatisch therapiert werden (Antikonvulsiva, Beatmung etc.). Auch symptomfreie Kinder müssen für insgesamt 24 h überwacht werden.

Therapie der Goldregenvergiftung: bei Ingestion ≤ einer Std. muss **Erbrechen** induziert werden durch **Ipecac**-Sirup, danach **reichlich trinken**, um das Erbrechen einfacher und ergiebiger zu machen. Anschließend **Gabe von Aktivkohle**.

▷ **Verlauf**

Die Ambulanzschwester gibt Ihnen Bescheid, dass die Kinder eingetroffen sind. Sie gehen in die Notaufnahme und beginnen mit der Aufnahme und Untersuchung der Kinder.
Alle sechs Kinder sind in einem stabilen Allgemeinzustand. Laut der begleitenden Lehrerin und der Rettungssanitäter haben alle bisher nur einmal erbrochen. Keines der Kinder ist kreislaufinstabil.

Wie versorgen Sie die Kinder?

Da nicht ausgeschlossen werden kann, dass alle Kinder mit dem giftigen Strauch in Berührung gekommen sind, und außerdem nicht klar ist, welche Menge jeweils ingestiert wurde, nehmen Sie alle stationär auf und verabreichen ihnen Ipecac und Aktivkohle. Danach werden die Kinder am Monitor überwacht, um Kreislaufprobleme (Tachykardie) zu erkennen.

▷ Verlauf

Unter der Behandlung mit Ipecac erbrechen alle. Die Aktivkohle wird gut toleriert. Im Beobachtungsintervall von 24 h treten bei keinem der Kinder weitere Vergiftungserscheinungen auf, sodass alle Patienten am nächsten Tag nach Hause entlassen werden können. Der Schule raten Sie, alle Giftpflanzen vom Schulhof zu entfernen, um solche Situationen in Zukunft zu vermeiden.

Quintessenz:
Das Gift des Goldregens ist das Alkaloid Cytisin. Es hat eine nikotinähnliche Wirkung. Nach der Ingestion können heftiges Erbrechen, Durchfall, Magen-Darm-Koliken, Schwindel, Kopfschmerz, Blässe, kalter Schweiß, Erregungszustand mit Angstgefühl, Speichelfluss und Kreislaufstörungen mit Tachykardie auftreten. Die Therapie besteht in der Gabe von Ipecac und Aktivkohle. In seltenen Fällen kann eine intensivmedizinische Überwachung/Therapie nötig werden. Die Prognose ist bei rechtzeitiger Therapie gut.

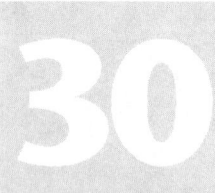

Fall 30

▷ **Anamnese**

Auf die Säuglingsstation kommt ein weibliches Neugeborenes zur Aufnahme. Die Mutter (Blutgruppe A Rh pos.), eine III.-Gravida, II.-Para mit einem lebenden gesunden Kind, hatte nach einer Schwangerschaft ohne Komplikationen einen Blasensprung 30 Stunden vor der Geburt. Die Spontangeburt erfolgte in der 38. Schwangerschaftswoche, das Fruchtwasser war grün und fötide. Das Geburtsgewicht der kleinen Marie lag bei 2800 g. Sie war zunächst zyanotisch, schlapp, zeigte schwache Reflexe beim Absaugen und hatte eine Herzfrequenz von 80/min. Apgar-Index nach einer Minute: 5, nach kurzfristiger Maskenbeatmung mit 40 % O_2 rasche Erholung des Kindes, Apgar-Index nach 5 und 10 min: 8 bzw. 10. Wegen der anfänglichen Asphyxie wird Marie auf die Säuglingsstation zur Beobachtung verlegt. An ihren ersten Lebenstagen entwickelt sich Marie zunächst gut. Am vierten Lebenstag berichtet Ihnen die Kinderkrankenschwester allerdings, „das Kind gefiele ihr nicht"; es trinke nicht mehr so gut wie bisher und sei auffällig unzufrieden.

▷ **Aufnahmebefund**

Reifes weibliches Neugeborenes, weinerlich, träge, wenig Spontanbewegungen. Blass-ikterisches Hautkolorit; einzelne uncharakteristische stecknadelkopfgroße rötliche Hauteffloreszenzen am Stamm; kalte Extremitäten, Rekapillarisierungszeit 3 s, keine Ödeme. **Cor:** Herztöne rein und rhythmisch, HF 180/min. **Pulmo:** Tachypnoe, beidseits gut belüftet. **Abdomen:** weich, etwas gebläht, Darmgeräusche lebhaft, Leber 4,5 cm unter dem rechten Rippenbogen tastbar, Milz ½ cm unter dem linken Rippenbogen tastbar. Fontanelle 2 × 2 cm, im Niveau; keine Nackensteifigkeit; Temperatur 36,4 °C.

Weibliches NG der 38. SSW, grünes, fötides Fruchtwasser. Apgar 5/8/10. AZ-Verschlechterung am vierten Lebenstag. Blass-ikterisch, Hauteffloreszenzen, kalte Extremitäten, Hepatomegalie.

| **Wie lautet Ihre dringlichste Verdachtsdiagnose, und welche Verdachtsmomente sprechen dafür?**

Folgende Verdachtsmomente lassen an eine Neugeborenensepsis (und/oder Meningitis) denken:
- vorzeitiger Blasensprung (> 24 h), grünes, fötides Fruchtwasser
- AZ-Verschlechterung, Trinkunlust, Apathie, unzufriedenes Weinen
- Hypo- oder Hyperthermie
- Hepatomegalie, gebläht Abdomen, Erbrechen, Diarrhöen
- blasses Aussehen, verlängerte Rekapillarisierungszeit
- Dyspnoe, Tachypnoe, Einziehungen
- uncharakteristische Hauteffloreszenzen.

Verdachtsdiagnose: Bei unspezifischer AZ-Verschlechterung Neugeborener immer an Sepsis denken!

| **An welche Differentialdiagnosen denken Sie?**

- virale Infektion wie neonatale Hepatitis (HSV, HBS, CMV), Rotavireninfektion
- Stoffwechselstörung (z. B. Harnstoffzyklusstörungen, Propionacidämie)
- angeborene Herzfehler
- akute Blutung: v. a. intrazerebral.

| **Welche zwei Arten der Neugeborenensepsis sind zu unterscheiden? Nennen Sie die häufigsten Erreger.**

Man unterscheidet die „Early-Onset"-Sepsis (erster bis dritter Lebenstag, Erreger aus der Rektovaginalflora der Mutter) von der „Late-Onset"-Sepsis (ab 4. Lebenstag, meist nosokomiale Infektion).

Man unterscheidet die Early-Onset-Sepsis (mütterliche ▽

Die häufigsten Erreger der Early-Onset-Sepsis sind **E. coli** und **B-Streptokokken**, diejenigen der Late-Onset-Sepsis sind häufiger Erreger, die erst nach der Geburt erworben wurden. (Koagulase neg. Staphylokokken, Pseudomonas aeruginosa, Enterobacter etc.)

Keime) von der Late-Onset-Sepsis (nosokomiale, i. e. im Krankenhaus erworbene Keime).

Welche diagnostischen Maßnahmen leiten Sie bereits beim Verdacht auf Neugeborenensepsis ein?

Bei V. a. Sepsis sollte **unverzüglich** die folgende Diagnostik eingeleitet werden:
- **Labor:** Blutbild mit Differentialblutbild, I/T-Wert (immature/total: Stabkernige/Gesamtgranulozyten), Blutgasanalyse, Blutzucker, CRP, Gerinnung inkl. ATIII, Nierenwerte und Elektrolyte, direktes und indirektes Bilirubin, Blutkultur (aerob und anaerob), Virusserologie auf intrauterine Infektionen. Ammoniak, Laktat und BGA (wg. V. a. Stoffwechselstörung)
- **Lumbalpunktion:** Zellzahl mit Differenzierung, Eiweiß und Glukose im Liquor, Liquorkultur
- **Urinkultur** durch suprapubische Blasenpunktion
- **Röntgen-Thorax**
- bei V. a. Amnioninfektionssyndrom **Zervix- oder Vaginalabstrich der Mutter**.

Diagnostik bei V. a. NG-Sepsis: Blutlabor mit BGA, Virusserologie und Blutkultur, Lumbalpunktion, Urinkultur, Rö-Thorax.

Welche Befunde könnten Ihre Verdachtsdiagnose erhärten?

Entscheidend für eine gezielte antibiotische Therapie ist die Isolierung eines Erregers aus dem Blut, dem Liquor oder anderen Körperflüssigkeiten. Dieser Nachweis lässt sich jedoch nicht immer führen.
Weitere sepsisverdächtige Laborparameter:
- Granulozytopenie, Leukozytopenie oder -zytose (!)
- Linksverschiebung der Granulozyten
- Hb-Abfall, Thrombozytopenie
- Hyponatriämie und -kalzämie, Hypo- oder Hyperglykämie
- Hyperbilirubinämie durch Zunahme vorwiegend des direkten Bilirubins
- CRP-Anstieg
- metabolische Azidose.

▷ **Verlauf**
Das Blutbild von Marie ist bis auf eine Leukozytopenie unter 6,0/nl und ein CRP von 3,7 mg/dl unauffällig, in der BGA findet sich eine mäßige metabolische Azidose. In der durchgeführten Lumbalpunktion ergibt sich zunächst kein pathologischer Befund, ebenso wie in der Urinuntersuchung.
Während der diagnostischen Maßnahmen verschlechtert sich der AZ von Marie zunehmend; sie wird tachypnoeisch und tachykard.

Wie reagieren Sie auf die weitere Verschlechterung?

Bei V. a. Sepsis sollte im Zweifelsfall **immer** mit einer **antibiotischen Therapie** begonnen werden! Entscheidend für die Prognose ist der frühzeitige Beginn mit einem Breitspektrumantibiotikum sowie ein kontinuierliches „bakteriologisches Monitoring", d. h. eine Überwachung der Keimbesiedlung und eine dementsprechende Anpassung der Medikation.

Antibiose: Nach Abnahme von Blut, Liquor und Urin frühzeitig „blind" mit Breitspektrumantibiose beginnen. Stunden können entscheiden. Nach Resistenztestung anpassen, bei komplikationslosem Verlauf für sieben bis zehn Tage durchführen.

Welche Antibiotikakombination schlagen Sie initial vor, bis gegebenenfalls Erregernachweis und Resistenztestung vorliegen?

Empirische Initialtherapie bei „Early-Onset"-Sepsis: Ampicillin + Cephalosporin der 3. Generation, alternativ Aminoglykosid.
Empirische Initialtherapie bei „Late-Onset"-Sepsis (nosokomiale Infektion): Ceftazidim + Aminoglykosid, alternativ Imipenem + Aminoglykosid; bei bekanntem Erreger entsprechend ortsüblichem Erregerspektrum.
Die Antibiose sollte bei Kenntnis des genauen Erregers und nach Resistenztestung jeweils angepasst werden!

Wie lange sollte die Antibiose durchgeführt werden?

Es gilt: So kurz wie möglich (Keimselektion!), so lange wie nötig. Bei positiver Blutkultur ohne weitere Komplikationen beträgt die Dauer ca. sieben bis zehn Tage. Jedoch auch wenn die Blutkultur negativ ist und die Klinik auffällig war, sollte wie eine Sepsis behandelt werden.

Adjuvante Therapiemaßnahmen: Intensivüberwachung, ggf. Beatmung, Flüssigkeitsbilanzierung, RR-Kontrolle, Ausgleich der Stoffwechselentgleisung.

Welche adjuvanten Therapiemaßnahmen leiten Sie ein?

- Überwachung auf der Intensivstation, Pulsoxymetrie, ggf. O_2-Gabe, frühzeitige Beatmung bei respiratorisch instabilem Kind
- Stabilisierung des Blutdrucks, Flüssigkeitsbilanzierung
- Ausgleich der metabolischen Azidose, der Hypoglykämie, der Elektrolytveränderungen
- bei Verbrauchskoagulopathie: Vitamin K, ATIII, evtl. FFP
- bei Thrombozytopenie: Thrombozytenkonzentrat.

▷ **Verlauf**
In der Blutkultur findet sich eine Besiedlung mit cephalosporinsensiblen E. coli. Dieser Befund und die Tatsache des vorzeitigen Blasensprungs sowie des grünen Fruchtwassers sprechen für eine „Early-Onset"-Sepsis.
Die i. v.-Antibiose wird im Folgenden auf eine Monotherapie mit Cephalosporinen umgesetzt. Darunter wie unter intensivmedizinischer Betreuung verbessert sich Maries Zustand langsam, es treten keine weiteren Komplikationen auf. Nach einer Woche kann sie auf die Säuglingsstation zurückverlegt und nach fünf weiteren Tagen nach Hause entlassen werden.
Die Eltern des kleinen Mädchens sind noch immer höchst beunruhigt und möchten wissen, ob ihr Kind nun „ganz gesund" sei.

Die Prognose ist Abhängig vom Zeitpunkt des Therapiebeginns.

Wie ist die Prognose? Sind Spätfolgen zu erwarten?

Der Verlauf der Erkrankung hängt entscheidend vom Zeitpunkt des Therapiebeginns ab. Bei frühzeitig einsetzender und ausreichend lange fortgeführter Behandlung ist die Prognose gut. Spätfolgen sind bei Komplikationen zu erwarten, insbesondere bei Meningitis → Hydrozephalus, Hirnabszess, Enzephalopathie, Taubheit und andere neurologische Schäden.

Was hätte besser gemacht werden können?

Bei grünlich-fötidem Fruchtwasser hätte eine sofortige und engmaschige Untersuchung von Infektionsparametern erfolgen sollen, um eine Therapie frühzeitig einzuleiten.

Quintessenz:

Die Neugeborenensepsis wird typischerweise als „early Onset" in den ersten drei Tagen oder „late Onset" nach ca. einer Woche beobachtet und ist eine lebensgefährliche Erkrankung. Eine rasche klinische Diagnosestellung ist unabdingbar, da eine antibiotische Therapie sofort eingeleitet werden muss, um die Prognose günstig zu beeinflussen. Häufigste Erreger sind E. coli und Streptokokken der Gruppe B.

Bei grünlich-fötidem Fruchtwasser: sofortige und engmaschige Untersuchung von Infektionsparametern, um eine Therapie frühzeitig einzuleiten.

Fall 31

▷ **Anamnese**

Die achtjährige Leila wird während des Schulschwimmens leblos auf dem Boden des Schwimmbeckens (Wassertemperatur 25 °C) liegend gefunden. Der Bademeister und die Sportlehrerin hatten nach Bergung des Kindes sofort mit Wiederbelebungsmaßnahmen begonnen. Diese wurden über ca. 5 Minuten, bis zum Eintreffen des Notarztes, erfolglos weitergeführt.

8-jähriges Mädchen, leblos im Wasser aufgefunden, Herz- und Kreislaufstillstand.

▷ **Körperlicher Untersuchungsbefund**

Als der Notarzt eintrifft, stellt er bei Leila die Zeichen des klinischen Todes fest: Atemstillstand, Herz-Kreislauf-Stillstand und weite lichtstarre Pupillen. Die Dauer von Asystolie und Hypoxie ist nicht bekannt.

| Welches sind die ersten Maßnahmen?

Weitere und lang durchzuführende **kardiopulmonale Reanimation** (60 Minuten wegen Hypothermie!):
- **unverzügliche Beatmung,** zunächst Mund-zu-Mund oder per Maske, danach sollten Intubation, intratracheale Absaugung und maschinelle Beatmung mit 100 % Sauerstoff vorgenommen werden.
- bei V. a. Schädel-Hirn-Trauma Anlage eines Stiff-Necks
- immer wieder **Karotispulskontrolle**! Solange dieser nicht sicher palpierbar ist, muss gleichzeitig mit der Beatmung die **extrathorakale Herzmassage** erfolgen (Rhythmus 10:3 oder 15:5). Gabe von Adrenalin 1:10000 über Trachealtubus oder eine bereits liegende Infusionsnadel.
- **Infusion** anlegen. Mit der arteriellen Hypoxämie tritt regelmäßig eine zunächst respiratorische, dann überwiegend metabolische Azidose auf; deshalb **Blindpufferung mit Natriumbikarbonat**. Bei kurzer Dauer des Herz-Kreislauf-Stillstands ist keine Pufferung indiziert, nach Bedarf wiederholte Gabe von Adrenalin.

Es ist ineffektiv und bedeutet einen gefährlichen Zeitverlust, wenn durch sog. Drainagelagerungen, Beklopfen des Thorax usw. versucht wird, eingedrungenes Wasser aus den Lungen zu entfernen, da das aspirierte Süßwasser in kürzester Zeit (1–2 min) resorbiert wird!

Erstmaßnahmen: sofortige und lang durchzuführende Reanimation (Hypothermie!) sowie Transport ins Krankenhaus.

▷ **Verlauf**

Die kardiopulmonale Reanimation ist erfolgreich, und die weiterhin bewusstlose Leila wird maschinell beatmet auf eine pädiatrische Intensivstation transportiert.

| Wie sehen Überwachung und initiale Diagnostik in der Klinik aus?

- EKG- und Atemmonitor, Pulsoxymetrie, invasive Blutdruckmessung.
- Überwachung der Bewusstseinslage (anhand der „Glasgow Coma Scale")
- Labor: Blutgasanalyse, Blutbild, Elektrolyte
- Flüssigkeitsbilanzierung (cave: akutes Nierenversagen)
- Röntgen-Thorax (Tubuslage, Aspiration, Ödem, Pneumonie?)
- Röntgen-Wirbelsäule und -Schädel (Ausschluss von Frakturen, z. B. nach Kopfsprung)
- CCT zur Abklärung eines Hirnödems, transkranieller Doppler zur Beurteilung des Hirndrucks, bei V. a. Hirndruck Anlegen einer Hirndrucksonde zur Daueüberwachung

Überwachung und Diagnostik nach Ertrinkungsunfall: Kreislauf- und Bewusstseinsüberwachung, Blutlabor mit BGA, Flüssigkeitsbilanzierung, Rö-Thorax und Rö-Wirbelsäule/-Schädel, Hirndruckzeichen (EEG, CCT) Trachealsekret zur ▽

- EEG (Auswirkungen der Hypoxie), Hirnstammpotenziale
- Gewinnung von Trachealsekret zur mikrobiologischen Analyse.

Ergebnisse
Im Röntgenbild des Thorax zeigt sich eine vermehrte streifig-fleckige Zeichnung und inhomogene Verschattung als Folge der Aspiration.
Das Labor ergibt eine leichte Verdünnungshyponatriämie und -hypokaliämie sowie eine metabolische Azidose (pH 7,19). Im EEG findet sich kein pathologischer Befund.

mikrobiologischen Analyse.

Welche therapeutischen Möglichkeiten haben Sie?

- Verabreichung von **Breitspektrumantibiotika** (wegen der Gefahr einer Aspirationspneumonie)
- Infusionstherapie, abgestimmt auf Diurese, Elektrolyte und Klinik (Verdünnung durch resorbiertes Wasser!)
- bei respiratorischer Insuffizienz Beatmung, bei Hypoxämie O_2-Gabe
- Azidoseausgleich durch vorsichtige Pufferung
- **Hirnödemprophylaxe** durch Hyperventilation, Diuretikagabe, bei Hirndruck auch Gabe von Mannit
- Kreislaufstabilisierung, mittel- bis hochnormaler RR evtl. durch Katecholamingabe.

Therapie: nach erfolgreicher Reanimation vorsichtige Infusionstherapie, O_2-Gabe, Breitspektrumantibiose, evtl. Azidoseausgleich, Hirndruckprophylaxe.

▷ **Verlauf**
Mehrere Stunden nach der Aufnahme wird Leila wach. Weder im CCT noch klinisch zeigen sich Hirndruckzeichen, so kann sie bei guter Spontanatmung problemlos extubiert werden. Die Eltern möchten sie sofort mit nach Hause nehmen.

Wie lange muss Leila noch überwacht werden? Welche Komplikationen können sich in der Folge eines Ertrinkungsunfalls ergeben?

Leila muss noch mehrere Tage überwacht werden, um eine evtl. sekundäre Pneumonie zu erfassen und zu behandeln, außerdem braucht sie maximale Schonung.

Wovon hängt die Prognose nach überlebtem Ertrinkungsunfall ab?

Die Prognose hängt ab von der Temperatur des Wassers und der Dauer der Hypoxie. Folgende Komplikationen können in der Folge auftreten:
- Gehirn: **hypoxisch-ischämische Enzephalopathie**, fünf bis zehn Minuten nach dem Untergehen zu erwarten
- Lunge (Alveolenschädigung): ARDS
- Herz: Myokardschäden mit Herzrhythmusstörungen (Kammerflimmern, Asystolie)
- Akutes Nierenversagen
- Hämolyse durch Aspiration von Süßwasser
- Bakterielle Superinfektion mit sog. „Pfützenkeimen".

Komplikationen: hypoxische Hirnschädigung, ARDS, Herzrhythmusstörungen, ANV, Hämolyse, bakterielle Superinfektion.

Primäres Ertrinken: Wasser gelangt in die Atemwege und Lunge und verhindert physikalisch den Gasaustausch.
Sekundäres Ertrinken: Schädigung der Alveolarmembran (massive Wasserresorption → Surfactant-Veränderungen; Eindringen hypotonen Wassers in den Kreislauf → Hypervolämie) führt zu Lungenödem.

Wie unterscheiden sich „primäres" und „sekundäres" Ertrinken?

Beim Ertrinken kommt es im Zug der massiven Wasserresorption zu **Surfactant-Veränderungen**, was eine Instabilität der Alveolen zur Folge hat. Wird die erste Phase nach der Rettung überlebt, so kommt es durch die Schädigung der Alveolarmembran zum Eindringen des hypotonen Wassers (Süßwasser) in den Kreislauf. Dies führt zu einer Hypervolämie, die nach etwa 24–30 h ein Lungenödem (= sekundäres Ertrinken) verursacht und mit einer hohen Letalität belastet ist.
Beim sog. **Tauchreflex** entstehen durch reflektorischen Glottisverschluss Apnoe und Kreislaufzentralisation. Der Glottiskrampf löst sich erst nach längerer Dauer der **Asphyxie**, dann gelangt Wasser in die Atemwege und in die Lunge (= primäres Ertrinken).

▷ **Verlauf**
Nachdem Leila aus der Bewusstlosigkeit erwacht ist, ergibt sich folgender orientierend-neurologischer Befund: MER seitengleich, keine pathologischen Reflexe. Finger-Nase-Versuch und Knie-Hacke-Versuch unsicher, verwaschene Sprache.

Die türkischen Eltern sind wegen der noch bestehenden neurologischen Defizite sehr beunruhigt, erklären Sie ihnen in einfachen Worten die Langzeitprognose.

Leilas Langzeitprognose ist recht gut, da das initiale EEG normal war, der anfängliche pH-Wert > 7 lag und die kleine Patientin das Bewusstsein innerhalb von Stunden wiedererlangte. Die neurologischen Ausfallserscheinungen der Akutphase können sich noch nach Wochen zurückbilden.

Was wissen Sie zur Epidemiologie des Ertrinkens bei Kindern?

Tab. 31.1: Epidemiologie des Ertrinkens bei Kindern.

Unfallort	Vorwiegend betroffene Altersgruppe	Prozentualer Anteil der Ertrinkungsunfälle
Badewanne zu Hause	ältere Säuglinge	~20 %
ungesicherte Swimmingpools	Kleinkinder	~50 %
Baggerseen, Flüsse	Schulkinder	~30 %

Ertrinken ist die zweithäufigste Ursache für tödliche Unfälle im Kindesalter!

Quintessenz:
Ertrinkungsunfälle sind die zweithäufigste Todesursache bei Unfällen im Kindesalter.
Ertrunkene Kinder können deutlich länger reanimiert werden als bei anderen Unfällen. Die Prognose ist abhängig von der Dauer der Hypoxie und den damit verbundenen Organschäden (insbesondere Hirnödem).

Fall 32

▷ **Anamnese**

Ihnen wird der achtjährige Niklas vorgestellt. Seit ein paar Wochen besteht bei dem völlig gesund erscheinenden, lebhaften Jungen eine Neigung zu „blauen Flecken", selbst nach Bagatelltraumata. Außerdem sei in letzter Zeit häufig Nasen- und Zahnfleischbluten aufgetreten.

▷ **Aufnahmebefund**

8-jähriger Junge in gutem AZ und EZ. Am ganzen Körper alte und frische Hämatome, Petechien an den Beinen (s. Abb. 11 FB). **Lk:** keine pathologischen LK-Schwellungen. **Cor und Pulmo:** auskultatorisch o. B. **Abdomen:** weich, keine Hepatosplenomegalie, keine Resistenzen. **HNO:** infektfrei. **Neuro:** wach und orientiert, keine Ausfallserscheinungen.
Eingangslabor: Hb 11,4 g/dl, Leukozyten 7/nl, Thrombozyten 22/nl, Blutungszeit nach Duke: 10 min, Quick: 100 %, PTT: 45 s, Fibrinogen 250 mg/dl, Faktor II (Prothrombin) 85 %, Faktor V 95 %, Faktor VII 100 %, Faktor VIII 100 %, Faktor IX 100 %.

8-jähriger Junge in gutem AZ und EZ, zahlreiche Hämatome, Nasen- und Zahnfleischbluten, Petechien an den Beinen, Gerinnungsstatus o. p. B. bis auf Thrombozyten 22 000/mm³.

| **Welche Diagnose vermuten Sie?**
| **Welche Differentialdiagnosen kommen in Betracht?**

Aufgrund der bisher vorliegenden Informationen ist eine **idiopathische thrombozytopenische Purpura (ITP)** wahrscheinlich. Sie stellt die häufigste thrombozytopenische Purpura im Kindesalter dar.
Differentialdiagnostisch wichtig sind:
- akute Leukämie
- medikamentös induzierte Thrombozytopenie.

| **Was wissen Sie zur Ätiologie dieser Erkrankung?**

Die ITP ist immunologisch bedingt. Durch Kennzeichnung der Thrombozyten mit gegen sie gerichteten Antikörpern werden diese im RES vorzeitig abgebaut. Eine Sensibilisierung erfolgt meist durch virale Infekte einige Wochen vor Auftreten der Symptome. Hauptsächlich betroffen sind Kinder bis zum achten Lebensjahr.

Verdachtsdiagnose: Immunthrombozytopenie-Purpura; immunologisch bedingte Erkrankung, ausgelöst durch virale Infekte, v. a. Kinder bis 8. Lj.

| **Welche Fragen zur Anamnese müssen Sie unbedingt**
| **noch stellen, um Ihre Diagnose zu sichern?**

- Ist Niklas in der letzten Zeit an einem banalen Infekt erkrankt, oder ist er geimpft worden? Die akute ITP tritt meist im Anschluss an eine Viruserkrankung auf (s. o.).
- Hat Niklas in letzter Zeit Medikamente genommen? Differentialdiagnostisch möglich sind Thrombozytopenien z. B. nach Tetracyclinen, Hydantoin, Phenylbutazon, Heparin, Azetylsalizylsäure und einer Vielzahl von anderen Medikamenten.
- Hat Niklas eine Bluttransfusion erhalten? Möglich wäre auch eine Immunthrombozytopenie nach Transfusion.
- Zeigte Niklas in letzter Zeit Symptome wie Mattigkeit, Blässe, Infektneigung, Fieber, Knochenschmerzen? Es sollte ebenfalls nach Symptomen einer malignen Systemerkrankung gefragt werden.

Differentialdiagnosen der ITP: Thrombozytopenien nach Medikamenteneinnahme und Transfusion oder bei maligner Systemerkrankung.

Welche weiteren Maßnahmen ergreifen Sie?

Zum Ausschluss einer Thrombozytenreifungsstörung im Knochenmark (z. B. bei aplastischer Anämie oder bei Leukämie) wird bei Niklas eine Knochenmarkspunktion durchgeführt. Der Knochenmarksausstrich zeigt das typische Bild einer ITP.

Diagnostik der ITP: Knochenmarkspunktion. Der KM-Ausstrich bei ITP ist zellreich und bunt, viele Megakaryozyten, normale Erythro- und Granulopoese.

Wie sieht der typische Knochenmarksausstrich einer ITP aus?

Niklas' Knochenmark ist zellreich und bunt mit zahlreichen Megakaryozyten und großen (= jungen) Thrombozyten und zeigt eine normale Erythro- und Granulopoese. Der Befund ist also mit einer ITP vereinbar.

▷ **Verlauf**

An den folgenden Tagen verschlechtert sich Niklas' Blutbild; er hat nunmehr nur noch 2 Thrombozyten/nl. Er entwickelt eine unstillbare Blutung aus der Nase und setzt Teerstuhl ab.

Welche akuten und längerfristigen therapeutischen Maßnahmen schlagen Sie vor?

In der geschilderten Situation (starke Blutung bei extrem niedriger Thrombozytenzahl) ist folgendes Therapiekonzept sinnvoll:
- lokale **Blutstillungsmaßnahmen** (Nasentamponade)
- **Bettruhe** zur Vermeidung von Traumata
- Vermeidung von Schreien und Pressen (Laxantien, evtl. Sedierung)
- Substitution mit **Thrombozytenkonzentrat** (bei ausgeprägter Blutung)
- Therapieversuch mit Glukokortikoiden für maximal drei Wochen
- Gabe von hoch dosierten i. v. Immunglobulinen.

Therapie der ITP: bei Blutungen lokale Blutstillung, Substitution mit TK, Therapieversuch mit Glukokortikoiden.

Wie ist die Prognose dieser Erkrankung?

In 75–85 % der Fälle normalisiert sich die Thrombozytenzahl innerhalb von drei Monaten auch ohne spezifische Therapie. Persistieren die Symptome über sechs Monate, geht die Erkrankung in ein chronisches Stadium über. Dies geschieht in ca. 15 % der Fälle. In weniger als 1 % der Fälle kommt es zu Blutungen des Zentralnervensystems, dies stellt eine lebensbedrohliche Komplikation dar.

Prognose der ITP: In 75–80 % selbstterminierender Verlauf. Bei Persistenz über sechs Monate Übergang in chronische Verlaufsform.

▷ **Verlauf**

Unter der Therapie steigen die Thrombozyten im Lauf der folgenden zwei Wochen langsam auf 26/nl an. Niklas wird bis dahin Bettruhe verordnet. Die Eltern und Niklas drängen schließlich auf Entlassung aus dem Krankenhaus.

Wie soll sich Niklas in der kommenden Zeit verhalten? Wie sieht die weitere Therapie und Überwachung aus?

Der Patient sollte Situationen mit erhöhter Verletzungsgefahr meiden. Die Thrombozyten müssen regelmäßig beim Kinderarzt kontrolliert werden.

▷ Verlauf

Leider normalisiert sich Niklas' Thrombozytenzahl in den nächsten 13 Monaten nicht; die ITP ist also in die chronische Form übergegangen. Bei den ambulanten Blutbildkontrollen liegen Niklas' Thrombozytenwerte meist um 30 000/mm^3; Blutungen aus Mund, Ohr und Nase treten auf.

Welche Therapiemöglichkeiten haben Sie noch?

Auch wenn der erste Therapieversuch nicht auf Dauer erfolgreich war, kann man dasselbe Regime noch einmal **wiederholen**. Zieht sich die Krankheit über 1 Jahr hin, kommt eine **Splenektomie** in Betracht.
Bleibt auch diese erfolglos, ist der Einsatz von **Immunsuppressiva** (z. B. Azathioprin, Cyclosporin A) zu erwägen.

Therapiemöglichkeiten bei chronischer ITP: Immunglobuline, Splenektomie und Immunsuppressiva.

Was haben Sie bei der Indikationsstellung zur Splenektomie zu beachten?

Nach Splenektomie ist das Risiko, an einer perakuten Sepsis, insbesondere durch Pneumokokken, zu erkranken, erhöht. Der Patient sollte daher präoperativ mit Pneumokokkenimpfstoff immunisiert werden. Postoperativ wird eine Penicillinprophylaxe für zwei Jahre durchgeführt.

> **Quintessenz:**
> Die idiopathische thrombozytopenische Purpura, ITP, ist eine relativ seltene immunologische Erkrankung und wird vor allem nach viralen Infekten beobachtet. Durch Antikörper gegen Thrombozyten kommt es zu deren vermehrtem Abbau. Klinisch fallen die Patienten durch eine Blutungsneigung auf.
> Bei 75–80 % normalisiert sich die Thrombozytenzahl innerhalb von drei Monaten. Bei den restlichen Patienten kommt es zu einer chronischen Form.

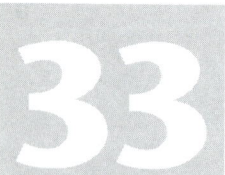

Fall 33

▷ **Anamnese**

Bis vor zwei Wochen erschien der achtjährige Yannick vollkommen gesund. Seitdem klagt er jeden Morgen nach dem Aufstehen über starke Kopfschmerzen, seit einer Woche erbricht er morgens auch mehrmals bereits vor dem Frühstück. Die Eltern hielten die Symptome zunächst nur für den Ausdruck psychischer Schwierigkeiten, zumal sich die schulischen Leistungen zuletzt deutlich verschlechtert hatten. In den letzten Tagen fiel jedoch zusätzlich eine Standunsicherheit und ein zunehmend unsicherer breitbeiniger Gang auf, sodass die Eltern dann doch beunruhigt einen Arzt aufsuchten, der Yannick umgehend zur Abklärung in die Klinik überwies.

▷ **Aufnahmebefund**

Altersgemäß entwickelter Junge in reduziertem AZ und gutem EZ, klagt über diffuse Kopfschmerzen. Internistische Untersuchung ohne pathologischen Befund. **Neurologie** (orientierend): deutliche Rumpfataxie, Hypotonie der Muskulatur, Intentionstremor, horizontaler grobschlägiger Blicknystagmus, Kopfschiefhaltung, keine weiteren Hirnnervenausfälle, Reflexe seitengleich auslösbar sehr lebhaft, keine pathologischen Reflexe, Kraft und Sensibilität unauffällig, keine Wesensänderung.

Worauf deutet die Symptomatik hin? Wo würden Sie den pathologischen Prozess topographisch lokalisieren?

Übelkeit, (Nüchtern-)Erbrechen, Kopfschmerzen und Leistungsknick deuten auf einen erhöhten Hirndruck hin.
Die klinische Symptomatik mit Ataxie, Nystagmus und Tremor spricht für einen Prozess im Kleinhirnbereich, auch die Gangunsicherheit sowie die Kopfschiefhaltung weisen daraufhin.

Wie lautet Ihre Verdachtsdiagnose?

Aufgrund der schnellen Progredienz der Symptomatik sollte in der Zusammenschau der Verdacht auf einen malignen Prozess im Bereich des Kleinhirns gelenkt werden. Hier ist vor allem an ein Medulloblastom zu denken, aber auch ein Kleinhirnastrozytom wäre möglich.

Welche Differentialdiagnosen ziehen Sie in Erwägung? Durch welche Untersuchungen sind diese zu diagnostizieren?

- Nichtneoplastische intrakranielle Raumforderung (z. B. subdurales Hämatom oder Hirnabszess, Gefäßmissbildungen) → CCT/MRT
- Subakute Meningitis, Enzephalitis, Zerebellitis → Virusserologie, Entzündungsparameter.

Welche diagnostischen Maßnahmen veranlassen Sie bei Yannick?

- **Augenärztliche Untersuchung** (Stauungspapille, Gesichtsfeldausfälle?)
- **Kraniales MRT mit und ohne KM** (Gadolinium), evtl. Angio-MRT; alternativ kraniales CT mit und ohne KM (weniger sensitiv, dafür oft schneller verfügbar)

8-jähriger Junge in reduziertem AZ, seit zwei Wochen starke Kopfschmerzen, Nüchternbrechen, Leistungsabfall, Rumpfataxie, Muskelhypotonie, Intentionstremor, Nystagmus, Kopfschiefhaltung.

Nüchternbrechen bei Kindern ist bis zum Beweis des Gegenteils verdächtig auf einen Hirntumor! Topographische Lokalisation des Prozesses im Kleinhirnbereich. Verdachtsdiagnose: Medulloblastom oder Kleinhirnastrozytom. Ca. 20% aller malignen Erkrankungen im Kindesalter sind ZNS-Tumoren!

Differentialdiagnosen bei erhöhtem Hirndruck: nichtneoplastische intrakranielle Raumforderung, Gefäßmissbildungen, entzündliche Hirnprozesse.

Diagnostik bei V. a. intrakranielle Raum- ▽

- Evtl. **EEG** und **sensorisch evozierte Potenziale** zur Funktionsdiagnostik
- **Lumbalpunktion** mit Liquorzytologie; maligne Zellen sprechen für eine spinale Metastasierung (nur wenn Bildgebung eine freie Zisterna magna zeigt).

In Yannicks speziellem Fall gilt: Aufgrund des akuten Krankheitsbildes bei V. a. Medulloblastom sollte die Diagnostik rasch und gezielt erfolgen, damit umgehend eine Therapie eingeleitet werden kann.

forderung: Neurostatus inkl. Stauungspapille, kraniales MRT oder CT, evtl. EEG, Liquorzytologie.

Kennen Sie Maßnahmen zur Senkung des Hirndrucks?

Der erhöhte Hirndruck bei Yannick zeigt bereits deutliche Folgen, sodass zur Linderung der Symptomatik Dexamethason (4 × 2–3 mg/qm/d) eingesetzt werden sollte. Meist kann so der gesteigerte Hirndruck zunächst kompensiert werden. Gelingt dies nicht, ist eine externe Liquordrainage erforderlich (cave: Tumorzellaussaat!). Weitere Maßnahmen sind Ruhe und eher knappe Flüssigkeitszufuhr.

Sofortige Hirndrucksenkung: Dexamethason (4 × 2–3 mg/qm/d), bei Erfolglosigkeit externe Liquordrainage.

▷ **Verlauf**

Durch die Dexamethasongabe geht es Yannick innerhalb von drei Tagen deutlich besser. Es liegt bei ihm keine Stauungspapille vor (trotz der Hirndrucksymptomatik), das EEG zeigt keinen pathologischen Befund. Im kranialen MRT allerdings stellt sich in der T1-gewichteten Aufnahme ein relativ gut abgegrenzter, hypointenser Tumor im Kleinhirnbereich dar, der den IV. Ventrikel zum Teil komprimiert, außerdem zeigt sich ein perifokales Ödem.

Beschreiben Sie den Befund! Auf welche Struktur weist der Pfeil?

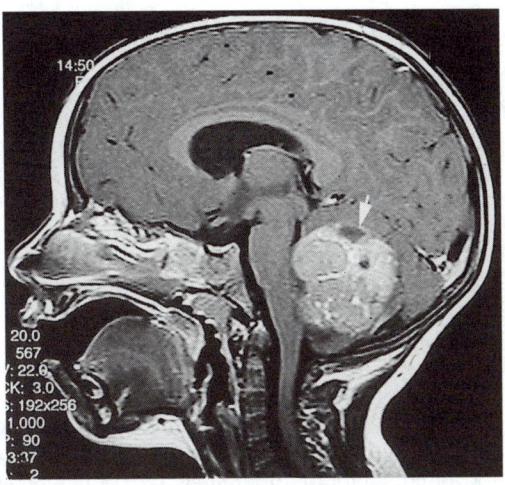

Abb. 33.1: MRT. [1]

Ergebnis
Medulloblastom
Die Aufnahme zeigt einen großen Tumor, der den gesamten IV. Ventrikel und den Hirnstamm komprimiert. Der Tumor zeigt eine heterogene KM-Anreicherung und Tumorzysten (→).

Der Verdacht eines Kleinhirntumors zeigt sich bestätigt. Wie verfahren Sie weiter?

Generell wird präoperativ die histologische Untersuchung des Tumors mittels einer **Biopsie** empfohlen, dies gilt sogar für primär inoperable Tumoren zur Ermittlung ihrer Dignität. In Yannicks Fall wird darauf verzichtet, da sich die klinische Symptomatik akut und schnell progredient darstellt und radiologisch ein maligner, aber operabler Tumor im Kleinhirnbereich – am ehesten ein Medulloblastom – wahrscheinlich ist.

Bei Yannick ist durch die radiologisch gesicherte günstige Lokalisation des Medulloblastoms eine **operative Entfernung in toto** möglich. Allerdings sollte auch bei weniger günstiger Lokalisation eines Hirntumors zwecks Reduktion der Tumormasse zumindest eine subtotale Resektion angestrebt werden. Da gesundes Hirngewebe nicht reseziert werden darf, ist das Ziel nicht die „onkologisch radikale" Operation, sondern eine operationsmikroskopisch vollständige Resektion. Durch Operation allein kann jedoch beim Medulloblastom keine Heilung erzielt werden. Zusätzlich sollten die Möglichkeiten der **Radio- und Chemotherapie** ausgeschöpft werden.

▷ Verlauf

Yannick wird sofort in die Neurochirurgie verlegt und bereits am darauf folgenden Tag operiert. Das am ersten postoperativen Tag durchgeführte CT zeigt eine vollständige Tumorresektion. Die Histologie bestätigt das vermutete Medulloblastom. Im Anschluss wird Yannick in der Kinderonkologie zur Planung der weiteren Radio- und Chemotherapie vorgestellt. Nur langsam erholt er sich von der Operation. Seine Eltern sind entsprechend besorgt und wollen genau über das weitere Vorgehen und die Prognose informiert werden.

Wie ist die Prognose des Medulloblastoms? Sind bei Yannick Spätfolgen zu erwarten?

Die 10-Jahres-Heilungen bei Medulloblastom liegen etwa bei 30 %. Die Überlebensrate bei Medulloblastom ist am höchsten nach totaler operativer Entfernung des Tumors plus intensiver kombinierter Radio- und Chemotherapie.
Überlebende Kinder sind häufig nicht nur durch die Tumorerkrankung, sondern auch durch Therapiespätfolgen beeinträchtigt. Dabei spielen neben der Radiotherapie auch die Chemotherapie, die Operation und perioperative Komplikationen eine Rolle. Daher ist es wichtig, eine gute psychologische Betreuung und Rehabilitation der Kinder in Remission zu organisieren.

Quintessenz:
Nüchternerbrechen und Kopfschmerz über mehrere Tage sind immer verdächtig auf erhöhten Hirndruck, dem u. a. auch zerebrale Raumforderungen zugrunde liegen können. ZNS-Tumoren stellen 20 % der malignen Tumoren im Kindesalter dar. Das Medulloblastom hat dabei aufgrund seines raschen Wachstums und der hohen Metastasierungsrate die ungünstigste Prognose (10-Jahres-Überlebensrate 30 %). Wichtig sind eine möglichst radikale Tumorentfernung (soweit dies im ZNS möglich ist) und eine relativ aggressive Chemo- und Strahlentherapie.

Marginalien:

Therapie bei V. a. Medulloblastom: generell histologische Untersuchung des Tumors per Biopsie. Bei schnell progredienter Symptomatik sofortige OP. Tumorresektion in toto wenn möglich, ansonsten weitestgehende Tumormassenreduktion. Anschließend Radio- und Chemotherapie.

Prognose des Medulloblastoms: 10-Jahres-Heilung ca. 30 %. Häufige Therapiespätfolgen → Rehabilitation!

Fall 34

▷ **Anamnese**
In der Ambulanz wartet die 13-jährige Maja. Sie hustet als Sie den Raum betreten. Schon seit zwei Wochen fühlt sie sich krank. Angefangen hat alles wie eine Erkältung mit Schnupfen, Husten und leichten Halsschmerzen. Trotz Penicillintherapie seit sieben Tagen fühlt sie sich eher noch schlechter. Seit zwei Tagen leidet sie unter Nachtschweiß und Fieber. Gestern ist zum ersten Mal ein Hautausschlag aufgetreten.

▷ **Aufnahmebefund**
13-jähriges Mädchen in reduziertem AZ, gutem EZ. **Haut:** flächenhaftes Exanthem mit münzgroßen kokardenförmigen Effloreszenzen, z. T. mit zentraler Blasenbildung über den Streckseiten der Extremitäten. Turgor gut, Schleimhäute feucht, leichte zervikale Lymphadenopathie. **HNO:** Trommelfell rechts spiegelnd, links gerötet, Gehörgänge unauffällig, Rachen gerötet, Tonsillen unauff., seröse Rhinitis. **Lunge:** mittelblasige RGs über dem linken Mittelfeld, kein Giemen. **Cor:** Herztöne rein, keine pathologischen Herzgeräusche. **Abdomen:** weich, kein Druckschmerz, keine HSM, DG über allen vier Quadranten auskultierbar. **Neuro:** Pupillen isokor, Lichtreaktion prompt, Kniekuss möglich, Lasègue negativ, kein Meningismus.

Mädchen, 13 Jahre alt, mit Schnupfen, Husten und Halsschmerzen seit zwei Wochen. Seit zwei Tagen Nachtschweiß und Fieber. Trotz Penicillin seit sieben Tagen keine Besserung. Hautausschlag seit einem Tag.

| **Wie lautet Ihre Verdachtsdiagnose?**
| **Welche Untersuchungen veranlassen Sie?**

Die klinische Untersuchung deutet auf einen Infekt der oberen Luftwege, möglicherweise eine Pneumonie hin (lokalisierte mittelblasige RGs). Um diese Verdachtsdiagnose zu bestätigen, führen Sie folgende Untersuchungen durch:
- Röntgenuntersuchung des Thorax
- Blutabnahme mit Blutbild, Elektrolyten und Entzündungszeichen.

Untersuchungen bei Verdacht auf Pneumonie:
- Röntgenuntersuchung des Thorax
- Labor mit Blutbild, Elektrolyten, Entzündungszeichen.

| **Was erkennen Sie im folgenden Röntgenbild?**

S. Abb. 34.1.

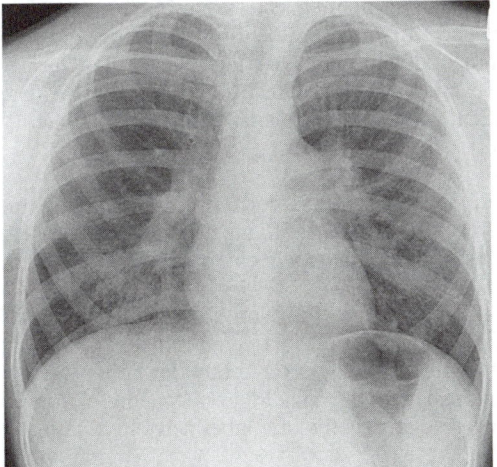

Abb. 34.1: Rö-Thorax.

Rö-Thorax: zentrale, entzündliche Infiltrate, rechts mehr als links.

Ergebnisse
Mykoplasmenpneumonie.
Im Röntgen zeigen sich zentrale, entzündliche Infiltrate, rechts mehr als links, die peripher netzartig wirken.
Das Blutbild zeigt eine Leukozytose mit Linksverschiebung im Differentialblutbild.
Das CrP ist mit 125 mg/l deutlich erhöht.
Die Elektrolyte sind ausgeglichen.

Welchen Schluss ziehen Sie aus den Untersuchungsergebnissen?

Diese Ergebnisse zusammen mit der klinischen Untersuchung ergeben den Befund einer **atypische Pneumonie**. Im Zusammenhang mit dem in der Untersuchung beschriebenen Exanthem könnte es sich um eine Infektion mit **Mykoplasmen** handeln. Beweisend dafür ist die serologische Untersuchung auf mykoplasmenspezifische Antikörper.

Diagnose: Infekt der oberen Luftwege mit atypischer Pneumonie, ausgelöst durch Mykoplasmen.

Welche Differentialdiagnosen kommen in Betracht?

Folgende Differentialdiagnosen kommen in Betracht:
Psittakose-, Ornithose- und Masernpneumonie lassen sich anamnestisch abklären.
Tuberkulose kann durch Hauttest, Sputumuntersuchung und Röntgenuntersuchung ausgeschlossen werden.
Gegen eine Viruspneumonie, wie Influenza-, Parainfluenza-, Adeno-, RS-Virus-Pneumonie, sprechen die Entzündungszeichen. Sie werden durch eine positive Mykoplasmenserologie ausgeschlossen.

Differentialdiagnosen der Mykoplasmenpneumonie:
- Psittakose-, Ornithose- und Masernpneumonie
- Tuberkulose
- Viruspneumonie.

Wie gehen Sie weiter vor?

Bis zum Erhalt der serologischen Ergebnisse therapieren Sie die Patientin mit einem Makrolidantibiotikum, beispielsweise Erythromycin. Da der Allgemeinzustand der Patientin deutlich reduziert ist, nehmen Sie sie stationär auf.
Wenn die Patientin noch ausreichend trinken kann, benötigt sie keine Infusion, da die Makrolidantibiotika fast nur oral verabreicht werden. Sie ordnen zusätzlich Mukolytika und Inhalationen mit physiologischer Kochsalzlösung an. Die Patientin muss nicht isoliert werden, da das Infektionsrisiko relativ gering ist.

Therapie von Mykoplasmeninfektionen: Makrolidantibiotika, zum Beispiel Erythromycin.

▷ **Verlauf**
Unter der antibiotischen Behandlung bessert sich der Zustand der Patientin rasch. Nach zwei Tagen ist sie fieberfrei. Das Exanthem beginnt abzublassen. Zum Ausschluss einer Tuberkulose führen Sie noch einen GT-10-Test durch. Dieser ist negativ.
Die serologischen Untersuchungen zeigen einen Titer von 1:160 in der Partikelagglutination und ein positives IgM gegen Mycoplasma pneumoniae. Das IgG ist negativ. Dies spricht für eine akute Infektion. Titer von 1:60 oder höher werden als frische Infektion gewertet. Es gibt aber auch frische Mykoplasmeninfektionen, bei denen die anfängliche Serologie noch negativ ist. Dabei zeigt sich dann im Verlauf ein Titeranstieg.
Die Therapie mit Erythromycin sollte für mindestens zehn Tage durchgeführt werden.

Das Ansprechen auf die Therapie ist anfänglich zögerlich, nach fünf Tagen ist die Patientin jedoch fieberfrei. Nach zwei weiteren Tagen ist ihr klinischer Zustand deutlich besser, sodass sie nach Hause entlassen werden kann.

Was wissen Sie über Mykoplasmeninfektionen?

Mykoplasmeninfektionen können die verschiedensten Formen annehmen. Charakteristisch ist die atypische Pneumonie. Häufige extrapulmonale Komplikationen sind: Kältehämagglutinine (<50% der Fälle), hämolytische Anämien, Kopfschmerzen, Erbrechen, Diarrhö, Myalgie, Arthralgie, Exanthem (25%). Selten treten Meningitis, Meningoenzephalitis, Myokarditis, Perikarditis, Erythema nodosum, Hepatitis, Polyradikulitis, Stevens-Johnson-Syndrom (Erythema exsudativum multiforme) oder Pleuritis auf. Die Rekonvaleszenz kann außerordentlich verzögert sein. Der Krankheitsverlauf kann Wochen bis Monate dauern. Nach Heilung Restitutio ad integrum.

Die Ansteckung erfolgt durch Tröpfcheninfektion, allerdings mit geringer Infektiosität; Inkubationszeit: 1–3 (max. 5) Wochen.

Komplikationen bei Mykoplasmeninfektionen:
- atypische Pneumonie
- Exanthem mit kokardenartigen Effloreszenzen
- Gelenkschwellungen
- Meningitis, Enzephalitis, Myelitis
- Myokarditis
- Erythema nodosum.

Quintessenz:
Die Mykoplasmenpneumonie ist eine häufige Erkankung des Kindes- und Jugendalters. Sie beginnt oft schleichend mit uncharakteristischen Prodromi wie Kopfschmerzen, trockenem Husten und Fieber. Klinik und Serologie weisen zur Diagnose. Die Behandlung erfolgt durch Gabe eines Makrolidantibiotikums. Die Rekonvaleszenz kann außerordentlich verzögert sein und der Krankheitsverlauf daher Wochen bis Monate dauern.

Fall 35

▷ **Anamnese**

Ein weibliches Neugeborenes wird bereits am ersten Lebenstag aus der Geburtsklinik in Ihre Kinderklinik überwiesen, da bei ihm einige körperliche Stigmata aufgefallen waren. Sophie zeigt eine Vierfingerfurche, Sandalenlücken (= vergrößerter Abstand zwischen der I. und II. Zehe) sowie an beiden Augen einen Epikanthus und eine Schrägstellung der Lidachsen von außen oben nach innen unten.

Wie lautet Ihre Prima-vista-Diagnose? Wie häufig wird sie gestellt?

Auf den ersten Blick sollte man zuerst an ein Down-Syndrom (Trisomie 21) denken. Mit 1:700 Lebendgeburten stellt das Down-Syndrom die häufigste autosomale Chromosomenaberration dar.

Nach welchen weiteren äußerlichen körperlichen Stigmata suchen Sie?

Neben den aufgeführten könnten noch folgende Stigmata bei Sophie vorliegen: Brachyzephalie, Ohrmuscheldysplasie, Hypertelorismus, Akromikrie (kleine Hände, Füße, Nase), Brachydaktylie, Klinodaktylie V (Einwärtskrümmung der Endphalangen des kleinen Fingers), Brushfield-Spots (kleine weiße Sprenkel auf der Iris des Auges), Makroglossie, Minderwuchs.

▷ **Aufnahmebefund**

Bei der körperlichen Untersuchung des wachen Neugeborenen fällt Ihnen neben den oben bereits beschriebenen Stigmata eine allgemeine Muskelhypotonie mit Überstreckbarkeit der Gelenke auf. **Abdomen**, **Pulmo** und **HNO** unauffällig. **Neuro**: Reflexe altersgerecht auslösbar. **Cor**: Über dem Herzen auskultieren Sie ein Systolikum und einen konstant gespaltenen 2. Herzton. Beim Schreien wird Sophie mäßig zyanotisch.

An welche Fehlbildung sollten Sie bei diesem Befund denken? Welche weiteren Missbildungen der inneren Organe treten beim Down-Syndrom relativ häufig auf?

Bei diesem auskultatorischen Befund sollte sofort an Herzfehler gedacht werden, denn diese stellen mit 50 % unter den Down-Syndrom-Fällen die häufigsten organischen Fehlbildungen dar. Neben Septumdefekten findet sich häufig insbesondere ein kompletter Atrioventrikularkanal (AV-Kanal). Dabei geht ein tief sitzender Vorhofseptumdefekt kontinuierlich in einen Ventrikelseptumdefekt über. Im Gefolge liegen AV-Klappen-Anomalien vor.

Daneben bestehen bei Kindern mit Down-Syndrom häufiger **Stenosen/Atresien des Verdauungstrakts** v.a. Duodenalstenose (meist durch Pankreas anulare bedingt) sowie ein Megakolon und Fehlbildungen der **ableitenden Harnwege**. Des Weiteren neigen sie zu **Immunschwäche** und zu **Malignomen** (besonders Leukämien) und leiden an **Augenfehlbildungen** (bei 3 % konnataler Katarakt, bei 50 % Strabismus und bei 75 % Refraktionsfehler). Männer mit Down-Syndrom sind im Gegensatz zu Frauen meist infertil (Hypogonadismus).

Welche Diagnostik leiten Sie nun bei Sophie ein? Welche Ergebnisse erwarten Sie?

Sie veranlassen sofort ein **EKG**, ein **Röntgen-Thorax** sowie eine **Echokardiographie**. Des Weiteren müssen das Trinkverhalten und die Verdauungstätigkeit von Sophie genau beobachtet werden, um Fehlbildungen im Verdauungstrakt frühestmöglich zu erkennen. Dafür führen Sie auch eine Sonographie durch. Zusätzlich sollte bald ein Screening hinsichtlich Augenfehlbildungen und Augenerkrankungen durchgeführt werden, denn jede Sehstörung behindert auch die geistige Entwicklung.

Ergebnisse
In Sophies **EKG** sieht man wie beim Vorhofseptumdefekt vom Primumtyp einen überdrehten Linkstyp.
Die **Röntgenaufnahme** des Thorax zeigt eine Querverbreiterung des Herzens und eine vermehrte Lungengefäßzeichnung (H. a. Links-rechts-Shunt).
In der **Echokardiographie** erkennt man einen offenen AV-Kanal.

▷ **Verlauf**
Sie klären die Eltern der kleinen Sophie in einem ausführlichen Gespräch zunächst über die Bedeutung der Diagnose ihrer Tochter und die sich daraus ergebenden Folgen auf. Diese reagieren vollkommen verstört und sind mit der Situation überfordert. Sie schlagen ihnen vor, Sophie aufgrund ihrer Herzfehlbildung zunächst so bald wie möglich in einem kinderkardiologischen Zentrum vorzustellen, um eine Operation frühzeitig planen zu können.
Des Weiteren sollten Sie den Eltern die Möglichkeit einer fortdauernden ärztlichen Betreuung Sophies anbieten. Die notwendigen Impfungen (insbesondere gegen Pneumokokken) und auch die Inanspruchnahme sozialer Hilfeleistungen und spezieller Therapien (Physio-, Ergo-, Sprachtherapie) müssen eingeleitet und abgesichert werden.

Die Eltern von Sophie möchten nun wissen, wie die Prognose hinsichtlich der geistigen und körperlichen Entwicklung aussieht und wie hoch die Lebenserwartung ist.

Sie erklären den Eltern, dass die Kinder im Wachstum und in der statomotorischen Entwicklung zurückbleiben. Ihr IQ liegt meist um die 50. Schwer fällt ihnen besonders das abstrakte Denken, während sie bei manuellen Tätigkeiten gute Fähigkeiten erwerben können.
Die Lebenserwartung ist in der Regel vermindert. Dies liegt an einem beschleunigten Alterungsprozess und ist auch abhängig vom Ausmaß der Organfehlbildungen und dem Auftreten weiterer Erkrankungen. Diese Informationen sollten jedoch in mehreren Gesprächen gegeben werden.

Prognose: Kinder mit Trisomie 21 bleiben in der psychomotorischen Entwicklung zurück, erreichen einen IQ um die 50. Die Lebenserwartung ist in der Regel vermindert.

▷ **Verlauf**
In den nächsten Gesprächen mit Sophies Eltern äußern diese den Wunsch, ein weiteres Kind zu bekommen. Beide sind Mitte 30 und Sophie war ihr erstes Kind. Jetzt möchten die Eltern von Ihnen wissen, wie Sophies genetische Fehlbildung überhaupt entstanden ist und wie hoch das Risiko für ein erneutes Down-Syndrom beim nächsten Kind ist.

Fall 35

> Erklären Sie die Entstehungsmechanismen einer Trisomie. Wie hoch ist das Wiederholungsrisiko? Gibt es die Möglichkeit einer Pränataldiagnostik beim Down-Syndrom?

- Grundsätzlich empfehlen Sie den Eltern, bei einer genetischen Beratungsstelle vorstellig zu werden, erklären vorab jedoch:
- In etwa 95 % der Fälle liegt eine freie Trisomie 21 vor, deren Ursache in einer Oogenesestörung (meist primäres Non-Disjunction in der Meiose) zu finden ist. Dafür spricht auch das häufigere Auftreten des Down-Syndroms mit steigendem Alter der Mutter bei der Geburt.
- In ca. 5 % liegt eine Translokationstrisomie vor: Bei einem gesund erscheinenden Elternteil besteht eine „balancierte" Translokation eines Chromosoms 21 mit einem anderen Chromosom (meist aus der D-Gruppe). Nach der Reifeteilung und Paarung mit einer anderen normalen Keimzelle kann es bei einem Fall der Nachkommen zur Trisomie 21 kommen.
- In 1 % der Fälle liegen Mosaiktrisomien vor; hier ist es erst während der Furchungsteilungen – nach Vereinigung der Keimzellen zur Zygote – zur Non-Disjunction der Schwesterchromatiden gekommen. Somit liegt neben einer Zelllinie mit Trisomie 21 noch eine Zelllinie mit normalem Chromosomenbefund vor. Daher beobachtet man eher Schwachformen der Symptomenausprägung.

Die Chromosomenanalyse gibt Aufschluss über den vorliegenden Typ der Trisomie und erleichtert die genetische Beratung der Eltern.

Das Wiederholungsrisko steigt bei der freien Trisomie 21 mit dem Alter der Mutter.

Eine pränatale Diagnostik ist per Amniozentese ab der 11./12. SSW möglich.

Entstehungsmechanismen einer Trisomie 21: in 95 % freie Trisomie, in 4 % Translokationstrisomie, in 1 % Mosaiktrisomie. Pränataldiagnostik ab der 11./12. SSW möglich.

> **Quintessenz:**
> Die Trisomie 21 ist die häufigste mit dem Leben vereinbare Chromosomenanomalie. Neben typischer Dysmorphiezeichen (mongoloide Lidachse, Vierfingerfurche, Sandalenlücke) haben die Kinder gehäuft Herzvitien und Fehlbildungen des Verdauungstrakts. Sie sind häufig hypoton und immer – jedoch in unterschiedlichen Maß – retardiert. Das Risiko einer Trisomie 21 steigt mit wachsendem Alter der Mutter. Eine pränatale Diagnose per Amniozentese ist möglich und wird ab dem 35. LJ empfohlen.

Fall 36

▷ **Anamnese**

Sie nehmen den drei Monate alten Stefan zur Leistenhernienoperation auf. Er ist ein ehemaliges Frühgeborenes der 34. SSW. Der postpartale Verlauf war unkompliziert. Bis auf die seit der zweiten Lebenswoche bekannten Leistenhernien liegen keine gesundheitlichen Probleme vor.

▷ **Untersuchungsbefund**

Sehr zarter Säugling in gutem AZ, Gewicht 5200 g, Haut rein, Turgor gut, Schleimhäute feucht, Fontanelle im Niveau, kapilläre Füllungszeit < 2 s, keine Lymphadenopathie, **HNO:** Trommelfelle bds. spiegelnd, Gehörgänge unauffällig, Rachen blande, **Lunge** gut belüftet, Eupnoe. **Cor:** Herztöne rein, keine pathologischen Herzgeräusche; **Abdomen:** weich, kein Druckschmerz, keine HSM, DG über allen vier Quadranten auskultierbar; **Neuro:** Pupillen isokor, Lichtreaktion prompt, Reflexe altersentsprechend, lebhafte, seitengleiche Spontanmotorik, Genitale altersgemäß, deutliche Leistenhernie bds. Diaphanoskopie: keine Transparenz. Keine sichtbaren Fehlbildungen.

Welche präoperativen Untersuchungen führen Sie durch?

Routinemäßig führen Sie eine Blutentnahme mit Blutbild, Differentialblutbild, CrP, GPT, Kreatinin, Elektrolyten und Gerinnung durch.

▷ **Ergebnisse**

Elekrolyte, Leber- und Nierenwerte sowie Gerinnungsstatus sind unauffällig. Hb 7,2 g/dl, Hkt 27 %, Leukozyten 5,2/nl, Thrombozyten 235/nl.

Was fällt Ihnen auf? Welche Konsequenzen ziehen Sie aus diesen Ergebnissen?

Die obigen Ergebnisse mit dem niedrigen Hb- und Hkt-Wert führen zu der Diagnose einer Anämie. Um diese Diagnose weiter zu differenzieren, müssen zusätzliche Blutentnahmen durchgeführt werden. Die Operation wird zunächst verschoben.
Eine Transfusion ist bei den vorliegenden Werten noch nicht notwendig, insbesondere da der Patient keine klinischen Zeichen wie Tachykardie oder Tachypnoe sowie keine fehlende Belastbarkeit (Trinkschwäche) zeigt.

Welche Blutentnahmen schlagen Sie vor und wie lautet Ihre Verdachtsdiagnose?

Ein erweitertes Blutbild mit MCV, MCHC, Retikulozyten sowie ein Ausstrich geben weitere Informationen über die Genese der Anämie. Hämolyseparameter wie LDH, Bilirubin und Haptoglobin können eine hämolytische Anämie ausschließen oder bestätigen.

Ergebnisse des erweiterten Blutbilds

Hb 7,1 g/dl, Hkt 27 %, MCV 62 fl, MCHC 27 %, MCH 17 pg, Retikulozyten 7‰, im Blutausstrich ist eine Mikrozytose mit Anisozytose und farbstoffarmen Anulozyten zu sehen. LDH, Haptoglobin und Bilirubin liegen im Normbereich. Diese Ergebnisse grenzen die schon vermutete Anämie weiter ein. Es handelt sich um eine mikrozytäre Anämie ohne Zeichen einer Hämolyse.

Seitenrand:

36

Drei Monate altes ehem. Frühgeborenes der 34. SSW mit bekannten Leistenhernien.

Hämolyse?

Hämolyseparameter wie LDH, Bilirubin und Haptoglobin können eine hämolytische Anämie ausschließen oder bestätigen. Niedrige Hb- und Hkt-Werte sowie eine Mikrozytose mit Anisozytose und farbstoffarmen Anulozyten im Blutausstrich weisen auf eine Eisenmangelanämie hin.

BBD
Fe Status
Retikulozyten

Ursachen der mikrozytär-hypochromen Anämie sind:
- Eisenmangelanämie
- Thalassämie
- sideroachrestische Anämie
- Vitamin-B$_6$-Mangel-Anämie.

Welche Differentialdiagnose erwägen Sie?

Die häufigste Form der mikrozytär-hypochromen Anämie ist die Eisenmangelanämie. Mikrozytär-hypochrome Anämien liegen jedoch auch vor bei der **Thalassämie**, der **sideroachrestischen Anämie** und bei der **Vitamin-B$_6$-Mangel-Anämie**.

Welche der Diagnosen erscheint Ihnen am wahrscheinlichsten und welche Untersuchungen müssen Sie zur Bestätigung der Diagnose noch durchführen?

Aufgrund der Anamnese erscheint die nahe liegendste Erkrankung eine Frühgeboreneneisenmangelanämie zu sein. Um diese Verdachtsdiagnose zu bestätigen, bestimmen Sie noch Eisen, Ferritin und Transferrin.
Die Ergebnisse der Untersuchungen lauten wie folgt:
Eisen im Serum ist 20 µg/dl (Normwert bei kleinen Säuglingen: 30–100 µg/dl), Ferritin ist 8 ng/ml (Normwert bei kleinen Säuglingen: 8–40 ng/ml), Transferrin 600 mg/dl (Normwert bei kleinen Säuglingen: 200–400 mg/dl), die totale Eisenbindungskapazität 550 g/dl.
Damit liegt die typische Konstellation einer Eisenmangelanämie vor.

Was wissen Sie über die Eisenmangelanämie?

Die Eisenmangelanämie ist die häufigste Anämieform. Ursachen sind entweder eine verminderte Aufnahme, z. B. alimentär bedingt oder bei Malabsorption, ein erhöhter Bedarf, z. B. nach Blutverlust oder bei Frühgeborenen, eine gestörte Eisenverwertung, z. B. bei Infektion, oder Eisenverlust beispielsweise durch Blutverlust.

Wie sieht die Therapie aus? Was müssen die Eltern beachten?

Die Eisenmangelanämie wird durch oral verabreichte Eisenpräparate behoben. Für Säuglinge haben sich Ferro-Tropfen (Eisen(II)-Glycin-Sulfat-Komplex) in einer Dosierung von 3–5 mg/kg bewährt. Das Blutbild normalisiert sich allerdings erst im Verlauf von mehreren Wochen. Der Stuhlgang kann unter der Eisensubstitution schwarz verfärbt sein.
Da es sich bei der geplanten Leistenhernien-Op um einen elektiven Eingriff handelt sollte die Durchführung der Operation wenn möglich, so lange verschoben werden, bis sich die Blutwerte normalisiert haben.

> **Quintessenz:**
> Die Eisenmangelanämie ist die häufigste Anämieform. Sie ist über ein Blutbild und die Bestimmung von Ferritin, Eisen und Transferrin diagnostizierbar. Die Therapie besteht in der oralen Eisensubstitution über 4–6 Monate bis zum Erreichen normaler Eisenwerte.

Fall 37

▷ **Anamnese**
Ihnen wird der fünf Monate alte Jakob vorgestellt, der seit ein paar Wochen rezidivierend erbricht. Die vom Kinderarzt empfohlenen, bereits mehrfach durchgeführten Teepausen führten zwar vorübergehend zum Sistieren des Erbrechens, bei Verfütterung normaler Kost aber erbrach sich Jakob erneut.
Die Mutter erzählt Ihnen, dass Jakob seit seiner Geburt mit einer adaptierten Milchnahrung gefüttert wird und darunter zunächst auch gut gediehen ist. Seit einigen Wochen habe sie auf Anraten des Kinderarztes mit der Beifütterung von Obst- und Gemüsekost begonnen.

▷ **Aufnahmebefund**
Weinerlicher männlicher Säugling in reduziertem AZ, blasse Haut, Gewicht 5900 g, Temperatur 37,0 °C. **Cor/Pulmo:** auskultatorisch o. B. **Abdomen:** weich, Leber 3,5 cm unter dem rechten Rippenbogen, Milz nicht tastbar. **HNO:** infektfrei. **Neuro:** altersentsprechende Entwicklung, o. p. B., Reflexe altersgerecht auslösbar.

| **Ist Jakobs Gewicht altersangemessen?**
| **Welche Fragen zur Anamnese müssen Sie**
| **in diesem Zusammenhang unbedingt noch stellen?**

Jakobs Gewicht liegt mit 5900 g bei einem Alter von fünf Monaten noch im Normbereich. Jedoch zeigt die Wachstumskurve einen Knick mit ca. vier Monaten.
Großen Wert bei der Anamnese sollte man auf die genaue Beschreibung der Fütterungsgewohnheiten legen: Wie oft die Mutter was und in welchen Mengen füttert, und ob sie an das „Bäuerchen danach" denkt. Bestehen dann noch Zweifel an der Fütterungstechnik, sollte man die Mutter vorsichtig darum bitten, das Füttern einmal vorzuführen. Weiterhin ist es wichtig die Stuhlgewohnheiten zu erfragen.

| **Welche Diagnosen und Differentialdiagnosen**
| **ziehen Sie bei Erbrechen im Säuglingsalter in Erwägung?**

- Falsche Fütterungstechnik, nicht angemessene Nahrung
- Obstruktionen: Pylorushypertrophie, Volvulus, Hiatushernie, Invagination, M. Hirschsprung
- Infektionen: Gastroenteritis, aber auch Atemwegs- und Harnwegsinfektionen
- Nahrungsmittelunverträglichkeit: Kuhmilchproteinintoleranz, Zöliakie, Fruktoseintoleranz u. a.
- Erhöhter Hirndruck: Tumor, posttraumatisches subdurales Hämatom
- Medikamente.

▷ **Verlauf**
Bei Jakob wird zunächst unter stationären Bedingungen ein erneuter **diätetischer Therapieversuch** durchgeführt. Während der Teepause kommt es zu keinem Erbrechen, der AZ bessert sich deutlich. Auch Heilnahrung verträgt Jakob gut, und, wie die Kinderkrankenschwestern beobachteten, es gibt an der Fütterungstechnik von Jakobs Mutter nichts auszusetzen. Nach vier beschwerdefreien Tagen wird Jakob auf normale Kost (adaptierte Milch und Gemüsegläschen) umgestellt, und sofort tritt das Erbrechen erneut auf. Am fünften stationären Tag wird von einer Kinderkrankenschwester ein **tonisch-klonischer Krampfanfall** beobachtet,

der spontan nach ca. einer Minute sistiert. Im Anschluss an dieses Krampfgeschehen erheben Sie die folgenden Laborbefunde:
Natrium 133 mmol/l; Kalium 3,9 mmol/l; Kalzium 2.3 mmol/l; Phosphat 2,7 mmol/l; Magnesium 2,0 mmol/l; **Blutzucker 8 mg/dl**; GOT 51 U/l; GPT 72 U/l; BSG 2/5; Hämoglobin 11,8 g/dl; Leukozyten 5/nl; Thrombozyten 210/nl; Harnsäure 8 mg/dl; Laktat 3 mmol/l; Urinstix: Proteinurie, Glukosurie leichteren Ausmaßes.

Hinweise für Verdachtsdiagnose Fruktoseintoleranz: Zusammenhang des Erbrechens mit Beifütterung von Obst und Gemüse, Hepatomegalie, erhöhte Transaminasen, Proteinurie, Glukosurie, hypoglykämischer Krampfanfall.

| Durch den Verlauf können einige Differentialdiagnosen ausgeschlossen werden. Wie lautet Ihre Verdachtsdiagnose bei Jakob und wie können Sie sie sichern?

Es besteht der dringende Verdacht auf eine **Fruktoseintoleranz**. Dafür sprechen das Sistieren der Symptomatik bei fruktosefreier Ernährung und die typischen Laborwerte: Blutglukose ↓↓, Serumphosphat ↓, Harnsäure ↑, Magnesium ↑, Serumlaktat ↑. Die Diagnose kann endgültig durch eine molekulargenetische Untersuchung des Fruktosealdolasegens bestätigt werden. Sollte sich keine Mutation finden, der klinische Verdacht aber weiter bestehen, sollte eine Leberbiopsie zur Bestimmung der Enzymaktivität durchgeführt werden.
Gegen andere Ursachen spricht:
- Durch die Beobachtung der Kinderkrankenschwestern findet sich kein Anhalt für falsches Fütterungsverhalten.
- Gegen die Möglichkeit anatomischer Obstruktionen spricht die Tatsache, dass Jakob Tee und Heilnahrung gut vertragen hat.
- Auch eine Infektion kann ausgeschlossen werden, Jakob hat weder Fieber, noch erhöhte Entzündungsparameter oder ein organisches Entzündungskorrelat.
- Des Weiteren finden sich keine Anzeichen für einen erhöhten Hirndruck, die Mutter verneint jegliche Medikamentengabe.
- Das Erbrechen scheint mit der Beifütterung von Obst und Gemüse zusammenzuhängen. Des Weiteren finden sich eine Hepatomegalie, erhöhte Transaminasen, eine Proteinurie und Glukosurie und anamnestisch ein spontan sistierender Krampfanfall bei postprandialer Hypoglykämie. Dies alles spricht für die Verdachtsdiagnose „Fruktoseintoleranz".

Diagnostik bei V. a. Fruktoseintoleranz: Molekulargenetik, Enzymbestimmung aus Leberpunktat und Dünndarmbiopsat.

Ätiologie der Fruktoseintoleranz: autosomal-rezessiv vererbbare Stoffwechselstörung. Anstau von Fruktose-1-Phosphat in den Zellen von Leber, Dünndarm und Niere. Ca. 30 min. nach Fütterung fruktosehaltiger Nahrung kommt es zur Hypoglykämie mit den typischen Symptomen. Längerfristig Leberzellschädigung und renale Azidose.

| Jakobs Mutter möchte nun wissen, wie diese Erkrankung überhaupt entsteht und welche Auswirkungen sie hat!

Die hereditäre Fruktoseintoleranz ist ein autosomal-rezessiv vererbter Defekt der Fruktosealdolase. Heterozygote wie Jakobs Mutter sind gesund. Bei der homozygoten Form staut sich Fructose-1-Phosphat als toxischer Metabolit in den Zellen von Leber, Dünndarm und Niere an und schädigt diese. Etwa eine halbe Stunde nach Fütterung fruktosehaltiger Nahrung kommt es zur Hypoglykämie mit den typischen Symptomen Schwitzen, Zittern, Unruhe und Erbrechen, im Extremfall sogar zu Krampfanfällen. Bei fortgeschrittener Leberzellschädigung entsteht eine Hepatomegalie, evtl. mit Ikterus und Gerinnungsstörungen. Auch die Niere wird im renal-tubulären Bereich geschädigt, dies kann zu renaler Azidose führen.

▷ **Verlauf**
Unter fruktosefreier Diät erholt sich Jakob innerhalb weniger Tage und legt an Gewicht langsam zu. Nachdem Sie der Mutter die Erkrankung mit ihren Folgen erklärt haben, möchte sie wissen, warum erst jetzt die angeborene Störung aufgefallen ist und nicht bereits beim Neugeborenenscreening.

Woran liegt das?

Leider ist ein Screeningtest (wie z. B. auf Galaktosämie) auf Fruktoseintoleranz in der Neugeborenenperiode nicht möglich!

Erklären Sie Jakobs Mutter, welche Nahrung sie Jakob in Zukunft geben darf und welche weiteren Konsequenzen sich daraus für ihn ergeben. An was muss noch gedacht werden?

Die Therapie der Fruktoseintoleranz besteht aus einer streng fruktosefreien Diät, bzw. Begrenzung der Fruktosezufuhr auf weniger als 1 g Fruktose/d (je nach Patient). Damit darf Jakob niemals Obst essen, denn außer Zitronen enthalten alle Früchte ≥ 1 g Fructose/100 g. Daher sollte bei ihm eine ausreichende Versorgung mit Vitaminen durch die Gabe von fruktosefreien Vitaminpräparaten gesichert werden. Achtung: auch Saccharose und Sorbit enthalten Fruktose! Jakob sollte einen Notfallausweis erhalten, denn in manchen Medikamenten, insbesondere in Säften und Infusionslösungen, ist Sorbit enthalten.

Erlaubt sind z. B. Milch, Fleisch, Fisch, Geflügel, Eier. Meist entwickeln die betroffenen Patienten eine Aversion gegen Süßes und schützen sich damit selbst.

Wie ist die Prognose?

Die Prognose unter kontrollierter Diät ist gut, allerdings lässt sich eine Leberzirrhose durch die Einhaltung einer fruktosefreien Diät nicht immer verhindern!

Quintessenz:

Die hereditäre Fruktoseintoleranz (HFI) ist eine angeborener Mangel an Fruktosealdolase. Typischerweise zeigen sich postprandiale Hypoglykämien nach dem Genuss von Fruktose. Das Manifestationsalter beginnt im frühen Säuglingsalter, kann aber auch erst bei mehreren Jahren liegen. Komplikationen sind Leberzellschaden mit Zirrhose und Tubulopathie. Die Therapie besteht in fruktosefreier Diät. Damit ist die Prognose sehr gut. Diätfehler können aber zu lebensbedrohlichen Krisen führen.

Marginalien:

Es existiert kein Neugeborenenscreening auf Fruktoseintoleranz!

Therapie der Fruktoseintoleranz: fruktosefreie Diät bzw. Begrenzung der Fruktosezufuhr auf weniger als 1 g Fruktose/d. Gabe fruktosefreier Vitaminpräparate. Notfallausweis!

Die Prognose der Fruktoseintoleranz unter kontrollierter Diät ist gut.

Fall 38

Neun Wochen altes NG, ehemaliges FG der 32. SSW, Z. n. Reanimation, Z. n. Hyaline-Membranen-Syndrom mit 4-wöchiger Beatmung. Aktuell Krampfgeschehen, serieller Ablauf von Extremitätenjaktationen mit Kopfbeugung.

▷ **Anamnese**

Bei Lara handelt es sich um ein ehemaliges Frühgeborenes. In der 32. Schwangerschaftswoche kam es bei ihrer Mutter nach bis dahin problemlosem Schwangerschaftsverlauf zu profusen vaginalen Blutungen bei Placenta praevia totalis. Aus mütterlicher Indikation musste unverzüglich die Entbindung durch Sectio caesarea vorgenommen werden. Das Neugeborene war postpartal schwer deprimiert (Apgar 1-1-3), es musste reanimiert werden und wurde unter Beatmung auf die pädiatrische Intensivstation transportiert. Die Röntgenaufnahme des Thorax zeigte eine ausgeprägte Schocklunge und ein Hyaline-Membranen-Syndrom. Lara musste vier Wochen lang beatmet werden, konnte dann aber erfolgreich vom Respirator entwöhnt und auf eine normale Säuglingsstation verlegt werden.

Als Lara neun Wochen alt ist, beobachtet eine Säuglingsschwester eines Morgens bei ihr heftige Jaktationen der Extremitäten. Arme und Beine wurden dabei blitzartig nach vorne geschleudert, der Kopf gleichzeitig gebeugt. Diese Anfälle dauerten wenige Sekunden und wiederholten sich während einiger Minuten mehrfach. Zwischen den Anfällen schrie Lara heftig. Sie als Stationsarzt wurden zwar sofort dazugerufen, aber die Anfälle hatten gerade sistiert.

| **Wie lautet Ihre Verdachtsdiagnose? Womit begründen Sie diese?**

Die Verdachtsdiagnose lautet **Blitz-Nick-Salaam-(BNS)-Epilepsie**, West-Syndrom.

Der Anfallsbeginn im dritten Lebensmonat wie im hier geschilderten Fall ist typisch für die BNS-Epilepsie. Des Weiteren deutet die Beschreibung des Anfalls auf einen Blitzkrampf, eine myoklonische Zuckung mit Kopf- und Rumpfbeugung, Abduktion und Flexion der Arme mit Faustbildung und Flexion der Beine. Für die BNS-Epilepsie ist ebenfalls das serielle Auftreten charakteristisch.

Verdachtsdiagnose: Blitz-Nick-Salaam-Epilepsie.

| **Wie könnten Sie ihre Verdachtsdiagnose sichern?**

Die Diagnose „BNS-Epilepsie" lässt sich durch ein EEG sichern. Dabei unterscheidet man zwischen dem interiktalen und dem iktalen Befund:
- **interiktal:** Hier findet sich der für das BNS-Syndrom typische Befund der Hypsarrhythmie, eine kontinuierliche Folge hoher, langsamer Wellen mit eingeschobenen polymorphen hypersynchronen Potenzialen.
- **iktal:** Hier zeigen sich Anzeichen myoklonischer (Blitz- und Nickkrampf) bzw. tonischer (Salaam-Krampf) Aktivität.

Diagnostik Blitz-Nick-Salaam-Epilepsie: EEG →Hypsarrhythmie. Blutuntersuchung auf Stoffwechselentgleisung. Lumbalpunktion bei V. a. entzündliches Geschehen. Screening auf TORCH. Sonographie, CCT oder MRT z. A. organischer Hirnläsionen.

| **Welche Diagnostik sollten Sie dennoch zum Ausschluss anderer Ursachen einleiten?**

Bei Lara sollte zunächst auch eine Blutuntersuchung durchgeführt werden, um Stoffwechselentgleisungen als Ursache für den Krampfanfall auszuschließen. Besteht der Verdacht auf eine Meningitis oder Enzephalitis sollte eine Lumbalpunktion sowie ein Screening auf die TORCH-Erreger durchgeführt werden. Des Weiteren sollte man neben einer Schädelsonographie auch ein kraniales CT bzw. MRT in Betracht ziehen, um organische Hirnläsionen aufzudecken.

▷ **Verlauf**

Bei Lara finden sich keinerlei Auffälligkeiten im erhobenen Blutbild, sowohl Blutzucker als auch Elektrolyte liegen im Normbereich. Im Anschluss lassen Sie bei ihr ein EEG ableiten. Im EEG ist eine sehr schwere Desorganisation (diffuse gemischte Krampfaktivität oder Hypsarrhythmie) zu sehen. Dies ist typisch für die BNS-Epilepsie.

Die Diagnose bei Lara steht nun fest. Welche Vermutung zur Ätiopathogenese haben Sie bei ihr? Welche anderen Ursachen des BNS-Syndroms kennen Sie?

Bei Lara wird ätiopathogenetisch wahrscheinlich eine durch die perinatale Hypoxie bedingte zerebrale Schädigung für das Leiden verantwortlich sein.
Eine perinatale Hirnschädigung wie bei Lara oder auch pränatale dysgenetische Störungen stellen die häufigsten Ursachen für die BNS-Epilepsie dar. In etwa 20 % liegt dem BNS-Syndrom eine frühkindliche Hirnschädigung durch Enzephalitis oder Enzephalopathie zugrunde, in weiteren 10 % die tuberöse Sklerose (M. Bourneville-Pringle). Auch an genetisch-metabolische Hirnerkrankungen oder Gefäßmissbildungen ist zu denken.

> Ätiopathogenese des BNS-Syndroms: perinatale Hirnschädigung, pränatale dysgenetische Störungen, frühkindliche Hirnschädigung durch Enzephalitis oder Enzephalopathie, tuberöse Sklerose (M. Bourneville-Pringle), genetisch-metabolische Hirnerkrankungen, Gefäßmissbildungen.

Wie schätzen Sie die Prognose ein?

Die Prognose der BNS-Krämpfe ist in der Regel ungünstig. Ca. 30 % der Kinder sterben in den ersten Lebensjahren, bei ca. 50 % tritt im Kleinkindalter ein Lennox-Gastaut-Syndrom mit psychomotorischer Retardierung unterschiedlichen Ausmaßes auf, nur ca. 10 % entwickeln sich psychomotorisch normal.

> Prognose des BNS-Syndroms: ungünstig, nur 10 % der Kinder entwickeln sich psychomotorisch normal.

Welche Therapiemöglichkeiten gibt es für Lara?

Generell gibt es keine kausale Behandlungsmöglichkeit für das BNS-Syndrom. Die symptomatische Therapie hat das Ziel, die Anfälle zum Sistieren zu bringen und das EEG zu „sanieren", d. h. die Hypsarrhythmie zu beseitigen. Allerdings impliziert ein „saniertes" EEG keine einwandfreie psychomotorische Entwicklung! Darüber sollten die Eltern in einem ausführlichen Beratungsgespräch vorsichtig aufgeklärt werden.
Als Mittel der ersten Wahl gelten zur Zeit Vigabatrin und ACTH. Zunächst kommt eine Monotherapie in Betracht. Die Dosis kann an Wirksamkeit und Nebenwirkungen angepasst zunächst gesteigert werden, bis auf ein anderes Präparat umgestellt wird. Zu den Mitteln der zweiten Wahl gehören derzeit Valproat, Benzodiazepine und Kortikosteroide. Lassen sich die Anfälle durch eine Monotherapie nicht beherrschen, kommt eine Kombinationstherapie in Frage. In jedem Fall sind sorgfältige Therapiekontrollen nötig. Je nach Medikament sollten regelmäßige Untersuchungen des Blutbilds, der Gerinnungsfaktoren sowie der Leber- und Nierenwerte erfolgen.

> Therapie des BNS-Syndroms: nur symptomatisch möglich. Aktuelle Therapieempfehlungen: Vigabatrin, ACTH.

Quintessenz:
Das BNS-Leiden oder West-Syndrom ist eine infantile Epilepsieform unterschiedlichster Pathogenese mit typischem Anfallsmuster und EEG-Veränderungen. Die Prognose ist sehr reserviert, da auch bei Anfallsfreiheit ca. 90 % der Kinder retardiert bleiben. Eine eindeutige Therapieempfehlung gibt es nicht, bevorzugt werden Vigabatrin und ACTH eingesetzt.

Fall 39

▷ Anamnese

In Ihrem Nachtdienst kommen Eltern mit ihrem Sohn, dem sieben Jahre alte Jan, zur Aufnahme, da er seit einigen Stunden mit Temperaturen bis 40°C hoch fiebert. Auch unter der Gabe von Paracetamolzäpfchen war die Temperatur nicht wesentlich gesunken. Wie die Eltern berichten, ist Jan ständig krank. Seit Jahren hat er immer wieder mit rezidivierenden Bronchitiden zu kämpfen, wirklich beschwerdefrei ist er nie. Seit zwei Tagen jedoch war Jans Husten wieder deutlich quälender und attackenartig geworden.

▷ Aufnahmebefund

Sie sehen einen dystrophen siebenjährigen Jungen in reduziertem AZ und EZ. Aktuell messen Sie eine Temperatur von 39,9°C, Jan ist schläfrig und kaum ansprechbar. Die Untersuchung von **Cor**, **Abdomen** und dem **HNO**-Bereich ergibt keine Auffälligkeiten. **Pulmo:** bds. grobblasige Rasselgeräusche, exspiratorisches Giemen und verlängertes Exspirium; links basal ist das Atemgeräusch abgeschwächt.

Ergebnisse

Das von Ihnen angeforderte Blutbild ergibt Folgendes: Hämoglobin 13,2 g/dl, Leukozyten 25,7/nl, davon 15 % Stabkernige, 60 % Segmentkernige, 25 % Lymphozyten. BSG: 62/105, CrP 83 mg/l.

IT = 0.2

**Welche Verdachtsdiagnose stellen Sie?
Wie verfahren Sie weiter mit Jan?**

Jan hat die Symptome einer Pneumonie, der Auskultationsbefund und die Entzündungsparameter deuten daraufhin, und er fiebert hoch. Sie sollten bei ihm eine Blutgasanalyse und ein Röntgen-Thorax durchführen, des Weiteren eine forcierte Temperatursenkung und Infusionstherapie. Außerdem muss sein Zustand regelmäßig überwacht werden. Bei Verschlechterung mit Ateminsuffizienz wäre eine O_2-Gabe über die Nasensonde und die Verlegung auf die Intensivstation angebracht.

Ergebnisse

Folgende Befunde ergeben sich in den von Ihnen angeforderten Untersuchungen:
Rö-Thorax: Hier zeigt sich eine Verschattung im linken Unterfeld, außerdem diffuse fleckige Verdichtungen in den übrigen Lungenabschnitten. Links basal kleiner Pleuraerguss.
Venöse BGA: pH 7,28; pCO_2 63 mmHg; pO_2 30 mmHg; BE -5 mmol/l.

▷ Verlauf

Durch die Infusionstherapie und fiebersenkende Maßnahmen stabilisiert sich Jans Zustand etwas, die Entzündungswerte steigen jedoch weiter an. Nach genauerem Nachfragen bei den Eltern ergibt sich, dass Jan nicht nur öfter an Bronchitiden, sondern auch an Enteritiden gelitten hat. Auf diese häufigen Erkrankungen führen die Eltern auch seine Dystrophie zurück. Des Weiteren geben die Eltern an, Jans Stühle seien immer voluminös, übel riechend und fettglänzend.

Siebenjähriger Junge, reduzierter AZ und EZ, dystroph. Temperatur 39,9°C, schläfrig. Pulmonaler Auskultationsbefund: bds. grobblasige Rasselgeräusche, exspiratorisches Giemen und verlängertes Exspirium; Atemgeräusch links basal abgeschwächt. Deutlich erhöhte Entzündungsparameter. Anamnestisch rezidivierende Bronchitiden.

Verdachtsdiagnose: Pneumonie. Stationäre Aufnahme zur Infusionstherapie und Fiebersenkung, BGA, Rö-Thorax, Überwachung, ggf. O_2-Gabe und Intensivtherapie.

Weitere anamnestische Angaben: neben Bronchitiden auch rezidivierende Enteritiden und voluminöse Stühle, übel riechend und fettglänzend.

Fall 39

Welche Grunderkrankung vermuten Sie aufgrund dieser Angaben? Wodurch können Sie diese bestätigen?

Bei Jan könnte nach den Angaben der Eltern eine **Mukoviszidose** vorliegen. Dabei scheint es sich um eine gemischt pulmonal-intestinale Verlaufsform zu handeln, worauf die rezidivierenden Enteritiden und Bronchitiden hinweisen.
Die Diagnose können Sie mit einem mehrfach wiederholten Schweißtest sichern, falsch positive wie falsch negative Befunde gibt es häufiger!
Diffenerntialdiagnostisch sollte an einen α_1-Antitrypsinmangel gedacht werden.

Verdachtsdiagnose **Mukoviszidose**. Weiteres Vorgehen: Schweißtest (mehrfach wiederholen!), im geschilderten Fall Sputumuntersuchung und Blutkultur, Breitspektrumantibiose.

Welche Konsequenzen hat dies für die weitere Diagnostik und Therapie bei Jan?

Aufgrund der Annahme einer Mukoviszidose sollten Sie im Fall von Jan zusätzlich eine Sputumuntersuchung und Blutkultur veranlassen, sowie im Anschluss eine i. v. Breitspektrumantibiose (z. B. mit einem Cephalosporin) einleiten.

▷ **Verlauf**
Der Schweißtest ergibt eine Ausscheidung von 105–115 mmol Na/l Schweiß, die Sputumuntersuchung eine Besiedlung mit Staphylococcus aureus.

Zu welcher Komplikation ist es also aktuell gekommen? Stellen Sie die antibiotische Therapie um?

Jan leidet offensichtlich unter Mukoviszidose und ist damit generell einem erhöhten Risiko für Lungenerkrankungen ausgesetzt. Nun kam es zu einer **Staphylokokkenpneumonie** des linksseitigen Unterlappens mit beginnender Pleuritis. Die antibiotische Therapie sollte auf eine staphylokokkenwirksame und auf Resistenzen abgestimmte i. v. Antibiose (z. B. Cefuroxim) umgestellt werden.

Aktuelle Komplikation: **Staphylokokkenpneumonie**. Konsequenz: Umstellung der Antibiose auf ein staphylokokkenwirksames Präparat.

Welche adjuvante Therapie lassen Sie Jan zukommen?

Jan sollte zunächst per infusionem und später oral reichlich Flüssigkeit zugeführt werden. Des Weiteren helfen Inhalationen mit 0,9 %iger NaCl-Lsg. und einem Bronchospasmolytikum sowie Mukolyse, um die obstruktive Komponente mitzubehandeln. Sie beginnen frühzeitig mit der Atemgymnastik, soweit der Zustand des Patienten dies erlaubt.

Adjuvante Therapie: reichlich Flüssigkeit, Inhalationen, Physiotherapie.

▷ **Verlauf**
Unter der neuen Antibiose erholt sich Jan deutlich. Nach einigen Tagen entfiebert er, allerdings finden sich in der Röntgenkontrolle nach einer Woche noch deutliche Lungenverschattungen. Die Antibiose bei Mukoviszidose sollte insgesamt mindestens drei Wochen durchgeführt werden. Die Eltern von Jan möchten nun wissen, was die Diagnose Mukoviszidose bedeutet und welche Konsequenzen sich daraus ergeben.

Was wissen Sie zur Ätiologie der Mukoviszidose? Welche Organe sind betroffen?

Die Mukoviszidose ist mit einer Häufigkeit von 1:2000 eine der häufigsten autosomal-rezessiven Erkrankungen. Der Gendefekt betrifft das CTFR-Gen, das für einen Chloridkanal codiert. Dadurch entsteht eine Störung der Wasser- und Elektrolytströme durch die Zellmembran. Davon sind insbesondere die exkretorischen Drüsen betroffen, deren Ausführungsgänge verstopfen und die durch die konsekutive Entzündung bis zum Funktionsverlust geschädigt werden.

In erster Linie werden so die mukoziliare Clearance der Lunge, der exokrine Pankreasanteil, die Gallebildung in der Leber, die Schweißdrüsen und die Samenleiter beim Mann sowie die Drüsen in Nase/Nasennebenhöhlen und im Darm geschädigt.

Welche langfristige Therapie ist bei Jan erforderlich?

Eine kausale Therapie der Mukoviszidose ist bislang nicht bekannt. Die Behandlung soll die Symptome mildern und Komplikationen verhüten.
Bezüglich der pulmonalen Erscheinungen haben sich folgende Verfahren bewährt:
- **Physiotherapie** (Thoraxklopf-, Vibrations- und Lagerungsmassagen, Atemgymnastik)
- **Mukolyse**: a) durch mehrmals am Tag vorzunehmende Inhalation der Mukolytika, b) durch orale Einnahme der Mukolytika
- O_2-**Langzeittherapie**, zunächst nachts, später auch tagsüber notwendig
- **Antibiotika:** bei akuter Exazerbation über mindestens drei Wochen in Maximaldosierung (v. a. gegen Staphylokokken und Pseudomonas)
- Lungentransplantation: bei pulmonaler Globalinsuffizienz möglich

Bezüglich der intestinalen Erscheinungen empfiehlt sich Folgendes:
- häufigere Mahlzeiten mit **hoher Kalorienzufuhr** (wegen der chronischen Verdauungsinsuffizienz)
- erhöhte Zufuhr von Eiweiß und Kohlenhydraten
- verminderte Zufuhr von Fett, dafür aber Zusatz von **mittelkettigen Triglyceriden**
- Substitution von **Pankreasfermenten**
- Substitution fettlöslicher **Vitamine und von Eisen**.

Zusätzlich sollte eine langjährige Betreuung durch ein Mukoviszidosezentrum, Schulung von Eltern und Kind sowie gegebenenfalls eine psychologische Begleitung eingeleitet werden.

Welche Komplikationen können sich bei Jan noch ergeben?

Wichtige Komplikationen der Mukoviszidose sind:
- Salzverlustsyndrom: Elektrolytentgleisungen mit Kreislaufkollaps bei Hitze oder Fieber
- chronische Bronchitis, rezidivierende Pneumonien
- Pneumothorax, obstruktives Emphysem, Atelektasen, Bronchiektasen, Hämoptysen
- respiratorische Insuffizienz
- pulmonaler Hypertonus

Ätiologie der Mukoviszidose: autosomal-rezessiv erbliche genetische Störung, betreffend den Chloridkanal v. a. exokriner Drüsen. Die Folge sind Schädigungen von Lunge, Pankreas, Leber, Nasennebenhöhlen und Darm sowie Infertilität.

Langfristige Therapie: Physiotherapie, Mukolyse, O_2-Langzeittherapie, Antibiotika, ggf. Lungentransplantation, hohe Kalorienzufuhr, Zusatz von mittelkettigen Triglyceriden, Substitution von Pankreasfermenten, Substitution fettlöslicher Vitamine und von Eisen.

Komplikationen: Salzverlustsyndrom, chronische Bronchitis, rezidivierende ▽

- Rechtsherzinsuffizienz (→ Digitalisierung!)/Cor pulmonale
- Leberzirrhose (bei Befall der Schleimdrüsen der intrahepatischen Gallengänge)
- Diabetes mellitus (in späterem Stadium durch zystisch-fibrotische Umwandlung des Pankreas)
- Osteoporose
- Rektumprolaps
- DIOS (distales intestinales Obstruktionssyndrom).

Pneumonien, respiratorische Insuffizienz, pulmonaler Hypertonus, Rechtsherzinsuffizienz, Leberzirrhose, Diabetes mellitus, DIOS.

Wie ist die Prognose der Grundkrankheit?

Die Mukoviszidose ist eine unheilbare Krankheit. Entscheidend für die Prognose ist das Maß der irreversiblen pulmonalen Veränderungen. Der Tod wird meist durch irreversible kardiopulmonale Insuffizienz verursacht.

Durch frühzeitige Entdeckung der Krankheit und konsequente Durchführung der oben erwähnten prophylaktischen und therapeutischen Maßnahmen erreichen heute viele Mukoviszidosepatienten das vierte Lebensjahrzehnt.

Prognose der Mukoviszidose: inzwischen besser, aber abhängig vom Maß der pulmonalen Veränderungen.

Quintessenz:

Die Mukoviszidose ist mit einer Frequenz von ca. 1:2000 eine der häufigsten genetischen Erkrankungen im Kindesalter. Mutationen im CFTR-Gen führen zu einem gestörten transmembranösen Fluss von Chloridionen in der Haut und anderen exokrinen Organen, insbesondere Lunge, Leber, Pankreas und Darm. Dies führt zu Gedeihstörung, rezidivierenden Infektionen, Pankreasinsuffizienz, Leberzirrhose, Bronchiektasien, Cor pulmonale u. v. a. Die Therapie ist symptomatisch und besteht in Gabe von Antibiotika, Mukolyse, spezieller Atemgymnastik, Substitution von Vitaminen und Pankreasfermenten und spezieller Diät. Die Prognose hat sich durch frühzeitige Diagnostik und konsequente Therapie verbessert und Patienten können heute das vierte Lebensjahrzehnt erreichen.

Fall 40

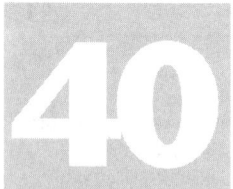

▷ **Anamnese**

Wegen akutem, seit zwei Stunden nicht stillbarem Nasenbluten kommt der siebenjährige Benjamin mit seinen Eltern in die Notaufnahme. Die Eltern berichten, er habe in den letzten Wochen des Öfteren Nasenbluten gehabt, aber noch nie so schlimm wie jetzt. Zudem sei er wieder krank, seit dem Vortag fiebert er bis 39,8 °C, wie schon häufiger in den letzten Wochen, meist ohne erkennbaren Infekt. Zwischen den Fieberepisoden hatte sich Benjamin kaum erholt und blieb auffallend matt und blass. Die Eltern waren mit ihm deswegen schon beim Hausarzt, dieser hatte vor einigen Tagen eine Blutuntersuchung veranlasst. Die Ergebnisse hatten die Eltern vom am Aufnahmetag konsultierten Hausarzt erhalten und bringen sie nun mit zur Aufnahme.

Auf genaueres Nachfragen berichten die Eltern ebenfalls, dass Benjamin seit knapp zwei Wochen über Schmerzen im rechten Knie klagt und deswegen nicht mehr am Sportunterricht teilgenommen hatte. Die Eltern führten dies allerdings auf „Wachstumsschmerzen" zurück.

Siebenjähriger Junge in reduziertem AZ, blass, matt, akut nicht stillbares Nasenbluten, Fieber seit zwei Tagen bis 39,8 °C. Rezidivierende Fieberepisoden seit einigen Wochen. Knieschmerzen. Hepatosplenomegalie, Gingivitis, zervikale LK-Vergrößerungen. Labor: Anämie, Thrombozytopenie, Entzündung, Blastämie.

▷ **Aufnahmebefund**

Sie sehen einen blassen, müde wirkenden siebenjährigen Jungen in reduziertem AZ und gutem EZ. **Cor/Pulmo:** auskultatorisch o. B. **Abdomen:** weich, Leber 3 cm unter dem rechten Rippenbogen, Milz 1 cm unter dem linken Rippenbogen. **HNO:** Gingivitis. **LK:** zervikale Lymphknotenvergrößerungen rechts. **Neurologie:** o. p. B.

Labor (vom Hausarzt): Hb 6,8 g/dl; Hkt 24 %; Erythrozyten 2×10^6/mm³; Thrombozyten 43/nl; Leukozyten 10,9 /nl; Lymphozyten 50 %; Segmentkernige 24 %; Blasten 26 %; Natrium 137 mmol/l; Kalium 5,6 mmol/l; BSG 115/162.

| **Wie lautet Ihre dringlichste Verdachtsdiagnose bei Benjamin?**

Die Symptome, die körperliche Untersuchung und der Laborbefund deuten auf eine Leukämie hin!

| **Rekapitulieren Sie die Symptome, die Sie zu Ihrer Verdachtsdiagnose geführt haben.**

Bei Benjamin liegen folgende typische Leukämiesymptome vor: **Blutungsneigung** bei Thrombozytopenie, **Abwehrschwäche** mit fieberhaften Infekten bei relativer Granulozytopenie, **Blässe und Mattigkeit** bei normochromer Anämie, des Weiteren **Gelenkschmerzen**, **Lymphknotenvergrößerungen**, **Hepatosplenomegalie**; hochverdächtig ist außerdem die **Blastämie** im peripheren Blut.

Verdachtsdiagnose: Leukämie.

| **Welche Form der Leukämie ist typisch für das Kindesalter?**

Die typische Leukämieform des Kindesalters (ca. 80 %) ist die **akute lymphatische Leukämie (ALL)**. Daneben tritt in ca. 18 % der Fälle eine akute myeloische Leukämie (AML) auf, vereinzelt auch eine chronische myeloische Leukämie (CML). An der chronischen lymphatischen Leukämie erkranken Kinder nicht.

Häufigste Leukämieform im Kindesalter (ca. 80 %): akute lymphatische Leukämie (ALL).

Wie sehen die akuten Maßnahmen aus, die Sie im Fall von Benjamin ergreifen?

Sie nehmen Benjamin stationär auf. Neben einer lokalen Blutstillung mit Nasentamponade führen Sie eine forcierte Fiebersenkung sowie eine Infusionstherapie durch. Des Weiteren brauchen Sie eine aktuelle Blutuntersuchung inkl. Erythrozyten- und Retikulozytenzahl, Hb-Gehalt, Leukozytenzahl, Differentialblutbild, Thrombozytenzahl und Gerinnungsstatus, Elektrolyte, LDH sowie Nieren- und Leberwerten und Entzündungsparametern.

Welche weiteren diagnostischen Maßnahmen müssen zur Sicherung der Diagnose so bald wie möglich vorgenommen werden?

- **Knochenmarkspunktion** (→ Beurteilung der Ausstriche; histochemische, zytogenetische und immunologische Untersuchung des Marks)
- **Lumbalpunktion** (Ausschluss einer Meningeosis leucaemica)
- **Röntgen-Thorax** in 2 Ebenen (mediastinale/hiläre Lymphknoten?)
- **Sono Abdomen** (Hepato-/Splenomegalie, Lymphknoten?).

Wie sieht ein Knochenmarkausstrich bei ALL aus?

Bei der ALL sieht man im Markausstrich meist eine diffuse Infiltration durch **leukämische Blasten**, die Zellpopulation ist monomorph. Bei akuten Leukämien beträgt der Anteil der Blasten an den Knochenmarkszellen über 25 %, dabei fehlen oft die Zwischenstufen der Myelopoese (**Hiatus leucaemicus**). Die normale Hämatopoese zeigt sich dagegen stark vermindert oder fehlt gänzlich.

Ergebnisse

Bei Benjamin bestätigt sich die Diagnose einer ALL durch den Knochenmarkausstrich.
Im **Labor** zeigt sich folgendes Bild: Hb 6,5 g/dl; Hkt 24 %; Erythrozyten 2×10^6 /mm³; Thrombozyten 36/nl; Leukozyten 11/nl; Lymphozyten 51 %; Segmentkernige 22 %; Blasten 28 %; Natrium 137 mmol/l; Kalium 5,8 mmol/l; Kalzium 1,7 mmol/l; Harnsäure 7,6 mg/dl; Phosphat 2,6 mmol/l; LDH 650 U/l; restliche Werte im Normbereich.
Mit der **Lumbalpunktion** kann eine Invasion leukämischer Zellen ausgeschlossen werden. Im **Röntgen-Thorax** zeigt sich eine Mediastinalverbreiterung durch multiple vergrößerte Lymphknoten. Ebenso fallen bei der **Abdominalsonographie** vergrößerte Lymphknoten und die bereits vermutete deutliche Hepatosplenomegalie auf.

▷ **Verlauf**
Sie klären nun die Eltern über die Diagnose und die daraus entstehenden Konsequenzen auf. Die Eltern drängen darauf, so schnell wie möglich mit einer Chemotherapie zu beginnen. Grundsätzlich wäre das auch der nächste Schritt. Aber:

Diagnostik bei V. a. ALL: Blutlabor inkl. Erythrozyten- und Retikulozytenzahl, Hb-Gehalt, Leukozytenzahl, Differentialblutbild, Thrombozytenzahl und Gerinnungsstatus, Elektrolyte, LDH sowie Nieren- und Leberwerten und Entzündungsparametern; Knochenmarkspunktion; Lumbalpunktion; Röntgen-Thorax; Sono Abdomen.

KM-Ausstrich bei ALL: diffuse Infiltration durch leukämische Blasten, monomorphe Zellpopulation, Hiatus leucaemicus, stark verminderte Hämatopoese.

Welcher Umstand hindert Sie daran, sofort eine Chemotherapie einzuleiten?

Benjamin zeigt ein durch den vermehrten Zelluntergang bedingtes **Tumorlysesyndrom**, das sich in Form einer **Erhöhung von Harnsäure, LDH, Kalium und Phosphat** bei gleichzeitig vermindertem Kalzium darstellt. Die Folgen dieser Elektrolytverschiebung sind besonders gravierend für zwei Organe: zum einen für die Niere, die möglicherweise durch die Leukämie bereits vorgeschädigt ist und nun durch die Hyperkaliämie und Hyperphosphatämie zusätzlich belastet wird. Zum anderen kann eine Hyperkaliämie bei gleichzeitig bestehender Hypokalzämie zu einem Herzstillstand führen. Die Wahrscheinlichkeit dieser Komplikationen wird durch die Einleitung einer Chemotherapie erhöht, da diese mit vermehrtem Zelluntergang und somit weiterer Elektrolytverschiebung einhergeht! Daher sollten Benjamins Elektrolytwerte vor dem Beginn der Chemotherapie normalisiert werden.

> Tumorlysesyndrom: Erhöhung von Harnsäure, LDH, Kalium und Phosphat, Erniedrigung von Kalzium, bedingt durch Zelluntergang. Cave: Nierenschädigung und Herzstillstand! Vor Einleitung der Chemotherapie unbedingt Ausgleich dieser Elektrolytverschiebungen.

In welche Phasen wird die zytostatische Behandlung der ALL unterteilt?

Die zytostatische Behandlung der ALL wird in vier Phasen unterteilt:
1. initiale Induktionsphase
2. Konsolidierungsphase
3. Reintensivierungsphase
4. Erhaltungsphase.

Das Ziel der Induktionsphase ist die komplette Remission mit Elimination der Blasten aus dem peripheren Blut und den Organen. Das Ziel der Phasen 2–4 ist die Erhaltung der Remission.

> Phasen der Chemotherapie: initiale Induktionsphase, Konsolidierungsphase, Reintensivierungsphase, Erhaltungsphase.

Nennen Sie bei der ALL gebräuchliche Zytostatika. Welche allgemeinen Nebenwirkungen weisen sie auf?

Methotrexat, Kortison, Vincristin, Anthrazykline, Asparaginase, Cytarabin, Cyclophosphamid, 6-Mercaptopurin, 6-Thioguanin.
Allen Zytostatika gemeinsam ist die Knochenmarksdepression. Die meisten verursachen außerdem Übelkeit, Erbrechen, reversible Alopezie und Stomatitis.

> Bei ALL gebräuchliche Zytostatika: Methotrexat, Kortison, Vincristin, Anthrazykline, Asparaginase, Cytarabin, Cyclophosphamid, 6-Mercaptopurin, 6-Thioguanin.

Wann ist eine Knochenmarkstransplantation indiziert?

Eine Knochenmarkstransplantation wird bei Hochrisikopatienten (Patienten mit zytologischen und immunologischen Markern, die einen besonders ungünstigen Verlauf erwarten lassen) während der ersten Remission durchgeführt sowie bei Rezidiven während der Chemotherapie oder bis zu sechs Monate nach deren Beendigung.

> Indikation für KM-Transplantation: bei Hochrisikopatienten in der ersten Remission, bei Rezidiven während der Chemotherapie oder bis zu sechs Monate nach deren Beendigung.

▷ **Verlauf**
Bei Benjamin konnte durch eine forcierte Diurese (5–6 l/m² KOF/d und Diuretika) sowie eine adaptierte Elektrolytzufuhr ein Tumorlysesyndrom verhindert werden. Nach zwei Tagen konnte vorsichtig mit der Chemotherapie begonnen werden.

Welche Prognose kann man bei einer neu entdeckten ALL stellen?

Die Prognose der ALL kann heute – abhängig vom Zeitpunkt der Diagnose und von der Intensität der durchgeführten Therapie – als gut bezeichnet werden. Die 5-Jahres-Überlebensrate liegt mittlerweile bei über 80 %.

> **Prognose der ALL:** relativ gut, 5-Jahres-Überlebensrate über 80 %.

Quintessenz:
Die Leukämien sind die häufigsten malignen Erkrankungen im Kindesalter. Darunter ist wiederum die ALL mit 80 % die häufigste. Auch die ALL wird zytogenetisch und histochemisch in unterschiedliche Formen unterteilt, deren Therapie und Prognose differieren. Klinisch fallen die Patienten typischerweise durch eine mehrwöchige Vorgeschichte von Blässe, Leistungsabfall, Blutungsneigung, Knochenschmerzen und Lymphknotenschwellungen auf. Die Therapie besteht in einem möglichst raschen Beginn einer Therapie, die den durch Studienzentren aktualisierten Standards entsprechen sollte. Bei Beginn ist die Gefahr eines Tumorlysesyndromes zu beachten. Insgesamt ist die Prognose mit 80 % 5-Jahresüberlebensrate günstig.

Fall 41

Zweijähriger Junge mit plötzlicher Atemnot, Stridor und Husten.

▷ **Anamnese**

Sie sind Dienst habender Arzt in einem kleineren Krankenhaus. Nachts bekommen Sie einen Anruf von einer Mutter, die berichtet, dass ihr zweijähriger Sohn, Leo, unter plötzlicher Atemnot leide. Am Telefon ist ein deutliches ziehendes Atemgeräusch und ein bellender Husten zu hören.

| Was raten Sie der Mutter und warum?

Das Atemgeräusch spricht für einen inspiratorischen Stridor beim Kind. Die häufigste Ursache hierfür ist eine stenosierende Laryngitis. Da eine akute Gefährdung des Kindes wahrscheinlich ist, raten Sie der Mutter, sofort einen Notarzt zu verständigen, um das Kind in die Klinik zu transportieren. Sie raten ihr, bei geöffnetem Fenster zu warten (kühle Frischluft kann eine Schwellung der Atemwege bremsen) und Ruhe zu bewahren, da Aufregung die Symptomatik verstärken kann. Im Gegensatz zu einer unter Laien weit verbreiteten Meinung ist warmer Wasserdampf nicht hilfreich, darum sollte davon abgeraten werden.

Warmer Wasserdampf ist bei stenosierender Laryngitis nicht hilfreich. Möglichst kühle Luft zuführen.

▷ **Verlauf**

Die Mutter kommt in der Ambulanz an. Leo atmet stridorös und ist mäßig dyspnoeisch. Die Mutter berichtet, dass der Junge vor einigen Tagen eine „Erkältung" gehabt habe.

| Was müssen Sie bei der nachfolgenden Untersuchung beachten?

Da das Kind stridorös atmet und bellend hustet, ist von einer Untersuchung des Rachens mit Spatel oder ähnlichen Hilfsmitteln abzusehen, da die Gefahr eines Laryngospasmus und damit dann akute Erstickungsgefahr bestünde!

Stridor und bellender Husten → keine Racheninspektion → Gefahr Laryngospasmus.

▷ **Aufnahmebefund**

Zweijähriger Junge in deutlich reduziertem Allgemeinzustand. Inspiratorischer Stridor mit Einziehungen jugulär und subkostal. Heiserkeit und bellender Husten. Haut rein, Turgor gut, keine Lymphadenopathie. **HNO:** Trommelfelle bds. matt, Gehörgänge unauffällig. Seröse Rhinitis. **Lunge:** fortgeleitete RGs, kein Giemen. **Cor:** Herztöne rein, keine pathologischen Herzgeräusche. **Abdomen:** weich, etwas gebläht, kein Druckschmerz, keine HSM, DG über allen vier Quadranten auskultierbar; neurologisch unauffällig.

| Wie lautet Ihre Verdachtsdiagnose? Welche Differentialdiagnosen kommen in Betracht?

Die Verdachtsdiagnose lautet stenosierende Laryngitis oder spastischer Krupp. Folgende Differentialdiagnosen kommen in Betracht:
- Laryngotracheobronchitis
- akute phlegmonöse Epiglottitis
- Kehlkopfdiphtherie
- Fremdkörperaspiration
- Glottisödem.

Differentialdiagnose der stenosierenden Laryngitis:
- *Laryngotracheobronchitis*
- *akute phlegmonöse Epiglottitis*
- *Kehlkopfdiphtherie*
- *Fremdkörperaspiration*
- *Glottisödem.*

Was unternehmen Sie zuerst?

Das Kind leidet unter einem inspiratorischen Stridor. Deshalb lassen Sie das Kind primär mit 1 : 1 000 Adrenalinlösung inhalieren, um das Larynxödem zu reduzieren und damit die verengten Atemwege zu erweitern.

▷ **Verlauf**
Nach der Inhalation geht es Leo deutlich besser. Der Stridor ist nahezu verschwunden. Danach verabreichen Sie dem Kind ein Steroid (oral oder als Suppositorium), um die Entzündungsreaktion zu hemmen.

Therapie der stenosierenden Laryngitis: primär mit 1 : 1 000 Adrenalinlösung inhalieren kassen, danach erhält das Kind ein Steroid (oral oder als Suppositorium).

Nach welchen Kriterien entscheiden Sie, ob Sie das Kind stationär oder ambulant behandeln?

Obwohl sich der Zustand des Kindes verbessert hat, nehmen Sie das Kind stationär auf, um es weiter zu überwachen. Häufig wiederholen sich solche Anfälle in den folgenden 24 h
Bei Patienten mit milder Symptomatik und Eltern, die mit dem Krankheitsbild vertraut sind, lässt sich auch eine ambulante Betreuung diskutieren.

Bei Patienten mit milder Symptomatik und Eltern die mit dem Krankheitsbild vertraut sind → ambulante Betreuung diskutierbar.

Welche Untersuchungen veranlassen Sie, um die Verdachtsdiagnose zu bestätigen?

Die Diagnose kann meist schon durch die Anamnese und die Klinik gestellt werden.
Typisch für die stenosierende Laryngitis sind keine oder mäßige Temperaturerhöhung, Heiserkeit und bellender Husten und relativ guter AZ des Patienten.
Bei der Epiglottitis sind hohes Fieber, schlechter AZ, Schluckbeschwerden und kloßige Sprache typisch.
Weitere Untersuchungen wie Blutbild oder Entzündungswerte können hilfreich sein, sind aber nicht zwingend notwendig. Im akuten Anfall ist eine Blutabnahme sogar kontraindiziert, da dies zusätzlichen Stress für den Patienten bedeutet und die Symptomatik sogar verschlimmern kann.

▷ **Verlauf**
Während des stationären Aufenthalts wiederholt sich die bei der Aufnahme beschriebene Symptomatik. Allerdings besteht diesmal nur noch ein leichter inspiratorischer Stridor, der nach Inhalation mit Adrenalin leicht beendet werden kann.
Auf Wunsch der Eltern wird Leo am nächsten Morgen entlassen.

Was müssen Sie den Eltern bei der Entlassung erklären?

Sie erklären den Eltern, dass die bereits beschriebene Symptomatik nochmals auftreten kann. Als Akutmedikation rezeptieren Sie Steroide und erklären den Eltern die Anwendung derselben. Diese ersetzen jedoch nicht das Hinzuziehen eines Arztes.

Welche Komplikationen kennen Sie?

Die Prognose der Erkrankung ist sehr gut. Durch Fehleinschätzungen der Situation oder bei perakuter Symptomatik kann es zur Ateminsuffizienz kommen, die Intubation und intensivmedizinische Betreuung erfordert. In sehr seltenen Fällen ist auch ein tödlicher Ausgang beschrieben.

Quintessenz:
Nach meist banalen Infekten der oberen Luftwege kommt es zu einer Schwellung der Schleimhaut vorwiegend im subglottischen Bereich, aber auch zu entzündlichen Veränderungen in der Trachea und in weiteren Teilen des Larynx. Durch die Schwellung kommt es zu einem hörbaren Fluss der Luft meist im Sinne eines inspiratorischen Stridors. In schweren Fällen finden sich Tachypnoe, Tachykardie, Unruhe, Zyanose und Stridor. Die Therapie besteht im Wesentlichen in der Gabe von Steroiden und Inhalationen und in unterstützenden Maßnahmen wie z. B. Fiebersenkung und Beruhigung.

Fall 42

▷ **Anamnese**

Im Dienst werden Sie von der Schwester des Neugeborenenzimmers angefunkt. Am Telefon erzählt sie Ihnen von einem einen Tag alten Neugeborenen, das im Lauf des Tages eine ausgeprägte Gelbsucht entwickelt habe. Schon auf den ersten Blick fällt Ihnen auf, dass seine Hautfarbe deutlich gelber ist als bei den anderen Neugeborenen.

▷ **Untersuchungsbefund**

Neugeborenes, vitales Mädchen in gutem AZ, Gewicht 3200 g, Länge 50 cm, deutlicher Skleren- und Hautikterus, Turgor gut, Schleimhäute feucht, Fontanelle im Niveau, kapilläre Füllung <2 s. Keine vergrößerten Lymphknoten, **HNO**-Status unauffällig. Lunge gut belüftet, ruhige Atmung. **Cor**: Herztöne rein, keine pathologischen Herzgeräusche, alle Pulse tastbar. **Abdomen**: weich, kein Druckschmerz, keine HSM, DG über allen vier Quadranten auskultierbar. **Neuro**: lebhafte, symmetrische Spontanmotorik, kräftiger Tonus. Fontanelle im Niveau 1 × 1 cm, Genitale altersgemäß, keine Fehlbildungen, keine Geburtsverletzungen.

> Neugeborenes mit ausgeprägter Gelbsucht am ersten Lebenstag.

| Wie gehen Sie weiter vor?
| Welche Informationen fehlen Ihnen noch?

Bis auf den deutlichen Ikterus ist die körperliche Untersuchung des Kindes unauffällig. Um die Genese des ausgeprägten Ikterus zu erfahren, führen Sie eine Blutabnahme durch. Im Hinblick auf die Verdachtsdiagnose „Hyperbilirubinämie" bestimmen Sie zunächst **Hb, Hkt, Bilirubin (direkt und indirekt), Retikulozyten, Blutausstrich**, direkten und indirekten **Coombs-Test** und die **Blutgruppe** des Neugeborenen.
Während das Blut im Labor untersucht wird, versuchen Sie aus den Unterlagen der Geburtshelfer und von der Mutter der kleinen Patientin weitere Informationen über Schwangerschaft, Geburt, vorausgegangene Schwangerschaften und die Familienanamnese zu erfahren.

▷ **Anamnese**

Die jetzige Schwangerschaft war unauffällig. Die Geburt ist termingerecht und komplikationslos verlaufen, und auch die Vorsorgeuntersuchungen seien alle in Ordnung gewesen. Der Apgar betrug 8, 9, 10., das Geburtsgewicht 3200 g. Sie schauen im gelben Heft nach und stellen fest, dass die U1 unauffällig war. Das betroffene Neugeborene ist das zweite Kind der Mutter.

> Diagnostisches Vorgehen bei Verdacht auf Hyperbilirubinämie durch Rh-Inkompatibilität:
> • Blutbild
> • direktes und indirektes Bilirubin
> • Differential-BB (Retikulozyten)
> • Direkter und indirekter Coombs-Test
> • Blutgruppe des Neugeborenen.

Ergebnisse der Blutentnahme

- Hb: 15,8 g/dl (Normbereich für Neugeborene: 16–20 g/dl), Hkt: 45 % (45–65 %)
- Bilirubin: 10 mg/dl (9,5 mg/dl indirekt, 0,5 mg/dl direkt)
- Retikulozyten: 3/‰, vereinzelt Erythroblasten im Blutausstrich
- Blutgruppe des Neugeborenen: A Rh pos.
- direkter Coombs-Test: positiv (Nachweis von inkompletten, an kindliche Erythrozyten gebundenen Antikörpern).

Es liegt somit eine deutliche Erhöhung des unkonjugierten Bilirubins vor. Der positive Coombs-Test spricht für eine Blutgruppenunverträglichkeit als Ursache.

▷ **Verlauf**

Sie erfragen daraufhin die Blutgruppe der Mutter. Sie ist A Rh neg. Die Mutter ist jetzt ein wenig beunruhigt und berichtet, dass sowohl ihr Mann, als auch das ers-

te Kind die Blutgruppe A Rh positiv habe. Deshalb habe sie auch innerhalb der ersten 72 Stunden nach der ersten Geburt Anti-D-Immunglobulin erhalten.
Sie fragt, was denn nun mit ihrem Kind los sei.

Was antworten Sie ihr? Können Sie eine Diagnose stellen?

Nach Durchsicht der Laborbefunde und ausführlicher Anamnese der Mutter kommt nur die Diagnose Hyperbilirubinämie bei Rh-Inkompatibilität von Mutter und Kind, die sog. **Rh-Erythroblastose** in Frage. Sie erklären der Mutter, dass eine Unverträglichkeit von mütterlichem und kindlichem Blut vorliegt, die dazu führt, dass die roten Blutkörperchen des Kindes zerstört werden (hämolytische Anämie). Die „Abbauprodukte" der Erythrozyten führen schließlich zu einer Gelbfärbung der Haut und der Bindehäute (Hyperbilirubinämie).

Diagnose: Rh-Erythroblastose bei Rhesus-Inkompatibilität von Mutter und Kind.

Welche Therapieoptionen gibt es? Welche ist die geeignete Therapie in unserem Fall?

Zunächst erfolgt eine Eingruppierung des Bilirubinwerts in ein Diagramm zur Einstufung des Schweregrads. Daraus ergeben sich die entsprechenden Therapiemöglichkeiten.
Wenn bereits intrauterin eine Anämie besteht, ist eine intrauterine Austauschtransfusion oder eine Sektio indiziert, ebenso bei schon beginnendem Hydrops fetalis.
Bei leichten Verläufen reicht eine Fototherapie aus, bei schweren Verläufen mit einem Bilirubinwert über 20 mg/dl ist eine Austauschtransfusion notwendig. Die Indikation wird nach bestimmten Kurven, die das Gestationsalter, mögliche Komorbiditäten respektive Komplikationen und das Gewicht berücksichtigen, gestellt.
In unserem Fall ist die Austauschgrenze noch nicht erreicht. Es reicht zunächst die Durchführung einer Fototherapie und die ausreichende Gabe von Flüssigkeit aus. Die Fototherapie ist so lange fortzusetzen, bis eine deutlich fallende Tendenz des Serumbilirubins erreicht ist. Da Netzhautschäden bei längerer direkter Lichteinwirkung nachgewiesen sind, müssen die Augen abgedeckt werden. Das Kind wird nackt im Inkubator gelagert und in stündlichen Intervallen von der Bauch- in die Rückenlage gedreht. Da der Zustand des Kindes durch die permanente Bestrahlung nur schwer zu beurteilen ist, ist eine regelmäßige klinische Untersuchung unerlässlich. Begleitend müssen immer wieder Kontrollen des Bilirubinspiegels durchgeführt werden.
Bei kontinuierlicher Fototherapie müssen dem Kind zusätzlich ca. 30 ml/kg KG zugeführt werden. Kann das Kind diese Flüssigkeit nicht zusätzlich trinken, muss die Gabe intravenös erfolgen. Die Bilirubinwerte sollten mindesten zweimal am Tag kontrolliert werden.

Therapie bei leichten Verläufen der Rh-Erythroblastose:
- *Fototherapie mit abgedeckten Augen*
- *ausreichende Flüssigkeitszufuhr.*

Therapie bei schweren Verläufen der Rh-Erythroblastose:
- *Austauschtransfusion.*

Therapie bei intrauteriner Anämie und Hydrops fetalis:
- *Intrauterine Austauschtransfusion*
- *evtl. Sectio caesarea.*

Was ist das Prinzip der Fototherapie? Welche Grenzwerte existieren?

Ziel ist der Abbau von Bilirubin, das in hohen Konzentrationen Schäden im ZNS verursacht (Kernikterus).
Sichtbares Licht der Wellenlänge 445 nm (blaues Licht) wandelt das in der Haut befindliche Bilirubin in nichttoxische, wasserlösliche Isomere um, die ohne Glu-

kuronidierung in der Leber mit der Galle und dem Urin ausgeschieden werden können.
Bei reifen Neugeborenen, die einen physiologischen Ikterus ohne weitere Risikofaktoren haben, ist eine Fototherapie erst bei Werten ab 18 mg/dl nach dem dritten Lebenstag indiziert. Bei Hyperbilirubinämien vor dem dritten Lebenstag oder schweren Grunderkrankungen wie z. B. ABO- oder Rhesusinkompatibilität liegt die Grenze niedriger.
Austauschtransfusionen sind erst bei Werten über 20 mg/dl indiziert. Bei schweren Grunderkrankungen wie z. B. Asphyxie, neonataler Sepsis, hämolytischer Anämie, oder einer Hyperbilirubinämie in den ersten drei Lebenstagen liegt die Austauschgrenze niedriger.

Welche Komplikationen können auftreten?

Folgende direkte Komplikationen einer Fototherapie sind möglich:
- Ausbildung eines makulopapulösen Exanthems
- gehäufte dünne Stühle
- Hyperthermie (häufige Temperaturkontrollen)
- vermehrter Flüssigkeitsverlust durch Verdunstung

Grundsätzlich gilt, dass bei höheren Bilirubinwerten die Komplikationsrate durch den Einsatz von Austauschtransfusionen höher ist. Bei Bilirubinwerten > 20 mg/dl besteht die Gefahr eines **Kernikterus**.
Bei Erhöhung des direkten Bilirubins oder Ikterus prolongatus (über die zweite Lebenswoche hinaus), sollte eine Suche nach anderen Ursachen, z. B. Anämien wie Thalassämien, Sichelzellanämien, Sphärozytosen, intrauterinen Infektionen wie Lues, Toxoplasmose, Zytomegalie, Hepatitis, Listeriose, Fehlbildungen der galleabführenden Wege, angeborenen Stoffwechselkrankheiten oder endokrinen Störungen nach sich ziehen.

Komplikationen bei Fototherapie:
- *makulopapulöses Exanthem*
- *gehäufte, dünne Stühle*
- *Hyperthermie*
- *vermehrter Flüssigkeitsverlust durch Verdunstung.*

▷ **Verlauf**
Unter Fototherapie fällt der Bilirubinspiegel kontinuierlich, sodass der Säugling schon nach drei Tagen wieder in die Obhut seiner Mutter gegeben werden kann. Bei den Kontrolluntersuchungen sind die Bilirubinspiegel nach 14 Tagen schließlich im Normalbereich. Die Kontrollen nach vier und acht Wochen zeigen, dass sich keine Anämie im Verlauf bildet.

Quintessenz:
Die Rhesuserythroblastose entwickelt sich bei Rh-negativen Müttern von Rh-positiven Kindern durch Bildung von maternalen Antikörpern gegen die kindlichen Erythrozyten. Sie führt zur Hyperbilirubinämie und/oder zur hämolytischen Anämie beim Kind. Therapie ist je nach Schweregrad die Fototherapie oder die Austauschtransfusion. Eine Prophylaxe kann durch die Gabe von Anti-D-Immunglobulinen innerhalb von 72 Stunden nach Geburt versucht werden. Die Häufigkeit hat dank der Prophylaxe deutlich abgenommen und wird heute auf 1–5 Fälle/1 000 Geburten geschätzt.

Fall 43

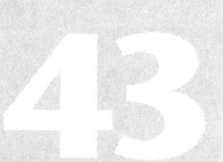

Drei Jahre alter Junge, brennende Schmerzen beim Wasserlassen, gehäuftes Einnässen, Harnwegsinfekt in der Anamnese.

▷ **Anamnese**

Der dreijährige Simon kommt zu Ihnen in die Ambulanz. Er hat laut Mutter den ganzen Tag noch kein Wasser gelassen und weigert sich, auf die Toilette zu gehen. Bei dem Versuch, ihn zum urinieren zu bewegen, fängt er an zu weinen und hält sich den Penis. Er klagt über brennenden Schmerz beim Wasserlassen. Die Mutter erzählt auf gezieltes Nachfragen hin, dass er in letzter Zeit häufiger einnässe, obwohl er eigentlich schon „trocken" gewesen sei. Vor einigen Monaten habe Simon eine Harnwegsinfektion gehabt, die mit einem Antibiotikum behandelt worden sei.

▷ **Aufnahmebefund**

Weinender, ängstlicher Junge in leicht reduziertem AZ, gutem EZ. Temp. 38,5 °C. Haut rein, Turgor gut, SH feucht. **HNO** reizlos; **Cor** und **Pulmo** ohne pathologischen Befund. **Abdomen:** diffuser Druckschmerz im unteren Mittelbauch, Nierenlager frei, keine HSM, DG über allen vier Quadranten auskultierbar. **Neuro:** grob neurologische Untersuchung unauffällig. Ausgeprägte Phimose, Meatus noch einsehbar, Hoden bds. deszendiert.

| **Wie lautet Ihre Verdachtsdiagnose? Welche Maßnahmen ergreifen Sie zuerst?**

Die Verdachtsdiagnose lautet **akuter Harnwegsinfekt (HWI)**.
Um diese Diagnose zu erhärten, muss eine Urinprobe gewonnen werden. Aufgrund der ausgeprägten Phimose ist eine Einmalkatheterisierung das Mittel der Wahl, um einen sterilen Urin zu erhalten.

Akuter Harnwegsinfekt: Nachweis durch Nitrit und Leukozyten im Katheterurin.

Ergebnis
Im Urinstix findet sich ein positiver Nitritnachweis und eine Leukozyturie. Damit ist die Verdachtsdiagnose Harnwegsinfekt bestätigt.

| **Welche Differentialdiagnosen kommen in Betracht?**

Differentialdiagnostisch ist an eine Urolithiasis zu denken, allerdings würde man kolikartige Schmerzen ohne Fieber und eine Hämaturie erwarten.

| **Nach welchen Kriterien entscheiden Sie, ob Sie das Kind stationär oder ambulant behandeln?**

Da dies bereits der zweite Harnwegsinfekt innerhalb von einigen Monaten ist, ist eine ausführliche Abklärung der Ursache anzuraten. Dies kann sowohl ambulant als auch stationär erfolgen.

▷ **Verlauf**

Simons Mutter entscheidet sich für eine stationäre Abklärung, um eine möglichst schnelle Diagnose aus „einer Hand" zu erhalten.

| **Welche Therapie schlagen Sie vor?**

Noch vor Erhalt der bakteriologischen Untersuchung sollte mit einer antibiotischen Therapie mit Trimethoprim (TMP) begonnen werden. Falls ein resistenter

Keim gefunden wird, kann bei Erhalt des Antibiogramms eine Umsetzung auf ein anderes Antibiotikum erfolgen.
Außerdem soll Simon viel trinken. Bei Bedarf kann er Paracetamol erhalten. In der Regel ist eine Besserung nach zwei Tagen zu erwarten.
Gleichzeitig verständigen Sie die Kinderchirurgen, um die Notwendigkeit einer operativen Korrektur der Phimose abzuklären.

> Therapie des akuten Harnwegsinfekts: initial mit Trimethoprim.

Welche weiteren diagnostischen Maßnahmen leiten Sie ein?

Nach Beendigung der Therapie sollte nochmals eine **Urinkontrolle** durchgeführt werden, um den Erfolg der Therapie zu überprüfen.
Auch die folgenden Untersuchungen können zum Teil schon während der Therapie durchgeführt werden:
- **Sonographie der ableitenden Harnwege** zum Ausschluss einer Harntransportstörung bzw. zur Erfassung akuter oder chronischer Parenchymschäden
- Nach 2–6 Wochen sollte dann ein **Miktionszystourogramm** (MCU) gemacht werden, um einen vesikorenalen Reflux (VRR) auszuschließen bzw. zu klassifizieren
- Bei VRR muss im Anschluss eine **Nierenszintigraphie** durchgeführt werden, um die Signifikanz einer Abflussstörung oder eines Parenchymschadens zu verifizieren.

> Weitere Diagnostik bei rezidivierendem Harnwegsinfekt:
> - Sonographie der ableitenden Harnwege
> - Miktionszystourogramm
> - Nierenszintigraphie.

Wodurch kann es zu rezidivierenden Harnwegsinfekten kommen?

Die meisten Infektionen erfolgen aszendierend über die Urethra. Mädchen sind ungefähr fünfmal häufiger betroffen als Jungen. Grund dafür ist die kurze Harnröhre, über die leicht Darmbakterien aufsteigen können. Ursache können aber auch alle Fehlbildungen mit Harnabflussstörungen und vesikorenalem Reflux sein. Häufigster Erreger ist mit 70–80 % Escherichia coli.

> Ursachen für rezidivierende Harnwegsinfekte:
> - Fehlbildungen mit Harnabflussstörungen und Reflux
> - aufsteigende Darmbakterien (E. coli), besonders bei Mädchen.

Wie könnten weiterführende therapeutische Maßnahmen bei einem Reflux aussehen?

Liegt ein Reflux ersten bis dritten Grades vor, kann eine Prophylaxetherapie versucht werden, bei der täglich die Hälfte der Therapiedosis von TMP gegeben wird, um einen erneuten HWI zu vermeiden und so die Nieren zu schützen. Nach einem halben Jahr sollte dann nochmals ein MCU durchgeführt werden, um zu erfassen, ob immer noch ein Reflux vorliegt. Dies kann man bis zu 1½ Jahre lang so durchführen. Ist es dann immer noch nicht zu einer Besserung gekommen, ist eine operative Therapie des Refluxes indiziert.
Liegt ein Reflux vierten oder fünften Grades vor, ist eine sofortige operative Korrektur erforderlich. Auch bei Fehlbildungen im Bereich der Ureteren und der Urethra kann eine operative Therapie notwendig werden.

> Therapie:
> **Reflux I.–III. Grades:** Versuch einer Prophylaxetherapie: täglich ½ Therapiedosis von TMP, Kontroll-MCU nach einem halben Jahr. Insgesamt über max. 1½ Jahre. Wenn bis dann keine Besserung → Operation.
> **Reflux IV.–V. Grades:** sofortige Operation.

▷ **Verlauf**
Sonographie und MCU sind bei Simon unauffällig. Es ist daher zu vermuten, dass v. a. die Phimose die rezidivierenden Harnwegsinfekte verursacht. Daher entscheiden sich Simons Eltern für eine rasche **Zirkumzision**, denn auch eine stark verengte Vorhaut kann als Erregerreservoir für HWI dienen.

Akute Komplikationen von Harnwegsinfektionen sind je nach Lebensalter verschieden.
Säugling: v. a. Sepsis und Meningitis. Älteres Kleinkind: abszedierende Pyelonephritis, perirenale Abszesse.
Chronische Komplikationen: arterieller Hypertonus, chronische Niereninsuffizienz.

Sobald die akute Infektion überstanden ist, werden die Eltern Simon bei den Kinderchirurgen für einen Operationstermin vorstellen.
Bis zur Operation erhält Simon die obig dargestellte Prophylaxebehandlung.

Welche Komplikationen von Harnwegsinfekten kennen Sie?

Akute Komplikationen von Harnwegsinfektionen sind je nach Lebensalter verschieden.
Beim Säugling stehen vor allem Sepsis und Meningitis im Vordergrund, beim älteren Kleinkind abszedierende Pyelonephritis und perirenale Abszesse.
Chronische Komplikationen beinhalten den arteriellen Hypertonus und die chronische Niereninsuffizienz.

Quintessenz:
Harnwegsinfekte gehören zu den häufigsten Infektionen im Kindesalter. Bei 30–40 % der Kinder mit einem HWI liegt ein vesikorenaler Reflux vor. Häufigster Erreger von HWI ist E. coli. Außerdem kommen Klebsiellen, Proteus und Enterokokken als Erreger vor. Bei Neugeborenen liegt zumeist eine hämatogene Aussaat der Bakterien vor, bei älteren Kindern erfolgt die Infektion durch Keimaszension. Therapie der Wahl sind je nach Alter Trimethoprim (> 3. LM) und Cephalosporine der 2./3. Generation. Als diagnostische Möglichkeiten zum Ausschluss struktureller Abnormitäten stehen die Sonographie, das MCU, die Szintigraphie und das i. v. Pyelogramm zur Verfügung.

Fall 44

▷ **Anamnese**
Sie werden in die Ambulanz gerufen. Dort erwartet Sie eine Mutter mit ihrem vierjährigen Sohn. Sie ist völlig aufgelöst und berichtet, ihr Gabriel habe gerade einen blutigen Stuhl abgesetzt. Das Kind läuft im Zimmer herum und spielt.

> Vierjähriger Junge in gutem AZ, der blutigen Stuhl abgesetzt hat.

| **Welche Informationen benötigen Sie noch von der Mutter?**
Sie fragen die Mutter nach den Stuhlgewohnheiten. Hat das Kind eine Magen-Darm-Infektion? War der Stuhl dünnflüssig oder geformt? War das Blut hellrot oder dunkel? War es dem Stuhl aufgelagert oder mit dem Stuhl vermischt? Ist das das erste Mal oder hat das Kind schon vorher blutige oder sehr dunkle Stühle abgesetzt? Wie häufig hat das Kind Stühle, neigt es zu Obstipation?

▷ **Weiterführende Anamnese**
Gabriel war bisher gesund. Die Stühle waren immer geformt und nie blutig. Allerdings seien in letzter Zeit häufig sehr dunkle Stühle aufgetreten. Zur besseren Veranschaulichung hat die Mutter eine Probe des fraglichen Stuhls mitgebracht. Der Stuhl ist fest, aufgelagert sind hellrote Blutbeimengungen.

| **Können Sie das Problem ambulant lösen oder nehmen Sie das Kind stationär auf?**
Da nicht auszuschließen ist, dass es sich um eine akute, noch anhaltende Blutung handelt, deren Genese Sie nicht kennen, nehmen Sie das Kind stationär auf.

▷ **Aufnahmebefund**
Vierjähriger Junge in gutem AZ, gutem EZ; etwas blaß, Haut rein, Turgor gut, Schleimhäute feucht, keine Lymphadenopathie. **HNO:** Trommelfelle bds. spiegelnd, Gehörgänge unauffällig, Rachen nicht gerötet, Tonsillen hyperplastisch, keine Beläge. **Lunge** gut belüftet, keine RGs, kein Giemen. **Cor:** Herztöne rein, keine pathologischen Herzgeräusche. **Abdomen:** weich, diffuser Druckschmerz, keine HSM, DG über allen vier Quadranten auskultierbar; **rektale Untersuchung** (gut toleriert): keine Fissur, keine Fistel, keine Hämorrhoiden. **Neuro:** unauffällig.

| **Haben Sie bereits eine Verdachtsdiagnose? Welche Differentialdiagnosen kommen in Betracht?**
Da keine Zeichen einer Gastroenteritis vorliegen und auch anamnestisch keine Gastroenteritis zu eruieren ist, ist eine infektiöse Ursache der Beschwerden eher unwahrscheinlich. Trotzdem ist ein mikrobiologische Untersuchung unerlässlich. In der körperlichen Untersuchung ist keine Fissur oder andere lokale Ursache für die Blutung zu finden. Deshalb kommen differentialdiagnostisch eine Kolitis, ein Polyp, ein Tumor, eine Invagination oder ein Meckel-Divertikel in Frage.

> DD: Kolitis, ein Polyp, Tumor, Invagination, Meckel-Divertikel.

| **Welche Untersuchungen veranlassen Sie?**
Zunächst machen Sie ein Blutentnahme mit Blutbild inklusive Diff., Elektrolyten, CRP und Leberwerten sowie einer Gerinnung. Außerdem veranlassen Sie einen Ultraschall des Abdomens.

Ergebnisse
Labor: Elektrolyte und Leberwerte, CRP und Gerinnung sind in Ordnung, im Blutbild fällt eine leichte normochrome Anämie mit einem Hb von 10 g/dl und einem Hkt von 32 % auf.
Im **Ultraschall des Abdomens** ist kein Hinweis auf ein akut oder chronisch-entzündliches Geschehen oder eine Invagination zu finden.

> Können Sie aus diesen Ergebnissen eine Verdachtsdiagnose stellen? Wie können Sie diese bestätigen?

Die Anämie zusammen mit den Beschwerden und den restliche Normalwerten lässt auf eine chronische Blutungsquelle schließen. Hierfür kommt am ehesten ein **Polyp** oder ein **Meckel'sches Divertikel** in Frage. Ein Meckel'sches Divertikel kann durch eine Szintigraphie mit Technetium-99m-Pertechnetat nachgewiesen werden. Allerdings können dabei in 20 % falsch positive, sowie auch falsch negative Ergebnisse vorkommen.
Ein Polyp kann durch eine Endoskopie gefunden werden.
Sie entscheiden sich dafür, zunächst die Endoskopie und dann die Szintigraphie durchzuführen. Die Eltern sind mit den Untersuchungen einverstanden.

▷ **Verlauf**
Die Endoskopie wird durchgeführt. Dabei wird ein **kleiner blutender Polyp** im Colon descendens entdeckt und per Schlinge entfernt. Die sorgfältige Inspektion des restlichen Colons zeigt keine weiteren Polypen, sodass Sie von einer solitären Form ausgehen können. Sie verzichten zunächst auf die Szintigraphie. Die Stühle normalisieren sich, das Blutbild bleibt stabil. Gabriel kann nach einigen Tagen in hervorragendem Allgemeinzustand nach Hause entlassen werden. Sie machen die Eltern auf die Möglichkeit eines erneuten Polypen aufmerksam. Das Blutbild normalisiert sich innerhalb weniger Wochen vollständig. Das Kind gedeiht prächtig.

Quintessenz:
Blutige Stühle können verschiedenste Ursachen haben. Differentialdiagnostisch kommen Fissuren, Verletzungen, Hämorrhoiden, eine allergische Kolitis, ein Polyp, ein Tumor, eine Invagination oder ein Meckel-Divertikel in Frage. Isolierte Polypen, wie hier beschrieben, sind relativ häufig (1–2 % der Kinder und Jugendlichen), aber führen oft nicht zu Beschwerden. Diagnostisch stehen hämatologische, mikrobiologische und bildgebende Verfahren zur Verfügung. Die Therapie richtet sich nach der Ursache. Ebenso die Prognose.

Marginalie: Häufigste Ursache für chronische Blutungsquelle sind ein **Polyp** oder ein **Meckel'sches Divertikel**.

Fall 45

▷ **Anamnese**

Der Notarzt bringt ein 3-jähriges Kind in Begleitung seiner aufgelösten Mutter in die Ambulanz. Sofort fällt Ihnen bei der kleinen Lea ein deutlicher inspiratorischer Stridor und bei der Exspiration ein eigenartiges Röcheln auf. Das Kind ist auffallend ruhig. Die Eltern berichten, dass sich die Atemnot erst seit kurzem aus heiterem Himmel entwickelt habe. Vor ca. zwei Stunden habe das Kind Schwierigkeiten beim Schlucken gehabt. Es wollte nichts mehr essen und habe einen vermehrten Speichelfluss gehabt. Auffallend war die Veränderung der Sprache, sie wirkte kloßig. Außerdem habe sich das Kind vermehrt ans Ohr gefasst.

Plötzliche Atemnot, inspiratorischer Stridor, Schluckbeschwerden, Speichelfluss, kloßige Sprache, exspiratorisches Röcheln.

| Woran müssen Sie sofort denken? Welche Verdachtsdiagnosen kommen in Frage?

Sie müssen in diesem Fall sofort an folgende Differentialdiagnosen denken:
- **Epiglottitis**: Erste Hinweise sind die kloßige Sprache, Speichelfluss, Schluckstörung und Fieber.
- **Stenosierende Laryngitis**. Typischer wäre ein inspiratorischer Stridor und bellender Husten?
- **Fremdkörperaspiration**: aufgrund des plötzlichen Auftretens der Beschwerden denkbar, kloßige Sprache eher selten
- **toxische oder allergische Schwellung im Bereich des Larynx**: Untypisch sind fehlende weitere Symptome (Lippenschwellung).

Weniger wahrscheinlich sind:
- akute Tracheobronchitis (dafür zu heftiges Krankheitsbild)
- Verlegung der Atemwege durch Raumforderung: Dagegen spricht akuter Beginn.

VD: Epiglottitis. DD:
- *stenosierende Laryngitis*
- *Fremdkörperaspiration*
- *toxische oder allergische Schwellung des Larynx*
- *akute Tracheobronchitis*
- *Verlegung der Atemwege durch Raumforderung.*

▷ **Aufnahmebefund**

3-jähriges Mädchen in deutlich reduziertem AZ. Inspiratorischer Stridor, bei Exspiration Röcheln. Starker Speichelfluss. Haut blaßgrau, schweißig, Schleimhäute feucht, leichte zervikale Lymphadenopathie, deutliche Druckdolenz über dem Kehlkopf, schon bei minimaler Berührung (s. Abb. 12 FB).
HNO: Trommelfelle bds. matt, Gehörgänge unauffällig. Seröse Rhinitis. Racheninspektion nicht durchgeführt. **Lunge** gut belüftet, fortgeleitete RGs. **Cor**: Herztöne rein, keine pathologischen Herzgeräusche. **Abdomen** gebläht, kein Druckschmerz, keine HSM.
Lunge: fortgeleitete RGs, kein Giemen. **Cor**: Herztöne rein, keine pathologischen Herzgeräusche. **Abdomen**: weich, etwas gebläht, kein Druckschmerz, keine HSM, DG über allen vier Quadranten auskultierbar. Neurologisch unauffällig. Temperatur: 39 °C.

| Wie erhärten Sie die Verdachtsdiagnose? Was müssen Sie bei der Untersuchung unbedingt bedenken?

Vor allem die Epiglottitis stellt eine ausgesprochene **Notfallsituation** dar.
Die nun notwendige Untersuchung der oberen Luftwege sollte nur in Intubationsbereitschaft und unter Reanimationsbedingungen durchgeführt werden! Gefahr Laryngospasmus, reflektorischer Herz- oder Atemstillstand!
Deswegen sollte die Patientin unter Vermeidung jeglicher Aufregung auf die Intensivstation oder, soweit in der Aufnahme vorhanden, in einen Reanimationsraum gebracht werden. Gleichzeitig veranlassen Sie die sofortige Benachrichtigung eines erfahrenen Intensivmediziners und/oder Anästhesisten sowie eines HNO-Kollegen, für den Fall, dass eine Tracheotomie notwendig sein sollte.

Epiglottitis: akuter Notfall, Untersuchung nur in Intubationsbereitschaft, da Gefahr von Laryngospasmus, reflektorischem Herz- oder Atemstillstand!

Die weitere Untersuchung sollten Sie, je nach Ihrem Erfahrungsstand, einem der o. g. Kollegen überlassen. Sie muss äußerst behutsam durchgeführt werden! Wenn möglich, vorher Atropin (0,01 mg/kg KG s. c. oder i. v.) spritzen, zur Ausschaltung eines Vagusreizes und des möglichen reflektorischen Herzstillstands, evtl. auch ein Sedativum. Oft ist die stark geschwollene und gerötete Epiglottis auf dem Zungengrund sichtbar. Bei akuter Gefahr sofort nasotracheale Intubation!
Die Eltern sollten möglichst bei der Untersuchung dabei bleiben, um auf das Kind beruhigend einwirken zu können.

▷ **Verlauf**
Lea wurde nach der Ankunft direkt auf die Intensivstation aufgenommen. Dort wurde sie sediert, und dann wurde in Intubations- und Reanimationsbereitschaft eine Aufnahmeuntersuchung durchgeführt. Dabei wurde eine massive, „kirschenartige" Schwellung der Epiglottis festgestellt (s. Abb. 13 FB).

Wie sieht die weitere Therapie aus?

Das Kind wird intubiert. Außerdem legen Sie Blutkulturen an und beginnen eine Antibiose mit Cefuroxim. Zur Entzündungshemmung und zur lokalen Abschwellung geben Sie zweimalig intravenös Kortison. Nach 48 h konnte das Kind wieder extubiert werden.

Intubation, Antibiose, Kortison i. v.

Ergebnisse
In der Blutkultur wurde Hämophilus influenza Typ b nachgewiesen. Im Blutbild fand sich eine Leukozytose mit Linksverschiebung. Das CrP war 112 mg/l.

▷ **Verlauf**
Nach drei Tagen wurde Lea auf die Normalstation verlegt und konnte nach weiteren zwei Tagen nach Hause entlassen werden. Die Antibiose wurde für insgesamt zehn Tage fortgeführt.

Welche Komplikationen kennen Sie?

Bei rechtzeitiger Diagnose und Therapie ist die Prognose sehr gut. Dennoch ist die schwerwiegendste Komplikation Tod durch Ersticken bei Laryngospasmus. Die Immunisierung gegen Hämophilus influenzae Typ b ist die beste Prophylaxe und einer der Gründe, warum das Krankheitsbild nur noch sehr selten gesehen wird. Dies birgt allerdings auch die Gefahr, dass man nicht mehr daran denkt. Rezidive kommen selten vor. Auch im Erwachsenenalter kann die Erkrankung vorkommen.

Quintessenz:
Bei der Epiglottitis handelt es sich um eine Entzündung der Epiglottis, meist durch Hämophilus Influenzae Typ b, seltener auch durch andere Bakterien. Die Inzidenz dieser Erkrankung ist seit der Einführung der Hib-Impfung deutlich zurückgegangen. Betroffen sind vor allem 3- bis 7-jährige Kinder. Das häufig sehr rasche Anschwellen der Epiglottis führt zu einer Verlegung des Larynxeingangs und der Atemwege und bei ausbleibender Therapie damit zu akutem Ersticken.

Fall 46

▷ **Anamnese**

Adel, ein vierjähriger afghanischer Junge, kommt zu Ihnen in die Ambulanz, da er seit vier Wochen unter subfebrilen Temperaturen und Müdigkeit leidet. Er leidet unter einem schon länger bestehenden trockenen Husten und eine Gewichtsabnahme. Die Eltern und zwei ältere Geschwister sind gesund. Die soziale Situation ist schwierig. Alle fünf Familienmitglieder wohnen auf engstem Raum in einer Sammelunterkunft. Sie untersuchen den Jungen zunächst.

▷ **Aufnahmebefund**

Der Junge ist sehr **schlank**, bewegt sich langsam und wirkt ausgelaugt und **müde**. Während der Untersuchung **hustet** er immer wieder trocken. Lunge: leicht verschärftes Atemgeräusch über dem rechten Mittelfeld, sonst keine Auffälligkeiten auskultierbar; LK zervikal/inguinal/axillär leicht vergrößert, aber gut verschieblich tastbar. Cor, Abdomen, Neuro und HNO-Bereich sind o. p. B., Temperatur 38,4 °C.

Vier Jahre alter Junge mit subfebrilen Temperaturen, Müdigkeit, trockenem Husten und Gewichtsabnahme seit vier Wochen.

| **Wie gehen Sie weiter vor?**
| **Welche Untersuchungen veranlassen Sie?**

Sie berichten den Eltern über die erhobenen Befunde und schlagen eine stationäre Aufnahme zur Durchführung weiterer Untersuchungen vor. Die Eltern sind einverstanden.

| **Welche Verdachtsdiagnose haben Sie?**
| **Welche Differentialdiagnosen kommen in Betracht?**

Gewichtsabnahme, Müdigkeit und subfebrile Temperaturen können auf folgende Erkrankungen hinweisen:
- Infektionskrankheiten wie z. B. eine Pneumonie, Tuberkulose oder Bronchitis
- Neoplasien
- Sarkoidose
- Mukoviszidose.

Wie ist Ihr weiteres Vorgehen? Initial veranlassen Sie folgende Untersuchungen:
- Blutentnahme mit Blutbild, Entzündungszeichen, Elektrolyten, LDH, AP und Leberwerten
- Röntgenaufnahme des Thorax.

Wegen des Verdachts auf Tbc isolieren Sie den Patienten initial.

- Infektionskrankheiten wie z. B. eine Pneumonie, Tuberkulose oder Bronchitis
- Neoplasien
- Sarkoidose
- Mukoviszidose.

Ergebnisse

Blutbild: Leuko 15/nl mit leichter Linksverschiebung (60 % Segmentkernige), Hb 10 g/dl, Hkt, Thrombozyten und Erythrozytenindizes im Normbereich.
Serum: CrP 45 mg/dl, Elektrolyte ausgeglichen, Leberwerte, LDH, AP n° o. B.
In der **Thoraxröntgenaufnahme** zeigt sich eine Vergrößerung der Hilus- und Mediastinallymphknoten auf der rechten Seite.

| **Wie interpretieren Sie die Ergebnisse?**

Die **Leukozytose** sowie die **Erhöhung des CrP** sprechen für eine **entzündliche Ursache**. Der Thoraxbefund ist sowohl mit einer entzündlichen Ursache, als auch mit einer Neoplasie, z. B. einem Lymphom vereinbar. Als Ursache für eine Entzündung kommt vor allem wegen des Röntgenbefundes am ehesten eine Tuberkulose in Betracht. Eine Sarkoidose sollte zumindest erwogen werden, auch wenn sie wenig wahrscheinlich ist.

Leukozytose, Erhöhung des CrP → entzündliche Ursache. Thoraxbefund sowohl mit entzündlicher Ursache (am ehesten eine Tuberkulose) als auch mit Neoplasie (z. B. Lymphom) vereinbar. Weitere DD: Sarkoidose (wenig wahrscheinlich).

| Bei V. a. Tuberkulose erfolgt ein **Tuberkulinhauttest**. Tuberkulin wird in der niedrigsten Dosierung (GT 10) injiziert. Außerdem wird der **Erregernachweis** mittels Magensaftanalyse versucht.

Goldstandard beim Tuberkulosenachweis, auch im Hinblick auf eine Resistenztestung, ist der **kulturelle Nachweis** von M. tuberculosis. Nachteil: vier bis sechs Wochen bis zum Erhalt der Ergebnisse.

Wie können Sie Ihre Verdachtsdiagnose bestätigen?

Sie legen einen **Tuberkulinhauttest** an. Hierzu injizieren Sie Tuberkulin in der niedrigsten Dosierung (GT 10) streng intrakutan. Außerdem versuchen Sie einen **Erregernachweis** mittels Magensaftanalyse. An drei aufeinander folgenden Tagen aspirieren Sie morgendliche Proben durch eine Magensonde. Die Gewinnung eines verwertbaren Sputums ist in diesem Alter unmöglich.

Was ist der Erreger einer Tuberkulose und welche Untersuchungsmethoden zum Erregernachweis kennen Sie?

Der Erreger der Tuberkulose ist **Mycobacterium tuberculosis**. Die einfachste und schnellste Methode eines Erregernachweises ist in unserem Fall die Mikroskopie des **Magensaftaspirats**. Aufgrund der geringen Keimzahl und -dichte gelingt der Direktnachweis (Ziehl-Neelsen-Färbung) im Kindesalter aber meist nicht. Die **PCR** ist eine schnelle Methode, die Hinweise auf eine Infektion mit M. tuberculosis geben kann. Der Goldstandard, v. a. auch im Hinblick auf eine Resistenztestung, ist jedoch immer noch der **kulturelle Nachweis** von M. tuberculosis. Nachteil dieser Methode ist die mit vier bis sechs Wochen relativ lange Dauer bis zum Erhalt der Ergebnisse.

Wie häufig ist eine Erkrankung an Tuberkulose im Kindesalter?

In Deutschland betrug die Infektionsrate bei Kindern im Jahr 1996 4,37/100 000. Die Übertragung der Krankheit wird durch schlechte hygienische Verhältnisse gefördert. Infektionsquelle für Kinder sind ausschließlich Erwachsene.

▷ **Verlauf**
Schon nach knapp 24 Stunden ist im Tuberkulinhauttest eine deutliche **Induration** mit mehr als 10 mm Durchmesser zu erkennen (s. Abb. 14 und 15 FB). Durch ein Gespräch mit dem Kinderarzt ihres Patienten wissen Sie, dass der letzte Tuberkulinhauttest vor acht Monaten negativ war. Es liegt also eine sog. **Tuberkulinkonversion** vor. Zusammen mit den bereits erhobenen Befunden und der Klinik spricht alles für eine **Primärtuberkulose**. Sie sprechen mit den Eltern Adels über die Diagnose und versuchen gemeinsam mit der Mutter, einen möglichen Übertragungsweg zu eruieren.
Die Mutter berichtet über sehr schlechte hygienische Verhältnisse in der Unterkunft. Dort leben Menschen verschiedenster Herkunft auf engem Raum zusammen. Die Vermutung liegt nahe, dass dort die Erkrankungsursache zu suchen ist. Nach zwei Tagen bekommen sie das Ergebnis der PCR. Sie ist positiv.

Therapie der Tuberkulose: **dreifache Kombinationstherapie** mit verschiedenen Antituberkulotika. Wichtigste Präparate dabei sind: Isoniazid (INH), Rifampicin (RMP), Pyrazinamid (PZA), Ethambutol (EMB) und Streptomycin (SM).

Wie therapieren Sie die nun sicher nachgewiesene Tuberkulose?

Die Therapie der Wahl ist die **dreifache Kombinationstherapie** mit verschiedenen Antituberkulotika.
Wichtigste Präparate dabei sind: Isoniazid (INH), Rifampicin (RMP), Pyrazinamid (PZA), Ethambutol (EMB) und Streptomycin (SM).
Die hier vorliegende unkomplizierte Primärtuberkulose wird mit einer Dreifachtherapie mit INH, RMP, PZA für zwei Monate, anschließend mit INH und RMP für weitere vier Monate therapiert.

Wie verfahren Sie mit den Angehörigen?

Da die Möglichkeit besteht, dass sich auch andere Familienmitglieder angesteckt haben könnten, führen Sie bei den Eltern und Geschwistern einen **Tuberkulintest** durch.
Außerdem benachrichtigen Sie das **Gesundheitsamt**, da die Tbc meldepflichtig ist, und den Sozialdienst, um die Unterkunft der Familie zu überprüfen. Da sich auch andere Bewohner der Sammelunterkunft angesteckt haben könnten, müssen auch alle dort lebenden Personen getestet werden.

Die Eltern des Patienten sind geimpft. Hilft Ihnen in diesem Fall ein Tuberkulintest weiter oder bedarf es weiterer Diagnostik?

Auch bei geimpften Personen ist der Tuberkulintest zu verwerten:
- Bei ungeimpften Kindern aus Risikopopulationen wird eine Induration > 5 mm als positiv bewertet.
- Bei allen anderen ungeimpften Kindern wird eine Induration > 10 mm als positiv gewertet.
- Bei geimpften Kindern gilt eine Induration > 15 mm als positiv.

Bei einem dann erstmalig positiven Ergebnis ist eine Thoraxaufnahme in zwei Ebenen zum Beweis oder Ausschluss einer pulmonalen Manifestation angezeigt. Eine sog. Tuberkulinkonversion liegt vor, wenn der Tuberkulintest nun bei einem Patienten positiv wird, die letzte Testung aber negativ war.
Bei Tuberkulinkonversion, aber **negativem Röntgenbefund** muss eine Chemoprophylaxe mit INH für sechs, besser neun Monate durchgeführt werden. **Tuberkulinnegative Kinder** mit einer Tb im näheren Umfeld werden für drei Monate mit INH behandelt. Anschließend erfolgt eine Tuberkulinnachtestung. Bei negativem Ausfall der Tuberkulintestung konnte eine Infektion verhindert werden, bei positivem Ausfall muss ein röntgenologischer Ausschluss einer Tb erfolgen und eine Chemoprophylaxe für weitere drei Monate durchgeführt werden.
Letztlich beweisend für eine aktuelle Infektion sind aber nur positive bakteriologische Ergebnisse.

▷ **Verlauf**
Die Untersuchung der Familie ergibt durchweg negative Befunde. Es erfolgt eine Chemoprophylaxe der Geschwisterkinder für drei Monate.
Der kleine Patient erholt sich unter der Dreifachtherapie innerhalb weniger Wochen. Er nimmt wieder an Gewicht zu und der hartnäckige Husten verschwindet. Bis zur Beendigung der Therapie und für Kontrolluntersuchungen bleibt er in engmaschiger ambulanter Betreuung der Kinderklinik.
Der Sozialdienst hat einen Antrag auf anderweitige Unterbringung gestellt. Bis zu einer Entscheidung in dieser Angelegenheit muss die Familie allerdings weiter in der Sammelunterkunft wohnen.

Quintessenz:
Die Tuberkulose ist eine verhältnismäßig seltene Erkrankung des Kindesalters. Die Infektion wird ausschließlich von Erwachsenen auf Kinder übertragen. Die Diagnose wird durch mikroskopischen Direktnachweis, PCR und kulturellen Nachweis des Erregers Mycobacterium tuberculosis gestellt. Die Therapie besteht aus einer Kombinationstherapie dreier Antibiotika für zwei Monate und die Kombination zweier Antibiotika für vier Monate. Eine Umgebungsprophylaxe und Überprüfung der hygienischen Verhältnisse ist obligatorisch.

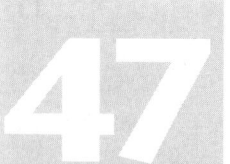

Fall 47

Acht Jahre alter Junge mit starken Bauchschmerzen und Erbrechen.

▷ **Anamnese**

In der Ambulanz wartet eine Mutter mit ihrem achtjährigen Sohn. Das Kind ist blass. Jonas sitzt in gekrümmter Haltung auf einem Stuhl, die Hände auf den Bauch gepresst. Die Mutter berichtet, bis gestern sei er gesund gewesen. Heute morgen noch sei Jonas ohne Probleme in die Schule gegangen. Um elf Uhr habe sie ihn dann aber aus der Schule abholen müssen, da er dort erbrochen und über starke Bauchschmerzen geklagt habe.

Welche Fragen sollten Sie noch stellen und warum?

Sie fragen die Mutter nach der letzten Mahlzeit, den letzten Stühlen und nach den Stuhlgewohnheiten, um mögliche Hinweise auf die Genese der oben beschriebenen Symptomatik zu erhalten. Außerdem erkundigen sie sich, ob es in der näheren Umgebung bzw. in der Familie Patienten mit Gastroenteritis gibt.
Nach Auskunft der Mutter hat Jonas jedoch ganz normal gefrühstückt. Der Stuhlgang sei normal gewesen. Bei der letzten Stuhlentleerung heute morgen habe er harten Stuhl abgesetzt. In der Familie und in der Schule sei zur Zeit keine Magen-Darm-Erkrankung bekannt.

▷ **Aufnahmebefund**

Starke Bauchschmerzen, Temperatur rektal 38 °C, sehr blass, deutliche Abwehrspannung, Druckschmerz rechter Unterbauch, MC-Burney und Lanz positiv, Psoaszeichen positiv, sehr schmerzhafte rektale Untersuchung.

Acht Jahre alter Junge in deutlich reduziertem AZ, gutem EZ, Temperatur rektal 38.0 °C, sehr blass, krümmt sich vor Schmerzen. Haut rein, Turgor gut, Schleimhäute feucht, keine Lymphadenopathie. **HNO:** Trommelfelle bds. spiegelnd, Gehörgänge unauffällig, Rachen nicht gerötet, Tonsillen hyperplastisch, keine Beläge. **Lunge** gut belüftet, keine RGs, kein Giemen. **Cor:** Herztöne rein, keine pathologischen Herzgeräusche. **Abdomen:** deutliche Abwehrspannung, Druckschmerz im Unterbauch re>li, MC-Burney und Lanz positiv, Psoaszeichen positiv, rektale Untersuchung sehr schmerzhaft, keine HSM, DG über allen vier Quadranten spärlich auskultierbar. **Neuro:** Pupillen isokor, Lichtreaktion prompt, Kniekuss möglich, Laèegue negativ, kein Meningismus.

Wie lautet Ihre Verdachtsdiagnose?

Es besteht dringender Verdacht auf eine akute Appendizitis.
Abwehrspannung, Druckschmerz rechter Unterbauch, MC-Burney und Lanz positiv, Psoaszeichen positiv und schmerzhafte rektale Untersuchung sind die klassischen Zeichen einer Appendizitis.

Differentialdiagnosen der akuten Appendizitis:
- Nahrungsmittelunverträglichkeit
- Obstipation
- Harnwegsinfekt
- Gastroenteritis
- Lymphadenitis mesenterialis
- azetonämisches Erbrechen
- Invagination
- Erkrankungen der Ovarien
- extrauterine Gravidität.

An welche Differentialdiagnosen denken Sie vor allem?

Mögliche Ursachen für die Beschwerden des Jungen könnten sein:
- Nahrungsmittelunverträglichkeit (dagegen sprechen Anamnese und akuter Beginn)
- Obstipation (dagegen spricht Fieber)
- Harnwegsinfekt
- Gastroenteritis
- Lymphadenitis mesenterialis
- azetonämisches Erbrechen
- bei jüngeren Kindern kommt noch die Invagination in Betracht
- bei Mädchen auch Erkrankungen der inneren Geschlechtsorgane, beispielsweise des Ovars, oder auch eine extrauterine Gravidität.

Fall 47

Wie gehen Sie weiter vor? Was können Sie den Eltern zu diesem Zeitpunkt mitteilen?

Jonas muss aufgrund der massiven Symptomtik auf alle Fälle stationär behandelt werden. Sie teilen den Eltern mit, dass Sie den dringenden Verdacht auf eine Appendizitis haben und die Chirurgen um eine konsiliarische Untersuchung bitten werden.
Mit der Blutentnahme legen Sie gleichzeitig einen venösen Zugang für eine Infusion mit 5 % Glukose und ordnen Nahrungskarenz an.

Welche Untersuchungen veranlassen Sie, um die Diagnose zu sichern?

Sie veranlassen folgende Untersuchungen:
Blutabnahme mit BB, Elektrolyten und Entzündungszeichen
Ultraschalluntersuchung des Abdomens.
Zum Ausschluss eines Harnwegsinfekts führen Sie auch eine **Urinuntersuchung** durch.

> Untersuchungen zur Sicherung einer Appendizitis:
> • Blutbild, Elektrolyte, Entzündungszeichen
> • Sonographie des Abdomens
> • Urinuntersuchung.

Ergebnisse

Im Blutbild finden sich 12/nl Leukozyten mit 14 % Stabkernigen.
Das CrP ist mit 153 mg/l deutlich erhöht.
Die Elektrolyte sind ausgeglichen.
Der Urinstix ist unauffällig.
Im Ultraschall findet sich eine deutliche Luftüberlagerung des Abdomens. Die Appendix ist nur mäßig gut erkennbar und erscheint etwas verdickt. Ein ödematöser Randsaum ist nicht auszuschließen. Soweit einsehbar, keine freie Flüssigkeit im Douglas.

Wie interpretieren Sie die Befunde? Was tun Sie als nächstes?

Anamnese, klinischer Untersuchungsbefund und die Ergebnisse der Blut-, Urin- und Ultraschalluntersuchung bestätigen den Verdacht auf eine akute Appendizitis. Mit den Untersuchungsergebnissen und der Verdachtsdiagnose überweisen Sie den Patienten in die kinderchirurgische Abteilung.

> Therapie der akuten Appendizitis: Appendektomie.

▷ **Verlauf**
Der Patient wird dort stationär aufgenommen. Am frühen Abend wird eine Appendektomie durchgeführt. Der Verdacht einer akuten Appendizitis bestätigt sich.
Nach einem komplikationslosen postoperativen Verlauf kann der Patient nach einer Woche entlassen werden.

Was können Sie zu Komplikationen und Prognose sagen?

Die Prognose ist im Allgemeinen sehr gut, obwohl gerade im Kleinkindalter eine hohe Perforationsquote vorliegt. Dies liegt daran, dass die Diagnosestellung oft schwierig ist. Es ist nicht ungewöhnlich, dass eine Appendizitis auch ganz ohne Fieber und erhöhte Entzündungszeichen vorliegt. Die Diagnose wird deshalb immer klinisch, nie nur aufgrund von Laborwerten gestellt.

> Appendizitis kann auch ganz ohne Fieber und erhöhte Entzündungszeichen vorliegen. Die Diagnose wird deshalb immer klinisch gestellt.

Komplikationen bei Appendizitis:
- Perforation
- postoperativer Wundabszess
- perityphlitische Verläufe.

Eine Sonderform der akuten Appendizitis stellt die perityphlitische Verlaufsform dar. Liegt ein perityphlitisches Infiltrat (des Coecums) vor, ist die Behandlung zunächst konservativ (Antibiose, Eisblase lokal, Diät, Bettruhe) unter klinischer Überwachung. Nach spätestens drei Monaten muss dann eine Intervallappendektomie vorgenommen werden. Bei perityphlitischem Abszess erfolgt zuerst eine Drainage, später dann die Intervallappendektomie.

Eine nicht seltene Komplikation der Appendizitis ist ein lokaler postoperativer Wundabszess.

Quintessenz:

Die Appendizitis ist eine häufige Erkrankung im Kindesalter. Trotzdem bereitet sie häufig Schwierigkeiten in der Diagnosestellung. Es gibt keine eindeutigen Laborparameter, die eine Appendizitis sicher diagnostizieren lassen. Aus diesem Grund ist die Diagnose immer klinisch zu stellen. Spezielle Untersuchungstechniken sind die Abdomenuntersuchung nach McBurney und Lanz, Loslass-Schmerzen im rechten und linken Unterbauch und das Rovsing-Zeichen (Psoasschmerz). In geübten Händen hilfreich, aber nicht immer verwertbar, ist der Ultraschall. Typische Differentialdiagnosen sind Nahrungsmittelunverträglichkeit, Obstipation, Harnwegsinfekt oder Gastroenteritis. Weitere Differentialdiagnosen sind die Lymphadenitis mesenterialis und das azetonämische Erbrechen. Bei jüngeren Kindern kommt noch die Invagination in betracht, bei Mädchen auch Erkrankungen der inneren Geschlechtsorgane, beispielsweise des Ovars, oder auch eine extrauterine Gravidität.

Fall 48

▷ **Anamnese**

Ihnen wird der zehn Monate alte Peter vorgestellt. Die Eltern sind ganz verzweifelt, da das Kind schon seit dem zweiten Lebensmonat unter chronischer Obstipation leidet. Trotz Umstellung der Ernährung und unzähliger Therapieversuche mit Obstinol hat sich die Situation nicht gebessert. Sie ist eher noch schlimmer geworden. Peter hat jetzt seit vier Tagen keinen Stuhl mehr gehabt und ist sehr jammerig.

▷ **Aufnahmeuntersuchung**

In der Untersuchung fällt der stark geblähte Bauch auf. Darmgeräusche sind nur spärlich auskultierbar. Der Analkanal wirkt eher etwas eng, es ist kein Stuhl in der Ampulle tastbar.
Der sonstige Untersuchungsbefund ist unauffällig.

> Zehn Monate altes Kind mit chronischer Obstipation.

| **Haben Sie bereits eine Verdachtsdiagnose?**
| **Welche Differenzialdiagnosen kommen in Betracht?**

Die chronische Obstipation kann habituell sein, es kann aber auch eine organische Ursache zugrunde liegen. In Frage kommen dabei vor allem zwei Krankheitsbilder: der **Morbus Hirschsprung** und die **intestinale neuronale Dysplasie**.

> Ursachen der chronischen Obstipation:
> • Morbus Hirschsprung
> • intestinale neuronale Dysplasie
> • habituell.

| **Wie können Sie die Diagnose eingrenzen?**

Sie berichten den Eltern über ihre Verdachtsdiagnosen und schlagen eine stationäre Aufnahme vor. Die Eltern sind einverstanden. Da das Kind vor vier Tagen den letzten Stuhlgang gehabt hat und schon eine langwierige Obstipation besteht, planen Sie, das Kind mit Trinksalzlösung abzuführen. Vorher nehmen Sie allerdings Elektrolyte, Blutbild und Entzündungszeichen ab, um eine entzündliche Genese auszuschließen, sowie Elektrolyte, um vor Beginn der Trinksalzgabe eine Elektrolytstörung zu erfassen.

▷ **Verlauf**

Die Blutwerte sind völlig in Ordnung.
Das Kind toleriert die Trinksalzlösung schlecht. Deshalb legen Sie eine Magensonde und führen die Trinksalzlösung über diese zu. Nach zwei Tagen ist der Darm vollständig entleert. Nun können Sie mit der Diagnostik beginnen.

| **Welche Diagnostik kommt in Frage?**

Um einen M. Hirschsprung oder eine intestinale neuronale Dysplasie zu diagnostizieren, kommen verschiedene apparative Untersuchungen in Frage.
• **Kolonkontrasteinlauf**, mit dem ein enges Segment dargestellt und lokalisiert werden kann
  • eine **Rektummanometrie**
  • eine **Rektumsaugbiopsie**.

Ergebnisse
Sie führen zuerst einen **Kolonkontrasteinlauf** durch (s. Abb. 48.1a–e).

Fall 48

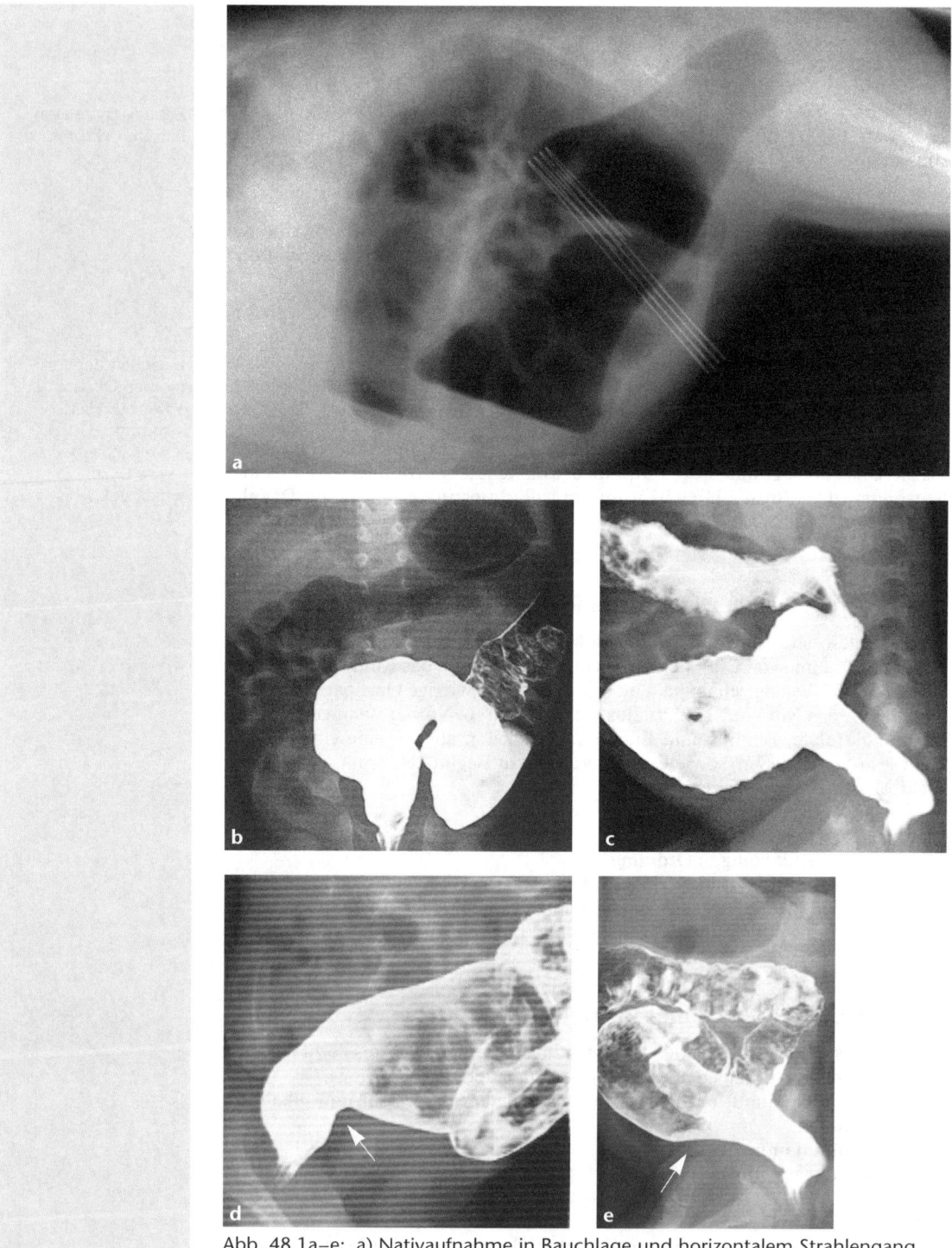

Abb. 48.1a–e: a) Nativaufnahme in Bauchlage und horizontalem Strahlengang bei erhöhtem Becken; b) und c) Kontrasteinlauf: b) im a. p. Strahlengang und c) im Seitbild; d) und e): Spätaufnahme [1].

Fall 48

Ergebnisse:
Mb. Hirschsprung (Aganglionose):
a) stark luftgefülltes, dilatiertes Kolon mit Lumenreduktion im rektosigmiodalen Bereich (→ externe Fremdkörperüberlagerung);
b) und c) Kontrasteinlauf:
b) im a. p. Strahlengang und
c) im Seitbild schmales Rektum;
d und e) Spätaufnahme mit Kalibersprung.
In der **Rektummanometrie** ist eine **fehlende Erschlaffung** des Sphinkter internus bei rektaler Dehnung zu erfassen.
Die **Rektumbiopsie** schließlich zeigt eine **Agangliose** und eine stark erhöhte **Acetylcholinesterase-(ACHE-)Aktivität**.

> Diagnostik bei V. a. M. Hirschsprung: Kolonkontrasteinlauf, Rektummanometrie und Rektumsaugbiopsie.

Können Sie nun eine Diagnose stellen? Welche Therapie kommt in Frage?

Sämtliche Untersuchungsergebnisse lassen nur die Diagnose M. Hirschsprung zu. Die Therapie ist operativ. Sie besteht je nach Ausdehnung und Lokalisation in einer primären Colostomaanlage und nachfolgender oder primärer Resektion und Anastomose des betroffenen Darmabschnitts. Sie besprechen die Diagnose mit den Eltern und verlegen das Kind zu den Kinderchirurgen.

Was liegt dem Krankheitsbild zugrunde?

Durch einen kraniokaudalen Migrationsstopp von Ganglienzellen in unterschiedlicher Höhe im Gastrointestinaltrakt kommt es zur Bildung von aganglionären Segmenten. In diesen Segmenten kommt es zu einer kompensatorisch bedingten Hypertrophie der cholinergen Fasern. Daraus entwickelt sich ein enges Segment mit fehlender Fähigkeit zur Weitstellung. Resultat ist eine prästenotische Dilatation. Ist zusätzlich noch ein Teil des Dünndarms betroffen, spricht man von einem Morbus Sulzer-Wilson. Die Inzidenz beträgt 1:5000.

> Ein kraniokaudaler Migrationsstopp von Ganglienzellen im Gastrointestinaltrakt führt zur Bildung von aganglionären Segmenten. Dort kommt es zu einer kompensatorisch bedingten Hypertrophie der cholinergen Fasern. Daraus entwickelt sich ein enges Segment mit fehlender Fähigkeit zur Weitstellung mit prästenotischer Dilatation.

Ist die Symptomatik in jedem Alter gleich?

Die akute Form tritt sehr frühzeitig im Neugeborenenalter auf und äußert sich durch eine Ileussymptomatik. Bei älteren Kindern steht oftmals die Obstipation im Vordergrund. Typisch sind dann auch paradoxe Diarrhöen nach bakterieller Zersetzung und Verflüssigung der Kotmassen.

Wie ist die Prognose?

Die Prognose ist gut.

▷ **Verlauf**
Peter wird zwei Tage später operiert. Es wird eine Resektion des betroffenen Segments unter Erhalt der Schließmuskelfunktion durchgeführt. Zur Überwindung der bestehenden Sphinkterachalasie sind digitale Sphinkterdehnungen über einen längeren Zeitraum erforderlich.

Das Kind erholt sich nach der Operation schnell, sodass es nach einer Woche nach Hause entlassen werden kann. Es bleibt allerdings noch in der regelmäßigen Nachbetreuung der Kinderchirurgen.

> **Quintessenz:**
> Der Morbus Hirschsprung ist eine Innervationsstörung des Darms, die durch das Fehlen von Ganglienzellen in einem Darmsegment verursacht ist. Diagnostisch sind Kolonkontrasteinlauf, Rektummanometrie und Rektumsaugbiopsie verwertbar. Die Therapie ist chirurgisch. Die Prognose ist gut.

Fall 49

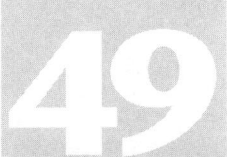

Zwei Jahre altes Kind, weinend, mit V. a. Ohrenschmerzen, dazu Husten Schnupfen und subfebrile Temperaturen.

▷ **Anamnese**
Ein zweijähriges, heftig weinendes Kind wird von den Eltern in die Ambulanz gebracht. Die Eltern sind sichtlich nervös und angespannt. Sie schildern, dass sich Maria seit zwölf Stunden ständig ans rechte Ohr fasse. Auf gezieltes Nachfragen erfahren Sie, dass seit einigen Tagen katarrhalische Symptome (Schnupfen, Husten, subfebrile Temperaturen) bestehen.

▷ **Untersuchungsbefund**
Zweijähriges Mädchen in leicht reduziertem AZ, sehr weinerlich, wehrt sich heftig. Temp. 39,8 °C; Haut rein, kein Exanthem, Turgor gut, Schleimhäute feucht. **HNO:** serös-eitrige Rhinitis, Trommelfelle links etwas matt, rechts stark gerötet, nicht vorgewölbt, Rachen gerötet, keine Beläge, Tonsillen hyperplastisch; zervikale Lymphknoten vergrößert und druckschmerzhaft. **Lunge:** soweit bei schreiendem Kind beurteilbar, gut belüftet, grobblasige RGs über beiden Seiten, kein Giemen. **Cor:** Herztöne rein, keine pathologischen Herzgeräusche. **Abdomen:** weich, kein Druckschmerz, keine HSM, DG über allen vier Quadranten auskultierbar. **Neuro:** Pupillen isokor, Lichtreaktion prompt, Meningismus nicht prüfbar bei sich wehrendem Kind.

| **Wie lautet Ihre Verdachtsdiagnose? Welche Differentialdiagnosen kommen in Betracht?**

In diesem Falle ist die Verdachtsdiagnose: **Otits media rechts bei Infekt der oberen Luftwege**.
Diffferentialdiagnostisch kommen in Frage:
- Pneumonie bzw. Bronchitis; dagegen spricht der unauffällige Auskultationsbefund und das gezielte Greifen ans Ohr
- Harnwegsinfekt: differentialdiagnostisch müssen bei hoch fieberhaften Infekten beim Kleinkind auch Harnwegsinfekte ausgeschlossen werden, jedoch wenig wahrscheinlich bei aktueller Klinik.

Differentialdiagnosen der Otitis media: Pneumonie, Bronchitis, Harnwegsinfekt.

| **Welche Untersuchungen zur Sicherung der Diagnose veranlassen Sie?**

Zum Ausschluss eines Harnwegsinfekts eignet sich ein Urinstix nach Möglichkeit aus dem Mittelstrahlurin bzw. nach entsprechender Reinigung aus einem Säckchenurin. Mit diesem Schnelltest lassen sich semiquantitativ neben anderen Parametern Leukozyten, Eiweiß, Erythrozyten und Nitrit nachweisen. Bei einem negativen Test kann ein Harnwegsinfekt ausgeschlossen werden.
Eine Pneumonie könnte man mit einem Rö-Thorax weitgehend ausschließen, in diesem Fall verlassen Sie sich auf die Klinik und beobachten den Verlauf.
Eine Blutuntersuchung bringt zu diesem Zeitpunkt keine wichtigen Informationen.

Ergebnisse
Urinstix: unauffällig.

| **Wie ist Ihre weitere Vorgehensweise nach Kenntnis der Befunde? Würden Sie das Kind stationär aufnehmen?**

Die vorliegenden Befunde sprechen für eine Otitis media in Kombination mit einem Infekt der oberen Luftwege.

Eine stationäre Aufnahme ist in diesem Fall nicht notwendig, da der Patient keine intravenöse Flüssigkeits- oder Medikamentenzufuhr benötigt und nicht akut komplikationsgefährdet ist.

Welches sind die häufigsten Erreger einer Otitis media?

Auslöser einer Otitis media ist meist ein viraler Infekt, dem dann eine bakterielle Infektion folgt.
Die häufigsten Erreger der Otitis media sind Streptococcus pneumoniae (35–48 %), nicht typisierbarer Haemophilus influenzae (20–29 %), Moraxella catarrhalis (12–23 %), Streptococcus pyogenes (4–5 %), Staphylococcus aureus (<1 %).
Die Therapie bei unkomplizierter, einseitiger Otitis media wird kontrovers diskutiert, da der natürliche Verlauf je nach Ursache verschieden ist. Während die Mehrzahl der durch H. influenzae und M. catarrhalis verursachten Otitiden spontan ausheilt, ist dies bei S. pneumoniae nur sehr selten der Fall.

Häufigste Erreger einer Otitis media: Streptococcus pneumoniae (35–48 %), Haemophilus influenzae (20–29 %), Moraxella catarrhalis (12–23 %).

Welche therapeutischen Möglichkeiten kennen Sie?

Die Gesamtrate der Spontanheilungen beträgt ca. 50 %. Bei gutem Allgemeinzustand und nur einseitiger O. media. kann initial symptomatisch, d. h. mit Analgesie und Mukolyse therapiert werden. Eine Nachkontrolle sollte dann nach 24 Stunden erfolgen, um ein Fortschreiten der Symptome rechtzeitig zu erkennen. Bei reduziertem Allgemeinzustand und/oder beidseitigem Befall ist eine Antibiotikatherapie über mindestens sieben Tage indiziert. Mittel der ersten Wahl sind Aminopenicilline oder Cephalosporine der 2. Generation.

Wie therapieren Sie in diesem Fall?

In unserem Fall ist aufgrund des reduzierten Allgemeinzustands und der begleitenden Bronchitis eine antibiotische Therapie angezeigt. Unterstützend rezeptieren Sie abschwellende Nasentropfen und Mukolytika, wie z. B. Ambroxol oder Acetylcystein.
Fiebersenkend und vor allem auch analgetisch wirken Paracetamol, das in einer Dosierung von 250 mg höchstens alle sechs Stunden gegeben werden darf, bzw. Ibuprofensaft, 10 mg/kg, der auch noch antiinflammatorisch wirkt.

Therapie der akuten Otitis media:
- *abschwellende Nasentropfen*
- *Mukolytika*
- *Analgetika*
- *Antibiotika (bei reduziertem AZ oder Befall bds.).*

Welche weiteren Empfehlungen geben Sie den Eltern?

Sehr wichtig ist die reichliche Flüssigkeitszufuhr, da bei fiebernden Kindern die Gefahr der Austrocknung mit zusätzlichem Durstfieber besteht. Sie erklären den Eltern, dass durch den Einsatz des Antibiotikums innerhalb von 1–2 Tagen eine Besserung eintreten sollte. Da eine Otitis sehr schmerzhaft ist, sollte zumindest in den ersten 24 h eine regelmäßige Gabe eines Analgetikums erfolgen. Bei Persistenz der Beschwerden oder beginnender Otorrhö ist eine erneute Vorstellung beim Kinderarzt zu empfehlen.

Welche Komplikationen der Otitis media kennen Sie?

Die häufigste Komplikation ist eine **Perforation des Trommelfells**. Dies zeigt sich klinisch als Otorhö. Meist heilt sie innerhalb von zwei Wochen.

Die Prognose der Otitis media ist im Allgemeinen gut. Rezidive treten in 20–28 % auf, schwere Komplikationen sind mit < 0,5 % sehr selten.
Gefürchtete Komplikationen bei Otitis media sind vor allem die **Mastoiditis** und die **Fazialisparese**. Sehr selten sind **Thrombosen des lateralen Venensinus** und eine **Durchwanderungsmeningitis**.
Werden Otitiden chronisch oder verschleppt, können bleibende Schäden im Mittelohr die Folge sein und durch **Hörverlust** zu **Sprachstörungen** führen. Bei Perforation oder Retraktionstaschen können **Cholesteatome** entstehen. Dies ist allerdings selten.

Komplikationen der Otitis media:
- Perforation des Trommelfells
- Hörverlust und Sprachstörungen
- Mastoiditis, Facialisparese, Thrombosen des lat. Venensinus, Meningitis.

Quintessenz:

Auslöser einer Otitis media ist meist ein viraler Infekt, dem dann eine bakterielle Infektion folgt.
Die häufigsten Erreger der Otitis media sind Streptococcus pneumoniae (35–48 %), nicht typisierbarer Haemophilus influenzae (20–29 %), Moraxella catarrhalis (12–23 %), Streptococcus pyogenes (4–5 %), Staphylococcus aureus (< 1 %).
Die Therapie bei unkomplizierter, einseitiger Otitis media wird kontrovers diskutiert, da der natürliche Verlauf je nach Ursache verschieden ist. In der Praxis wird sehr häufig die Behandlung mit Amoxicillin oder einem Cephalosporin durchgeführt. Eine rein symptomatische Therapie ist bei der einseitigen, unkomplizierten Otitis media durchaus vertretbar. Häufigste Komplikation ist eine Perforation des Trommelfells. Meist heilt sie innerhalb von zwei Wochen.
Gefürchtete Komplikationen bei Otitis media sind Mastoiditis, Fazialisparese, Thrombosen des lateralen Venensinus und eine Durchwanderungsmeningitis (sehr selten).
Chronische oder verschleppte Otitiden können zu Hörverlust führen. Bei Perforation oder Retraktionstaschen können Cholesteatome entstehen.
Die Prognose der Otitis media ist im Allgemeinen gut. Rezidive treten in 20–28 % auf, schwere Komplikationen sind mit < 0,5 % sehr selten.

Fall 50

Mädchen, 13 Jahre alt, mit plötzlich auftretenden starken Kopfschmerzen und Erbrechen.

▷ **Anamnese**

Die 13-jährige Anna wird mit dem Rettungswagen in Ihre Klinik eingeliefert. Sie klagt über stärkste Kopfschmerzen und erbricht.
Sie befragen die zeitgleich eingetroffene Mutter nach den vorangegangenen Ereignissen.
Schon morgens vor der Schule hatte Anna über leichtes Unwohlsein geklagt, war dann aber trotzdem in den Unterricht gegangen. In der zweiten Stunde wurde ihr dann plötzlich übel und sie bekam heftige Kopfschmerzen. Die Klassenlehrerin schickte sie daraufhin nach Hause und informierte die Mutter der Patientin, die sich zu diesem Zeitpunkt bei der Arbeit befand.
Um sich zu vergewissern, dass ihre Tochter auch ohne sie zurechtkommt, versuchte sie Anna zu Hause anzurufen. Da dort keiner ans Telefon ging, fuhr sie beunruhigt nach Hause und fand Anna vor der Toilette vor. Sie war nur intermittierend ansprechbar und konnte sich nicht alleine anziehen. Daraufhin rief die Mutter den Rettungswagen.

▷ **Aufnahmebefund**

13-jähriges Mädchen in deutlich reduziertem AZ, reagiert nur sehr verzögert auf Ansprache, antwortet dann aber sinngemäß, allerdings mit Wortfindungsstörungen. Schläft immer wieder ein, erbricht einmalig gallig während der Untersuchung. Haut rein und trocken, Turgor mäßig, Schleimhäute etwas trocken, keine Lymphadenopathie. **HNO:** Trommelfelle bds. spiegelnd, Gehörgänge unauffällig, Rachen nicht gerötet, Tonsillen hyperplastisch, keine Beläge. **Lunge** gut belüftet, keine RGs, kein Giemen. **Cor:** Herztöne rein, keine pathologischen Herzgeräusche. **Abdomen:** weich, diffuser Druckschmerz, keine HSM, DG über allen vier Quadranten auskultierbar. **Neuro:** Pupillen isokor, Lichtreaktion prompt, Kniekuss möglich, Lasègue negativ, MER seitengleich und lebhaft auslösbar, kann nicht stehen oder sitzen.

| **Wie verfahren Sie weiter?**

Sie nehmen die Patientin stationär auf, legen eine Infusion (isotone Kochsalzlösung), nehmen ein Blutbild, Elektrolyte, Entzündungszeichen und eine Gerinnung ab.
Außerdem führen Sie sofort ein EEG durch, z. A. eines Krampfanfalls bzw. zur Erfassung fokaler Zeichen, und ordnen eine Fundoskopie an.
Sie weiten die Anamnese aus und befragen die Mutter zur Vorgeschichte der Erkrankung.

Diagnostik: Labor (BB, Entzündungszeichen, Elektrolyte, Gerinnung), EEG und Fundoskopie.

▷ **Anamnese**

Anna war bisher immer gesund. Sie hat vorher noch nie über Kopfschmerzen geklagt. Auch das Erbrechen ist neu. Außer den üblichen grippalen Infekten war sie bisher nie ernsthaft krank.

Ergebnisse

Labor: Blutbild, Elektrolyte, Entzündungszeichen und die Gerinnung sind in Ordnung.
Im **EEG** ist ein Herdbefund über der linken Frontotemporalregion auszumachen.
Die **Fundoskopie** ist unauffällig.

Labor und Fundoskopie unauffällig. EEG: Herdbefund links frontotemporal.

Welche Verdachtsdiagnosen kommen in Betracht? Welche Untersuchungen veranlassen Sie zur Eingrenzung der Diagnose?

Die starken Kopfschmerzen, die ausgeprägte Schläfrigkeit und die Wortfindungsstörungen lassen, zusammen mit den EEG-Befunden, auf ein **akutes zerebrales Geschehen** schließen. Dabei kommt vor allem eine **zerebrale Blutung** in Frage. Ein Tumor ist wegen der Beschwerdefreiheit vor diesem Ereignis und dem sehr akuten Eintreten der Symptomatik eher unwahrscheinlich. In seltenen Fällen kann sich auch eine **Migräne** durch die oben beschriebenen Symptome äußern. Sie veranlassen ein Notfall-CT.

▷ **Verlauf**
Sie sprechen mit der Mutter und informieren sie vorsichtig über die in Frage kommenden Verdachtsdiagnosen und die weiteren Untersuchungen. Die Mutter reagiert sehr gefasst und stimmt den weiteren Untersuchungen zu.
Bis zur Durchführung des CT infundieren Sie den Erhaltungsbedarf an Flüssigkeit in Form von isotoner Natriumchloridlösung. Darunter bessert sich der Allgemeinzustand bereits etwas.

Ergebnis CT-Schädel
Im Schädel-CT ist kein pathologischer Befund zu erkennen. Insbesondere keine Blutung, kein großer Tumor und kein Hirnödem.

Wie lautet Ihre Verdachtsdiagnose? Wie gehen Sie nun weiter vor?

Da Tumor, Blutung und Hirnödem ausgeschlossen sind und sich Annas Zustand rasch gebessert hat, gehen Sie von der **Erstmanifestation einer Migräne** aus.
Sie machen einen Therapieversuch mit **Paracetamol**. Darunter bessert sich Annas Zustand schlagartig. Die Kopfschmerzen und auch die Übelkeit verschwinden vollständig.

Was wissen Sie über Migräne?

In einer sehr erheblichen Anzahl der Fälle (bis zu 90 %), findet sich eine familiäre Migräneanamnese.
Man teilt die Migräne in **zwei Gruppen** ein:
Migräne ohne Aura (Syn.: einfache, gemeine, gewöhnliche Migräne).
Die Kopfschmerzen halten unbehandelt 2–48 h an und weisen mindestens zwei der folgenden Charakteristika auf:
• einseitige Lokalisation
• Verstärkung bei Belastung, besonders körperlicher Art (Sport etc.)
• starke Schmerzen, die zu einer Beeinträchtigung der körperlichen Leistungsfähigkeit führen.
Die Migräneanfälle sind obligat von Zusatzsymptomen wie Licht-/Lärmempfindlichkeit oder Übelkeit begleitet. Auch vegetative Symptome wie Tachykardie, Schwitzen, Zittern, Gesichtsrötung, Tränenfluss, Kältegefühl und Durchfall kommen vor. Diese Form der Migräne ist mit 70 % die häufigste.
Migräne mit Aura (Syn.: klassische Migräne, Migraine accompagnèe, komplizierte Migräne).

Starke Kopfschmerzen, ausgeprägte Schläfrigkeit, Wortfindungsstörungen zusammen mit den EEG-Befunden lassen auf ein **akutes zerebrales Geschehen** schließen. Dabei kommt ursächlich vor allem eine **zerebrale Blutung** in Frage, in seltenen Fällen auch eine **Migräne**.

Einteilung der Migräne in zwei Gruppen:
• **Migräne ohne Aura:** einseitige Lokalisation, Verstärkung bei Belastung, starke Schmerzen ▽

- **Migräne mit Aura:** Parästhesien, Hemihypästhesien, Gesichtsfeldausfälle, Flimmerskotome, verzerrte Wahrnehmung, Sprachstörungen, motorische Paresen.

Diese Form der Migräne beginnt immer mit einem Stadium fokaler neurologischer Zeichen, der sog. Aura. Diese Phase dauert 5–20 Minuten und ist von starken Kopfschmerzen gefolgt. Dabei können ähnliche Begleitsymptome wie bei der Migräne ohne Aura auftreten.
Folgende Aurasymptome kommen vor:
- Parästhesien, Hemihypästhesien
- Gesichtsfeldausfälle, Flimmerskotome, verzerrte Wahrnehmung
- Sprachstörungen
- motorische Paresen.

Gibt es Komplikationen einer Migräne?

Einzelfallbeschreibungen **ischämischer Insulte** im Rahmen einer Migräneattacke sind beschrieben. Sie kommen vor allem im Versorgungsgebiet der A. cerebri media vor. Im Kindesalter ist die Erholungstendenz hoch.

Welche Form der Migräne liegt bei Ihrer Patientin vor? Wie beraten Sie die Patientin und ihre Eltern?

Bei Anna liegt eine Migräne mit Aura vor. Sie klären die Patientin und ihre Eltern über die prinzipielle Harmlosigkeit der Erkrankung auf. Um einen Überblick über die Anfallshäufigkeit zu bekommen, empfehlen Sie die Führung eines Kopfschmerztagebuchs für die nächsten sechs bis acht Wochen und einen Kontrolltermin in der Kopfschmerzsprechstunde.

Therapie der Migräne: Als Medikation der Wahl kommt Paracetamol in einer Dosierung von 10–15 mg/kg KG/Dosis oder Ibuprofen in Frage. Dazu kommen Antiemetika, andere Schmerzmedikamente (Sumatriptan, Ergotamintartrat) oder prophylaktisch wirksame Medikamente (z. B. β-Blocker).

Wie lässt sich die Migräne therapieren?

Als Medikation der Wahl kommt **Paracetamol** in einer Dosierung von 10–15 mg/kg KG/Dosis oder **Ibuprofen** in Frage. **Antiemetika** wie z. B. Dimenhydrinat können zur Linderung der Begleitsymptome, insbesondere der Übelkeit, beitragen.
Triggerfaktoren wie Stress und Schlafmangel sollten, soweit möglich, ausgeschaltet werden.
Da dies Annas erster Migräneanfall war, sind andere Schmerzmedikamente (Sumatriptan, Ergotamintartrat) oder gar prophylaktisch wirksame Medikamente (z. B. β-Blocker) zum jetzigen Zeitpunkt nicht indiziert.

▷ **Verlauf**
Das Kontroll-EEG 24 Stunden später ist in Ordnung. Die Patientin ist vollkommen beschwerdefrei und kann in exzellentem Allgemeinzustand nach Hause entlassen werden.

Wie ist die Prognose der Erkrankung?

Häufig wird in der Pubertät eine kurzzeitige Remission erreicht. In den allermeisten Fällen ist allerdings mit einer Persistenz der Erkrankung bis ins Erwachsenenalter zu rechnen.

Quintessenz:
Die Migräne ist eine eher seltene Erkrankung des Kindesalters. Man unterscheidet zwischen einfacher Migräne ohne Aura und komplizierter Migräne mit Aura. Die Therapie der Wahl ist die Gabe von Schmerzmitteln. Mittel der ersten Wahl ist dabei das Paracetamol. Bei wiederholten, schweren Migräneattacken, die auf Paracetamol nicht oder nur schlecht ansprechen, kommen auch andere Medikamente wie Ergotamintartrat oder Sumatriptan in Frage. Bei häufigen Anfällen kommt auch die vorbeugende Gabe von z. B. β-Blockern in Betracht.

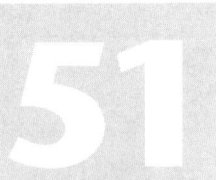

Fall 51

▷ **Anamnese**

In ihrem Nachtdienst sehen Sie den sechs Wochen alten, leise wimmernden Sebastian, der von seiner Mutter in die Ambulanz gebracht wird. Sie behauptet, er sei ihr vor einiger Zeit vom Wickeltisch gefallen und sei seither auffallend ruhig. Bei der Mutter bemerken Sie deutlich Alkoholgeruch.

▷ **Aufnahmebefund**

Sechs Wochen alter, männlicher Säugling in schlechtem AZ und EZ, deutlich dystroph mit dünnem Unterhautfettgewebe, leise weinend, schmerzempfindlich und apathisch. Multiple verschiedenfarbige Hämatome an Kopf, Rücken und linkem Unterbauch, gerötete Hautstellen im Windelbereich. **Cor**, **Pulmo**, **Abdomen**, **HNO** und **Neuro** o. p. B.

Sechs Wochen alter Säugling in schlechtem AZ und EZ, dystroph, apathisch, multiple Hämatome, anamnestisch vom Wickeltisch gefallen.

| An welche Verdachtsdiagnose denken Sie?

Der schlechte AZ, die verschiedenfarbigen Hämatome und der allgemein schlechte Pflegezustand von Sebastian sollten Sie hellhörig machen. Dies sind Hinweise für Vernachlässigung und Misshandlung des Kindes (Battered Child Syndrome).

Verdachtsdiagnose: Battered Child Syndrome.

| Wie verfahren Sie in Sebastians Fall weiter?

Im weiteren Verlauf muss bei Diagnosestellung und Therapieeinleitung Vorsicht und Zurückhaltung gewahrt werden, da die Verantwortlichen jeden Verdacht von sich weisen würden. Auf jeden Fall sollten Sie der Mutter von Sebastian verdeutlichen, dass Sie das Kind zumindest für die Nacht zur Beobachtung aufnehmen wollen. Bei Sebastian müssen dringend eine intrakranielle Blutung und innere Verletzungen ausgeschlossen werden!

| Welche Diagnostik leiten Sie ein?

- Genaue Erhebung des AZ, Fotografieren der sichtbaren äußeren Verletzungszeichen
- Eingehende internistische und neurologische Untersuchung
- Sonographie Schädel → z. A. sub-/epiduraler Blutungen
- Sonographie Abdomen → z. A. innerer Verletzungen nach Unterbauchtrauma.
- Augenarztkonsil → z. A. von Retina- und Glaskörperblutungen
- Röntgen des gesamten Skeletts (Babygramm) → z. A. von Frakturen
- Knochenszintigraphie → z. A. alter Frakturen, subperiostaler Verkalkungen
- Differentialdiagnostisch radiologischer **Ausschluss einer Osteogenesis imperfecta** durch Spezialisten. Im Zweifelsfall molekulargenetische Untersuchung.

Vorsichtiger Umgang mit den Eltern, genaue Dokumentation (Fotos!), Diagnostik: internistischer und neurologischer Status, ophthalmologische Untersuchung, Babygramm, Knochenszintigraphie, Sono Schädel und Abdomen.

▷ **Verlauf**

Während die Diagnostik durchgeführt wird, haben Sie Gelegenheit, nochmals mit der Mutter von Sebastian zu sprechen. Auf die Frage nach der genauen Zeit, zu der Sebastian vom Wickeltisch gefallen sein soll, antwortet sie nur ausweichend und verwickelt sich dann in Widersprüche. Ein großes Hämatom am linken Unterbauch erklärt die Mutter mit der Geschichte, dass ihre zwei Jahre alte Tochter über Sebastian gefallen sei und ihm dabei wohl in den Bauch getreten habe. Insgesamt macht die Mutter auf Sie einen überforderten Eindruck, darauf angesprochen, reagiert sie zunächst gereizt, gibt aber dann zu, dass sie als Alleinerziehende mit drei Kindern ohne Einkommen in einer sehr angespannten Situation lebe. Auf die beiden älteren Kinder passe gerade die Nachbarin auf. Sie können der Mutter vermitteln, dass ein mehrtägiger stationärer Aufenthalt von Sebastian auch zu einer gewissen Entlastung führe. Sie wirkt erleichtert und ist damit einverstanden.

Ergebnisse
Abdomen-Sono: innere Verletzung nach Unterbauchtrauma sonographisch ausgeschlossen
Röntgenuntersuchung: mehrere Schädelfrakturen, die auch in der **Knochenszintigraphie** bestätigt werden; zusätzlich zwei ältere Rippenfrakturen auf der linken Seite
Ophthalmologische Untersuchung: beidseitige Retinablutungen im Fundusbereich
Schädelsonographie: Verdacht auf ein subdurales Hämatom frontoparietal, Bestätigung im **Schädel-CT**.

Wie entsteht das subdurales Hämatom und wie behandeln Sie es?

Das subdurale Hämatom im Säuglings- und Kleinkindalter wird meist durch ein **Schütteltrauma** verursacht, das zu einem Einriss der Brückenvenen führt. Bei Sebastian wird zur Entlastung zunächst eine **Fontanellenpunktion** durchgeführt, die bei Bedarf auch mehrmals wiederholt werden kann. Bringt das keinen Erfolg, wird die Entlastung durch eine Liquordrainage erreicht.

Schädelsonographie: subdurales Hämatom, wahrscheinlich verursacht durch Schütteltrauma und Abriss der Brückenvenen. Therapie: Fontanellenpunktion.

Welche weiteren akuten Maßnahmen ergreifen Sie?

Sebastian wird in die Obhut der Kinderkrankenschwestern gegeben, gründlich gereinigt und gepflegt sowie an den geröteten Stellen im Windelbereich durch Auftragen von Candio-Hermal®-Salbe gegen Soor behandelt. Zudem bekommt er eine regelmäßige, altersentsprechende Ernährung mit Säuglingsnahrung.

▷ **Verlauf**
Unter der intensiven Pflege gedeiht Sebastian in den nächsten Tagen zusehends und nimmt kräftig an Gewicht zu. Bei einem zweiten Augenkonsil zeigt sich, dass sich die Fundusblutungen weitgehend zurückgebildet haben. Nach zweimaliger Fontanellenpunktion findet sich auch in der sonographischen Kontrolle kein Anhalt mehr für subdurale Einblutungen.
Mit der Begründung, sie müsse auf ihre anderen Kinder aufpassen, war Sebastians Mutter noch in der Aufnahmenacht wieder nach Hause gegangen. An den folgenden Tagen besuchte sie Sebastian zwar täglich, aber nur kurz, und lehnte es trotz mehrmaligem Nachfragen ab, die Möglichkeit in Anspruch zu nehmen, nachts bei Sebastian zu bleiben. Die Schwestern berichten Ihnen auch vom eher lieblosen Umgang der Mutter mit ihrem Kind. Schließlich können Sie mit der Mutter erneut ein Gespräch führen, in dem Sie auf die schwierige soziale Situation der Familie eingehen. Sie bieten ihr eine Vermittlung ans Jugendamt an, das für sozial schwache Familien verschiedene Hilfsangebote bereitstellt (Erziehungsberatung, Erziehungsbeistand, Betreuungshelfer, sozialpädagogische Betreuung etc.). Doch Sebastians Mutter reagiert abwehrend und aggressiv, sie droht damit, Sebastian sofort mitzunehmen. Mühsam können Sie sie davon überzeugen, dass er noch bis zum nächsten Tag in stationärer Behandlung bleiben kann.

Stationäre Aufnahme, körperliche Pflege, regelmäßige altersgerechte Ernährung. Familiär schwierige soziale Situation, Uneinsichtigkeit der Mutter.

Welche Möglichkeiten haben Sie jetzt? Sind Sie an die Schweigepflicht gebunden?

Generell gilt, dass die Interessenvertretung des Kindes Vorrang hat vor der Schweigepflicht den Eltern gegenüber. Nach § 34 Strafgesetzbuch sind Sie beim Verdacht auf Misshandlung von Ihrer Schweigepflicht entbunden. Wegen der mangelnden Einsicht der Mutter können Sie zum Schutz des Kindes nicht weiter nach dem Prinzip „Hilfe vor Strafe" verfahren, Sie müssen jetzt das Jugendamt einschalten. Dieses wird auf der Grundlage der Beweise, die Sie durch die genaue Diagnostik und Dokumentation von Sebastians Verletzungen gesammelt haben, eventuell ein Verfahren zum Entzug des Sorgerechts einleiten. Wird Sebastians Mutter wirklich das Sorgerecht entzogen, kommt Sebastian in eine Pflegefamilie. Wichtig ist auch, dass dem Jugendamt die Existenz zweier weiterer Kinder mitgeteilt wird, die gegebenenfalls auch auf Misshandlung und Vernachlässigung hin untersucht werden sollten.

Zunächst Prinzip „Hilfe vor Strafe", dann allerdings Einschaltung des Jugendamtes. Keine Bindung an die Schweigepflicht, da die Interessenvertretung des Kindes Vorrang hat. Prognose: eher schlecht.

Welche Prognose stellen Sie?

Die Prognose für ein misshandeltes Kind, das in seiner Familie verbleibt, ist sehr schlecht. Sowohl die körperliche als auch die geistige und soziale Entwicklung misshandelter Kinder ist stark gefährdet.

Quintessenz:
Die Kindesmisshandlung (auch Battered-Child-Syndrom) ist ein häufiges, teils zu wenig erkanntes Krankheitsbild. Typisch sind Zeichen äußerer und innerer Verletzungen, Frakturen und Entwicklungsstörungen. Die Verdachtsdiagnose darf erst nach sorgfältiger klinischer und bildgebender Untersuchung gestellt werden. Eine frühzeitige Einbeziehung des Jugendamts ist jedoch wichtig. Eine optimale Dokumentation der Befunde ist obligat.

Fall 52

▷ **Anamnese**
Der drei Monate alte Tobias wird Ihnen zur Abklärung eines seit Geburt bestehenden Ikterus aus einem kleineren Krankenhaus überwiesen. Sie nehmen das Kind stationär auf.

> Ein drei Monate alter Säugling mit einem seit Geburt bestehenden Ikterus.

Welche Fragen stellen Sie den Eltern?

Sie fragen nach Trinkverhalten, Gewichtszunahme und Entwicklung des Kindes. Bezüglich des Ikterus interessiert Sie im Besonderen die Stuhlfrequenz, die Beschaffenheit des Stuhls und die Farbe des Urins. Den Eltern ist keine Besonderheit aufgefallen.
Tobias wird voll gestillt. Das Kind hat ein- bis zweimal pro Tag Stuhlgang heller Farbe und weicher Konsistenz. Die Urinfarbe ist ebenfalls normal. Einen Überblick über das Gedeihen des Säuglings erhalten Sie durch das Vorsorgeuntersuchungsheft. Das Gewicht sowie auch Kopfumfang und Länge liegen seit Geburt auf der 50. Perzentile. Das Kind ist also gut gediehen. Es wird voll gestillt.

▷ **Untersuchung**
Bei der klinischen Untersuchung fällt außer der gelben Hautfarbe und einem leichten Sklerenikterus eine leicht vergrößerte Leber auf. Die übrige körperliche Untersuchung ist unauffällig.

Fassen Sie die bisherigen Ergebnisse zusammen

Ikterus prolongatus ohne klinischen Hinweis auf Cholestase.

Welche Labor- und apparativen Untersuchungen führen Sie durch zur Abklärung dieses Ikterus?

Blutbild mit Diff, Elektrolyte, Transaminasen, Bilirubin, LDH, AP, Entzündungszeichen, Gerinnung. Haptoglobin bei V. a. Hämolyse.

> Untersuchungen zur Abklärung des Ikterus: Blutbild mit Diff, Elektrolyte, Transaminasen, Bilirubin, LDH, AP, Entzündungszeichen, Gerinnung.

Ergebnisse
Blutbild, Elektrolyte, LDH, AP sind im Normbereich.
Gesamtbilirubin: 2,86 mg/dl, direktes Bilirubin: 2,55 mg/dl, indirektes Bilirubin 0,31 mg/dl.
GOT, GPT, alk. Phosphatase, GGT, Gerinnung und Haptoglobin unauffällig.

Können Sie nach Erhalt der Ergebnisse schon eine Verdachtsdiagnose stellen? Welche Differentialdiagnosen kommen in Frage?

Da es sich um eine direkte Hyperbilirubinämie handelt, sind alle Erkrankungen, bei denen eine indirekte Hyperbilirubinämie im Vordergrund steht, wenig wahrscheinlich. Dazu zählen:
- Rh- oder ABO-Inkompatibilität zwischen Mutter und Kind (positiver Coombs-Test)
- erbliche hämolytische Anämien (z. B. Sphärozytose, Elliptozytose, Stomatozytose, Pyknozytose)

Fall 52

Indirekte Hyperbilirubinämie bei:
- Rh- oder ABO-Inkompatibilität zwischen Mutter und Kind
- erblichen hämolytischen Anämien
- angeborenen Enzymdefekten
- Stoffwechseldefekten
- extravasalem Blut.

Indirekte Hyperbilirubinämien werden durch Erkrankungen hervorgerufen, deren Pathomechanismus proximal der Verstoffwechslung des Bilirubins in der Leber liegt (z. B. durch Hämolyse). Bei den direkten Hyperbilirubinämien liegt der Pathomechanismus nach der Konjugierung des Bilirubins (z. B. durch mechanische Hindernisse).

- angeborene Enzymdefekte (z. B. Glucose-6-Phosphat-Dehydrogenase-Mangel, Pyruvatkinasemangel)
- Stoffwechseldefekte (z. B. Galaktosämie, Hypothyreose)
- extravasales Blut (z. B. Resorptionshyperbilirubinämien durch ein Kephalhämatom oder innere Blutungen).

Indirekte Hyperbilirubinämien werden durch Erkrankungen hervorgerufen, deren Pathomechanismus proximal der Verstoffwechslung des Bilirubins in der Leber liegt (z. B. durch Hämolyse). Bei den direkten Hyperbilirubinämien liegt der Pathomechanismus nach der Konjugierung des Bilirubins (z. B. durch mechanische Hindernisse).

Welche Untersuchungen führen Sie nun durch, um einer Diagnosestellung näher zu kommen?

Sie nehmen nochmals Blut ab, um eine infektiöse Genese, z. B. durch pränatale Infektionen wie Hepatitis A und B, Toxoplasmose, Röteln, Zytomegalie, Herpes simplex, Lues, Listeriose etc., auszuschließen. Die Befragung der Mutter nach in der Schwangerschaft abgelaufenen Infektionen bringt keine neuen Erkenntnisse. Sie machen eine abdominelle Sonographie zum Ausschluss einer Cholestase durch mechanische Hindernisse (z. B. Gallengangsaplasie, Gallenstein, Choledochuszyste).

Ergebnisse
Sämtliche Virustiter sind negativ.
Die Abdomensonographie ist bis auf eine **leicht vergrößerte Leber** unauffällig.

▷ **Verlauf**
Dem Kind geht es klinisch gut. Es trinkt und gedeiht prächtig. Die Eltern sind beunruhigt, weil bis jetzt noch immer keine Ursache gefunden werden konnte.

Welche Differentialdiagnosen kommen nach Erhalt der obigen Untersuchungsergebnisse noch in Betracht? Wie können Sie diese ausschließen oder bestätigen?

Sie verifizieren das Neugeborenenscreening und können damit eine Reihe von Erkrankungen wie z. B. Galaktosämie, Fettsäureabbaustörungen, Tyrosinämie etc. evtl. ausschließen.
Ein α_1-Antitrypsin-Mangel kann ursächlich für einen prolongierten Ikterus sein Im Zweifelsfall wiederholen Sie das Screening, ergänzen es durch ein Aminosäurescreening und eine α_1-Antitrypsin-Bestimmung im Serum.

Ergebnisse
Das Aminosäurescreening ist negativ. Allerdings messen Sie einen erniedrigten Wert für das α_1-Antitrypsin im Serum: 20 mg/dl bei einem Normwert von 200 mg/dl.
Damit können Sie die sehr seltene Diagnose des **α1-Antitrypsin-Mangels** stellen.

Fall 52

Was wissen Sie über diese Erkrankung? Was können Sie den Eltern über den Verlauf und die Prognose dieser Erkrankung sagen?

α_1-Antitrypsin (= α_1-AT) ist ein Hemmer von Trypsin und anderen proteolytischen Enzymen. Es wird in der Leber gebildet. Dieses Krankheitsbild kann sich in der Kindheit durch eine **Leberzirrhose** und durch Ausbildung eines **Lungenemphysems** bemerkbar machen. Bei Säuglingen bis zu drei Monaten sind **Cholestase, Ikterus und Hepatomegalie** die häufigsten Merkmale. Zu der unspezifischen Erhöhung von Serumbilirubin, Transaminasen, alkalischer Phosphatase ist der α_1-AT-Mangel (10–20 % der Norm) diagnostisch hinweisend. Die genaueste und gebräuchlichste Methode, um einen α_1-AT-Mangel nachzuweisen, ist die **Pi-Typisierung** (Pi = Proteaseinhibitor). α_1-AT kommt im Serum in 24 verschiedenen Phänotypen vor. Der normale Genotyp ist der Pi-Typ: MM. Der Genotyp, der eine Leberzirrhose verursacht, ist der Typ: ZZ. Heterozygote Typen (MS, MZ, SZ) können auch Lebererkrankungen hervorrufen.
Die Häufigkeit eines homologen ZZ-Genotyps wird auf 1:2000 bis 1:4000 geschätzt, die Vererbung ist autosomal-codominant.

Wie ist die Prognose für diese Erkrankung?

Der Verlauf der Erkrankung kann unterschiedlich sein. Die Ausprägung der Erkrankung reicht von konstant mäßig erhöhten Leberwerten ohne weitere Krankheitszeichen bis hin zur progredienten Leberfibrose mit Transplantationspflichtigkeit.
Im Erwachsenenalter ist die Inzidenz primärer Leberzellkarzinome erhöht. Außerdem ist in der Mehrheit der Fälle (bis zu 90 %) mit einer Lungenbeteiligung in Form einer progredienten chronisch-obstruktiven Lungenerkrankung mit Emphysembildung zu rechnen.

Gibt es eine Therapie für diese Erkrankung?

Eine kausale Therapie des α_1-AT-Mangels ist noch nicht bekannt. Einzig die pulmonale Form der Erkrankung kann durch die Substitution von gentechnisch hergestelltem α_1-AT günstig beeinflusst werden.

▷ **Verlauf**
Nach Erhalt aller Befunde teilen Sie den Eltern die Diagnose mit. Leider können Sie Ihnen keinerlei Therapieoptionen anbieten. Die Eltern sind zwar geschockt, versuchen aber, sich mit der Information über den sehr variablen Verlauf der Erkrankung zu trösten und hoffen auf ein möglichst gutes Outcome. Sie werden an die gastroenterologische Sprechstunde in einem Zentrum angebunden.

Quintessenz:
Der α_1-Antitrypsin-Mangel ist ein seltenes Krankheitsbild, das im frühen Säuglingsalter mit Cholestase und Hepatitis einhergehen kann. Die Diagnose wird durch die Bestimmung des α_1-Antitrypsin im Serum gestellt. Die Häufigkeit eines homologen ZZ-Genotyps wird auf 1:2000 bis 1:4000 geschätzt, die Vererbung ist autosomal-codominant. Eine kausale Therapie existiert nicht. Die Prognose ist sehr unterschiedlich und reicht von einer milden Verlaufsform bis hin zur tranplantationspflichtigen Leberfibrose. Im Erwachsenenalter ist die Inzidenz primärer Leberzellkarzinome erhöht. Außerdem ist in der Mehrheit der Fälle (bis zu 90%) mit einer Lungenbeteiligung in Form einer progredienten chronisch-obstruktiven Lungenerkrankung mit Emphysembildung zu rechnen.

Fall 53

▷ **Anamnese**

Sie haben Wochenenddienst. In der Ambulanz sitzt die 16-jährige Sonja. Schon beim Betreten des Untersuchungszimmers fällt Ihnen ein großfleckiges Exanthem im Gesicht und an den Armen auf. Der Hals des Mädchens kommt Ihnen erheblich verdickt vor. Sie beginnen mit Ihrer Anamnese. Die Patientin berichtet, sie leide seit ca. einer Woche an einer eitrigen Mandelentzündung. Auf die Frage nach dem Hautausschlag antwortet sie, dass dieser erst aufgetreten sei, nachdem sie mit einer Antibiotikatherapie mit Ampicillin begonnen hatte. Trotz dieser Therapie habe sich ihr Zustand nicht gebessert. Sie fühle sich abgeschlagen und müde.

▷ **Aufnahmebefund**

16-jähriges Mädchen in mäßig reduziertem AZ, gutem EZ; **Haut:** rotes, großfleckig-konfluierendes, juckendes Exanthem am gesamten Körper, Turgor gut, Schleimhäute feucht. Zervikal, axillär und inguinal etwa erbs- bis kirschgroße LK. **HNO:** Trommelfelle bds. spiegelnd, Gehörgänge unauffällig, Rachen hochrot, Tonsillen hyperplastisch, weiße Beläge (s. Abb. 16 FB). **Lunge:** gut belüftet, keine RGs, kein Giemen. **Herz:** Herztöne rein, keine pathologischen Herzgeräusche. **Abdomen:** weich, kein Druckschmerz, leichte Splenomegalie, Leber nicht vergrößert, DG über allen vier Quadranten auskultierbar. **Neurologie:** unauffällig, insbesondere keine meningealen Zeichen.

> 16-jähriges Mädchen mit großfleckigem Exanthem nach Ampicillingabe bei eitriger Mandelentzündung.

| **Wie lautet Ihre Verdachtsdiagnose? Welche Differentialdiagnosen kommen in Betracht?**

Die Verdachtsdiagnose lautet Ampicillinexanthem bei **infektiöser Mononukleose**.
Folgende Differentialdiagnosen kommen in Betracht:
- eitrige Tonsillitis mit ampicillinresistenten Bakterien
- andere virale Infektionen (z. B. Coxsackie)
- Lymphome (ohne Exanthem)
- Diphtherie (ohne Exanthem).

> Die Verdachtsdiagnose lautet infektiöse Mononukleose.

| **Welche Untersuchungen veranlassen Sie, um die Verdachtsdiagnose zu bestätigen?**

- Blutbild mit Differentialblutbild
- Elektrolyte und Leberwerte
- Endgültige Diagnosesicherung erfolgt nur durch gezielte serologische Untersuchungen, z. B. die Bestimmung von EBV-, IgM- und IgG-Antikörpern.

Ergebnisse
Im Blutbild fällt eine **Leukozytose** auf, im Ausstrich ein starkes Überwiegen der Lymphozyten, Monozyten und Plasmazellen; 80 % der mononukleären Zellen sind die typischen monozytoiden bzw. lymphozytoiden „**Drüsenfieberzellen**" (aktivierte Lymphozyten).
EBV-, IgM- und IgG-AK sind positiv. GPT und GOT sind leicht erhöht.

> Labor bei Mononukleose: **Leukozytose** mit Überwiegen der Lymphozyten, Monozyten und Plasmazellen; 80 % der mononukleären Zellen sind die typischen „**Drüsenfieberzellen**" (aktivierte Lymphozyten). EBV-, IgM- und IgG-AK sind positiv.

| **Welche Diagnose stellen Sie nach Kenntnis der vorliegenden Befunde?**

Auch die Blutwerte bestätigen die bereits klinisch vermutete Diagnose einer Mononukleose. Das positive IgM spricht für eine frische Infektion.

Nach welchen Kriterien entscheiden Sie, ob Sie das Kind stationär oder ambulant behandeln?

Da die Patientin zwar beeinträchtigt ist, zum jetzigen Zeitpunkt aber keine akute Gefährdung vorliegt, ist eine stationäre Behandlung nicht indiziert. Eine stationäre Behandlung muss immer dann in Erwägung gezogen werden, wenn eine akute Gefährdung im Sinne progredienter Atemnot oder starker hepatischer Beteiligung vorliegt. Die Dauer des Aufenthalts richtet sich nach dem Verlauf und kann von einigen Tagen bis zu drei Wochen reichen.

Was wissen Sie über die infektiöse Mononukleose?

Die Mononukleose kommt vor allem in der Adoleszenz vor, mit einem Altersgipfel zwischen 15 und 19 Jahren. Deshalb und da die Erkrankung durch Tröpfcheninfektion übertragen wird, wird sie auch als **„kissing disease"** bezeichnet. Der Durchseuchungsgrad liegt mit 18 Jahren bei ca. 80 %.

Ca. zwei Wochen nach Infektion mit dem Erreger manifestiert sich die Erkrankung typischerweise durch hohes oder intermittierendes **Fieber** für wenige Tage bis Wochen. Die Patienten fühlen sich **müde und abgeschlagen** und entwickeln eine generalisierte **Lymphknotenschwellung** vor allem **zervikal**. In besonders ausgeprägten Fällen kommt es zu der Ausbildung eines sog. Stiernackens, einer starken Lymphknotenschwellung im Hals- und Kiefernwinkelbereich. Oligosymptomatische Verläufe sind nicht selten.

Die Lymphadenopathie bildet sich meist nach zwei bis drei Wochen zurück.

Häufig (70–80 %) entwickelt sich initial eine **Tonsillopharyngitis** mit Fibrinbelägen.

Eine **Splenomegalie** kommt bei 50–60 % der Patienten vor. Seltener sind Hepatitis und flüchtige morbiliforme Exantheme.

In sehr seltenen Fällen verläuft eine infektiöse Mononukleose fulminant und tödlich. In 90 % dieser Fälle tritt dann eine schwere Hepatitis auf, aber auch Meningoenzephalitiden kommen vor.

Wie erklären Sie sich das Exanthem?

Fast immer tritt ein meist sehr **ausgeprägtes Exanthem** auf, wenn Patienten mit Mononukleose mit **Ampicillin** oder Amoxicillin behandelt werden. Dies war auch bei unserer Patientin der Fall und ist somit auch ein indirekter Hinweis auf eine infektiöse Mononukleose.

Wie könnte die Therapie aussehen?

Die Therapie ist im Wesentlichen **symptomatisch**. Neben Bettruhe eignen sich zur Linderung der Halsschmerzen Mundspülungen und Halswickel. Außerdem kommen fiebersenkende Maßnahmen zum Einsatz.

Die Mononukleose wird durch Tröpfcheninfektion übertragen, weshalb sie auch als „kissing disease" bezeichnet wird.

Die Therapie der infektiösen Mononukleose ist im Wesentlichen symptomatisch.

Welche Komplikationen kennen Sie?

Komplikationen können nahezu alle Organsysteme, auch das ZNS, betreffen (Meningoenzephalitis, Zerebellitis, Guillain-Barré-Syndrom, Hirnnervenparesen, Neuritiden etc.) Eine der gefürchtetsten Komplikation ist eine **Milzruptur**.

Quintessenz:
Die infektiöse Mononukleose ist eine Erkrankung, die in jedem Lebensalter vorkommt, aber einen Häufigkeitsgipfel zwischen dem 15. und dem 19. Lebensjahr hat. Sie wird durch das EBV-Virus verursacht. In 70 % der Fälle geht sie mit einer Lymphadenopathie und einer Tonsillopharyngitis einher. Häufig gibt es oligosymptomatische Verläufe, bei denen die Diagnose nicht gestellt wird.
Typisch ist hohes oder intermittierendes Fieber. Die Erkrankung dauert zwischen zwei und drei Wochen, kann im Einzelfall aber auch bis zu sechs Wochen dauern. Komplikationen können nahezu alle Organsysteme betreffen. Gefürchtet ist die Milzruptur und die sehr seltene fulminante Verlaufsform. Ampicillin ist bei infektiöser Mononukleose kontraindiziert, da es in nahezu 100 % ein großflächiges Exanthem verursacht.

Fall 54

▷ **Anamnese**

Der zweijährige Luca wird vom Kinderarzt mit Verdacht auf Sepsis in die Kinderklinik eingewiesen. Er ist in sehr schlechtem Allgemeinzustand, hat hohes Fieber um 40 °C. Die Symptome begannen bereits vor über zwei Wochen und zeigen einen progredienten Verlauf. Beim ersten Besuch beim Kinderarzt hatte dieser Proben von Blut, Urin und Stuhl abgenommen, später sogar eine Lumbalpunktion durchgeführt, jedoch blieben alle Kulturen unauffällig. Das CrP war auf 50 mg/dl erhöht, es bestand eine Leukozytose von 14/nl.
Die seit 14 Tagen durchgeführte Therapie mit einem Breitspektrumantibiotikum zeigt keinen Einfluss auf den Krankheitsverlauf.

▷ **Aufnahmebefund**

Zweijähriges Kleinkind in schlechtem AZ und gutem EZ, weinerlich und apathisch, fiebrig. Blassgraues Hautkolorit, reduzierter Hautturgor, trockene Schleimhäute. **Cor, Pulmo, HNO:** o. p. B. **Abdomen:** mäßige Hepatosplenomegalie, LK inguinal und axillär tastbar. Makulöses Exanthem an Stamm und Extremitäten.
Gelenkschwellungen von Knie, Ellbogen, Finger und Zehen beidseits.
Bei der Untersuchung Abwehr und Schmerzäußerung von Luca. Kein Meningismus, neurologisch, soweit beurteilbar, unauffällig.

| **Wie lautet Ihre Verdachtsdiagnose?**

Lucas schlechter Allgemeinzustand mit hohem Fieber und blassgrauem Hautkolorit lässt an eine **Sepsis** denken. Dazu passen sowohl die Lymphknotenschwellung und die Hepatosplenomegalie als auch das Exanthem. Dagegen sprechen zunächst die vom Hausarzt abgenommenen negativen Kulturen. Eine wichtige Differentialdiagnose ist die systemische juvenile chronische Arthritis (M. Still).

| **Welche diagnostischen und therapeutischen Maßnahmen ordnen Sie akut an? Wie sehen die für eine Sepsis typischen Blutbildveränderungen aus?**

Luca wird stationär auf die Intensivstation aufgenommen. Aufgrund der deutlichen Exsikkose bekommt er zunächst physiologische Kochsalzlösung (100 ml/kg KG/d) und zur Fiebersenkung Paracetamol (250 mg rektal, Wiederholung alle sechs Stunden). Des Weiteren sollten Sie trotz der antibiotischen Vorbehandlung nochmals aerobe und anaerobe Blutkulturen abnehmen. Zusätzlich erfolgt eine Urinuntersuchung, ebenfalls mit Kultur, sowie eine Röntgenaufnahme des Thorax und eine Liquorpunktion.
Sepsistypisch wären folgende Blutbildveränderungen:
- Erhöhung von CrP und BSG
- Leukozytose: 20/nl mit Linksverschiebung
- Anämie
- Thrombozytopenie 100/nl
- Störungen der Blutgerinnung im Sinn einer Verbrauchskoagulopathie
- pathologische Veränderung der Leber- und Nierenfunktionsparameter
- Beweisend sind positive Kulturen von Blut oder Liquor.

Zweijähriger, schlechter AZ, hohes Fieber, Exsikkose, Hepatosplenomegalie, LK-Vergrößerungen, multiple Gelenkschwellungen, antibiotisch vorbehandelt.

Verdachtsdiagnosen: Sepsis oder systemische juvenile chronische Arthritis (M. Still).

Aufnahme auf Intensivstation, Rehydratation und Antipyrese, Abnahme von Blut- und Urinkulturen, Röntgen-Thorax.

Fall 54

▷ **Verlauf**

Bei Luca zeigt sich eine Anämie (Hb 8,9 g/dl, Hkt 29%), eine Leukozytose (Leukozyten 21,5/nl) sowie eine Erhöhung von BSG (15/30) und CrP (80 mg/dl). Der Liquor ist unauffällig. In den nächsten Tagen wird sich zeigen, dass wiederum alle Blut- und Urinkulturen unauffällig sind. Auch das Röntgenbild des Thorax zeigt keinen pathologischen Befund. Vorsichtshalber stellen Sie die antibiotische Therapie auf ein i.v.-Präparat um. Nach drei Tagen zeigen sich zunehmende Gelenkschmerzen in den Handgelenken und den Kniegelenken

Anämie, Leukozytose, BSG- und CrP-Erhöhung. Blut- und Urinkulturen, LP sowie Röntgen-Thorax o.p.B. Gelenkschmerzen.

| Welche weiteren differentialdiagnostischen Erwägungen müssen Sie folglich in Betracht ziehen?

- Bakterielle Osteomyelitis
- Bakterielle Arthritis
- Tuberkulose
- Rheumatisches Fieber
- Kawasaki-Syndrom
- Leukämie
- Still-Syndrom.

Mögliche DD:
- *bakterielle Osteomyelitis*
- *bakterielle Arthritis*
- *Tuberkulose*
- *rheumatisches Fieber*
- *Kawasaki-Syndrom*
- *Leukämie*
- *Still-Syndrom.*

| Wie gehen Sie diagnostisch weiter vor?

- EKG → z. A. Herzbeteiligung
- Bestimmung von ANA, Rheumafaktoren, ds-DNA-Antikörpern
- Ophthalmologisches Konsil → z. A. Iridozyklitis
- Röntgen/Szintigraphie bei V. a. Gelenkbeteiligung
- Punktion der Synovialflüssigkeit bei Gelenkbeteiligung.

Weitergehende Diagnostik: EKG, ANA, Rheumafaktoren, ds-DNA-AK, Gelenkpunktion.

▷ **Verlauf**

Bei Luca findet sich in der Eiweißelektrophorese eine ausgeprägte Dysproteinämie mit erniedrigtem Albumin sowie erhöhten α- und β-Globulinen. Sowohl die Rheumafaktoren als auch ANA und ds-DNA-AK sind negativ. In den Röntgenaufnahmen des linken Knies und der rechten Hand zeigen sich Weichteilschwellung und Erguss. Im Gelenkpunktat zeigt sich eine hohe Zellzahl mit überwiegend segmentkernigen Leukozyten. Das EKG sowie das Augenkonsil ergeben keine pathologischen Befunde.

| Sie gehen nun von der Diagnose Still-Syndrom aus! Was wissen Sie über diese Erkrankung?

Das Still-Syndrom stellt die **generalisierte Form der juvenilen rheumatoiden Arthritis** dar. Es tritt zumeist im Kleinkindalter auf, Jungen und Mädchen sind gleich häufig betroffen. Meist beginnt die Erkrankung mit Allgemeinsymptomen wie intermittierendem Fieber und kleinfleckigem Exanthem. Die Oligo- bis Polyarthritis kann bereits initial oder erst im Verlauf über Jahre hinweg symptomatisch werden. Hinzu kommt eine mögliche Mitbeteiligung innerer Organe (Leber, Milz) und eine Lymphknotenschwellung. Daneben kommt eine Polyserositis in Form einer Pleuritis oder Perikarditis vor.

Diagnose: Still-Syndrom.

> Was muss vor Therapiebeginn ausgeschlossen werden?
> Welche Therapie schlagen Sie vor?

Vor Beginn der Therapie eines Still-Syndroms muss immer mittels Knochenmarkspunktion eine Leukose ausgeschlossen werden.
Bei Erkrankungen aus dem rheumatoiden Formenkreis kann folgendes Therapieschema zur Anwendung kommen:
1. Stufe: Antiphlogistika: Acetylsalicylsäure oder Indometacin,
2. Stufe: Methotrexat,
3. Stufe: Kortikoide und Goldpräparate.

Beim Still-Syndrom werden initial Kortikoide gegeben (Prednisolon 1–2 mg/kg KG/d), wenn möglich als Stoßtherapie. Zusätzlich finden nichtsteroidale Antiphlogistika Anwendung, bei Nichtansprechen in Kombination mit Methotrexat. Des Weiteren steht die individuell ausgerichtete Physio- und Ergotherapie im Vordergrund, sowie die Betreuung der gesamten Familie.

Therapie: Kortikoidstoßtherapie in Kombination mit Antiphlogistika, Physio- und Ergotherapie.

> Beschreiben Sie den Verlauf des Still-Syndroms!

Der Verlauf des Still-Syndroms stellt sich typischerweise schubförmig dar, die systemischen Symptome schwächen sich mit der Zeit ab, und die chronische Arthritis tritt in den Vordergrund. Die Kinder sind besonders anfällig für Infektionen. In 5–10 % entwickeln sie im späteren Lebensalter eine Amyloidose.

▷ **Verlauf**
Luca erhält Prednisolon und ASS. Innerhalb der nächsten zwei Tage bessert sich sein Zustand deutlich. Er kann nach einer weiteren Woche mit ausschleichender Dosierung von ASS und intensiver Physiotherapie in gutem AZ entlassen werden.
Ambulante Physiotherapie ist vorerst nicht nötig, da durch diese erste Entzündungsphase keine irreversible Schädigung der betroffenen Gelenke aufgetreten war.
Die Eltern haben jedoch bereits Kontakt mit einem pädiatrisch-rheumatologischen Zentrum und einer Selbsthilfegruppe aufgenommen. Im weiteren Verlauf der Krankheit wird Luca dort betreut werden.

Quintessenz:
Die systemische juvenile rheumatoide Arthritis (M. Still) ist eine seltene Systemerkrankung, die initial auch ohne Gelenkbeteiligung auffallen kann. Negative Rheumafaktoren, erhöhte Entzündungszeichen, Organvergrößerung und Lymphknotenschwellung lassen eine Sepsis aber auch eine Leukose differentialdiagnostisch in Betracht kommen. Der Verlauf ist chronisch und kann in 5–10 % zu einer Amyloidose führen. Die Therapie besteht aus Entzündungshemmern und Immunsuppressiva.

Fall 55

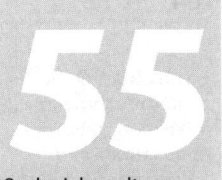

Sechs Jahre altes Mädchen mit akutem Asthmaanfall.

▷ **Anamnese**

Die Rettungsleitstelle ruft an. Der Kindernotarzt ist auf der Suche nach einem Bett für ein sechsjähriges Mädchen mit akutem Asthmaanfall. Sie sagen den Platz zu und erwarten die kleine Patientin.
Der Notarzt erreicht die Klinik zehn Minuten später. Das Kind ist bei Ankunft deutlich dyspnoeisch und sehr agitiert.

▷ **Aufnahmebefund**

Sitzendes, sehr agitiertes, dyspnoeisches Kind in deutlich reduziertem AZ, kann kaum sprechen, keine Zyanose. **Lunge:** deutliche Atemwegsobstruktion mit Verlängerung des Exspiriums, grobblasige RGs über der gesamten Lunge, vereinzeltes Giemen, v. a. rechts basal. Haut rein, Turgor gut, Schleimhäute feucht, keine Lymphadenopathie. **HNO:** Trommelfelle bds. spiegelnd, Rachen blande. **Cor:** HF ca. 120/min, Herztöne rein, keine pathologischen Herzgeräusche, Pulse tastbar aber flach, RR 90/70. **Abdomen:** weich, kein Druckschmerz, keine HSM, DG über allen vier Quadranten auskultierbar. **Neuro:** unauffällig, soweit bei Unruhe beurteilbar.

| Was tun Sie als Nächstes?

Sie entschließen sich sofort zur stationären Aufnahme. Zunächst kontrollieren Sie die O_2-Sättigung, die bei 90 % liegt, und applizieren Sauerstoff, lassen die Patientin aber gleichzeitig mit einem Bronchodilatator (z. B. Salbutamol) inhalieren, nachdem Sie sich erkundigt haben, welches Präparat und welche Menge vom Notarzt verabreicht wurde.
Dann erheben Sie mit Hilfe der Eltern die Anamnese. Außerdem nehmen Sie noch eine Blutbild, Elektrolyte und Blutgase ab.

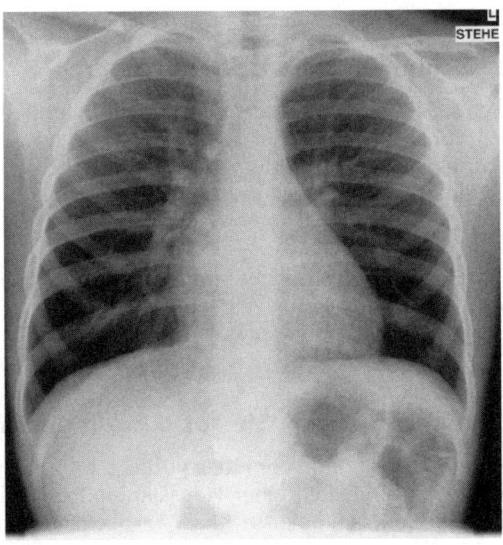

Abb. 55.1: Röntgen-Thorax. [5]

Fall 55

Erstmaßnahme bei akutem Asthmaanfall: Inhalation mit Bronchodilatator und Sauerstoff.

Ergebnis
Der Rö-Thorax zeigt eine bds. belüftete Lunge mit abgeflachten Zwerchfellkuppeln und horizontalen Rippen als Zeichen der Überblähung. Keine pathologischen Infiltrate.

▷ Anamnese
Lotta leidet seit dem vierten Lebensjahr immer wieder an Bronchitiden. Im Alter von fünf Jahren hatte sie eine Pneumonie. Die Bronchitiden treten vor allem in den Herbst- und Frühjahrsmonaten auf. Die Eltern haben ein Inhaliergerät zu Hause und inhalieren dort bei Bedarf mit einem Bronchodilatator (Salbutamol). Die Mutter erzählt Ihnen auf Ihr gezieltes Nachfragen hin, dass sie auch schon einmal mit Kortison inhaliert hätten.

Was möchten Sie noch wissen?
Laut Lottas Mutter ist die Patientin bisher nicht wegen ihres Asthmas in Betreuung. Sie erheben eine Allergieanamnese der Familie. Außerdem interessiert Sie, ob schon einmal eine Allergietestung bei Lotta stattgefunden hat.
Sie erfahren, dass beide Eltern unter Pollinose leiden. Ein älteres Geschwisterkind der Patientin leidet unter atopischer Dermatitis. Bei der Patientin selbst ist noch nie eine Allergietestung durchgeführt worden.
Auf die Frage, ob ein Infekt der Akutsymptomatik vorausgegangen war, erzählt Ihnen die Mutter, dass die ganze Familie bis vor einigen Tagen unter einem Infekt der oberen Luftwege gelitten habe.

Wie geht es weiter?
Bei mangelndem Ansprechen auf die eingeleitete Therapie erweitern Sie die Inhalationstherapie um Ipratropriumbromid (Atrovent®) und Budenosid (Pulmicort®). Eine systemische Gabe von Kortison ist nicht nötig, da sich der Zustand der Patientin unter der genannten Inhalationstherapie deutlich bessert.

Bei mangelndem Ansprechen auf die eingeleitete Therapie erweitern Sie die Inhalationstherapie um Ipratropriumbromid (Atrovent®) und Budenosid (Pulmicort®).

Um eine allergische Genese auszuschließen bzw. zu bestätigen, führen Sie eine RAST-Untersuchung durch und veranlassen eine Lungenfunktionsprüfung. Bei ätiologischer Unklarheit machen Sie einen Schweißtest, um eine Mukoviszidose auszuschließen.

Welche Untersuchungen führen Sie noch durch?
Um eine allergische Genese der rezidivierenden Bronchitiden auszuschließen bzw. zu bestätigen, führen Sie eine RAST-Untersuchung durch und veranlassen eine Lungenfunktionsprüfung. Bei ätiologischer Unklarheit machen Sie einen Schweißtest, um eine Mukoviszidose auszuschließen.

Ergebnisse
Der Schweißtest ist negativ, die Lungenfunktionsprüfung zeigt eine deutliche Obstruktion. Die RAST-Untersuchung zeigt eine Sensibilisierung auf Hausstaubmilben.

Welche Konsequenzen ziehen Sie aus den Untersuchungen?
Da eine Sensibilisierung auf Hausstaubmilben vorliegt, informieren Sie die Eltern ausführlich über die Notwendigkeit einer Hausstaubmilbensanierung (Informationsblatt, Bestätigung für Krankenkasse für Spezialbezüge und Teppichbodensanierung).
Die Lungenfunktionsprüfung wiederholen Sie vor der Entlassung.

▷ Verlauf

Die Patientin erholt sich unter der Inhalationstherapie deutlich. Nach vier Tagen führen Sie erneut eine Lungenfunktionsprüfung durch. Das Ergebnis hat sich deutlich verbessert. Die Obstruktion besteht nur noch minimal. Der Auskultationsbefund ist normal.

Sie entlassen das Kind nach Hause, verordnen aber noch weitere Inhalationen mit Budenosid (Pulmicort®) und vereinbaren einen Kontrolltermin in zwei Wochen zur erneuten Evaluation der Situation.

Was sind die häufigsten Allergene im Kindesalter?

Die häufigsten Allergene im Kindesalter sind Nahrungsmittel, Hausstaubmilben und Pollen.

Was wissen Sie über Asthma?

Man unterscheidet drei Formen des kindlichen Asthmas:
- das exogen-allergische Asthma (20%), das ausschließlich IgE vermittelt ist
- das intrinsische Asthma (5–10%) ohne Anhalt für eine allergische Grunderkrankung
- Mischformen (65%), bei denen sowohl allergische, als auch andere Auslöser für einen akuten Asthmaanfall bekannt sind.

Der Anfall wird durch folgende Pathomechanismen ausgelöst. Es kommt zu einer Obstruktion der Atemwege aufgrund einer bronchialen Hyperreaktivität durch:
- Kontraktion der glatten Bronchialmuskulatur
- Hyperämie, Ödem und entzündliche Infiltration der Schleimhaut
- Verstopfung des Lumens durch Schleim und Epithelzellen.

Man unterscheidet drei Formen des kindlichen Asthmas:
- *das exogen-allergische Asthma (20%)*
- *das intrinsische Asthma (5–10%)*
- *Mischformen (65%).*

Wodurch kann der Asthmaanfall bei Kindern ausgelöst werden?

Die Hyperreaktivität wird bei Kindern im Wesentlichen durch körperliche Anstrengung, Infekte oder Allergenexposition begünstigt.

Diese drei Auslöser führen auf verschiedene Arten zu einer Stimulation intraepithelialer Mastzellen und anderer Zellen, die Mediatoren freisetzen. Einer dieser Mediatoren ist Histamin, das zu einer IgE-vermittelten Sofortreaktion führt, in unserem Beispiel zu einer sofortigen Bronchialobstruktion. Neben der Freisetzung von Histamin werden aber auch andere Stoffe wie z. B. Leukotriene und Prostaglandine ausgeschüttet, die eine Spätreaktion auslösen und den Entzündungsprozeß aufrechterhalten.

Die Hyperreaktivität wird bei Kindern im Wesentlichen durch körperliche Anstrengung, Infekte oder Allergenexposition begünstigt.

Was wissen Sie über die Asthmatherapie?

Einer der wichtigsten Schritte der Therapie ist die **Expositionsprophylaxe**. In unserem Fall die Allergenkarenz durch Hausstaubmilbensanierung (Matratzen- und Bettzeugumhüllung, Teppichböden, staubarmes Umfeld, Durchlüftung). Die medikamentöse Therapie orientiert sich am Schweregrad:
- intermittierendes Asthma
- persistierendes mildes Asthma

- persistierendes mittelschweres Asthma
- persistierendes schweres Asthma.

Je nach Schweregrad kommen verschiedene Wirkstoffe zum Einsatz. Von Stufe 1, die ausschließlich aus einer Bedarfsmedikation in Form eines **β-Sympathomimetikums** besteht, bis hin zu Stufe 4, die aus derselben Bedarfsmedikation, aber auch einer Dauermedikation in Form **inhalativer Steroide, oraler Steroide** und eines zusätzlichen, lang wirksamen β-Sympathomimetikums und/oder retardiertem **Theophyllin** bestehen kann. Außerdem können noch Entzündungshemmer wie **DNCG** oder **Nedocromil** eingesetzt werden, eventuell auch **Leukotrienantagonisten**.

> Die Prognose ist gut. Bis zu 40% der Kinder sind bis zur Pubertät beschwerdefrei.

Wie ist die Prognose?

Die Prognose ist gut. Bis zu 40% der Kinder sind bis zur Pubertät beschwerdefrei. Allerdings kann eine bronchiale Hyperreagibilität bestehen bleiben und nach einem beschwerdefreien Intervall auch im Erwachsenenalter wieder auftreten.

Quintessenz:

Asthma ist eine relativ häufige Erkrankung des Kindesalters. Sie kann in drei Gruppen unterteilt werden. Das exogen-allergische Asthma, das intrinsische Asthma und Mischformen.
Die Hyperreaktivität wird bei Kindern im Wesentlichen durch körperliche Anstrengung, Infekte oder Allergenexposition begünstigt.
Der klinische Schweregrad ist sehr unterschiedlich. Dementsprechend wird die medikamentöse Therapie, v. a. β-Sympathomimetika, lokale und systemische Kortikoide, Leukotrienantagonisten u. a., angepasst. Auch die Expositionsprophylaxe spielt eine wichtige Rolle. Die Prognose ist bei guter Compliance gut.

Fall 56

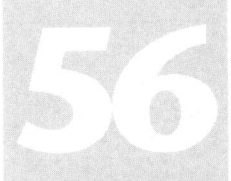

▷ **Anamnese**
Aus einer Kinderarztpraxis wird Ihnen der 8 Wochen alte Benedikt überwiesen. Seit der zweiten Lebenswoche hat das Kind flüssige bis breiige Stühle und erbricht gelegentlich. Außerdem nimmt er nicht zu. Das Kind wurde nur in der ersten Lebenswoche gestillt und wegen einer Mastitis der Mutter auf adaptierte Säuglingsnahrung umgestellt.
Sie empfehlen der Mutter eine stationäre Aufnahme zur weiteren Abklärung der Durchfallursache und der Gedeihstörung. Die Mutter ist einverstanden.

▷ **Aufnahmebefund**
Sechs Wochen alter Säugling in stark reduziertem Allgemeinzustand. Er ist sehr unruhig, weint und lässt sich nur mit Mühe untersuchen. Auffällig ist die Dystrophie (nur sehr wenig entwickeltes subkutanes Fettgewebe) und ekzematöse Hautveränderungen am gesamten Integument. Die Fontanelle ist etwas eingesunken. Leber und Milz sind knapp unter dem Rippenbogen tastbar. Die Untersuchung von Lunge und Herz sowie der neurologische Status des Kindes sind o. p. B.

Sechs Wochen alter Säugling, der seit fünf Wochen flüssige bis breiige Stühle absetzt, gelegentlich erbricht und nicht zunimmt.

- Gedeihstörung zusammen mit Durchfällen und ekzematösen Hautveränderungen: Kuhmilchunverträglichkeit
- Infektionen
- Kohlenhydratmalabsorption.

| **Haben Sie bereits eine Verdachtsdiagnose? Was sind die Differentialdiagnosen?**

Die **Gedeihstörung** zusammen mit den **Durchfällen** und den **ekzematösen Hautveränderungen** könnten auf eine **Kuhmilchunverträglichkeit** hindeuten. Differentialdiagnostisch kommt vor allem eine Infektion oder eine Kohlenhydratmalabsorption in Betracht.

| **Wie können Sie Ihre Verdachtsdiagnose bestätigen?**

Sie führen eine **Blutentnahme** durch mit Blutbild inklusive Differentialblutbild, Leberenzymen und Retentionswerten, Entzündungszeichen, IgA, IgG und IgE und einem RAST auf Kuhmilchprotein und Sojaprotein. Da bei Kuhmilchproteinunverträglichkeiten häufig auch blutige Stühle im Rahmen einer Kolitis vorkommen, führen Sie außerdem einen **Haemoccult®** durch. Eine mögliche Gastroenteritis durch Viren oder Bakterien schließen Sie durch **Stuhluntersuchungen** aus.

Ergebnisse
Labor: Blutbild mit Differentialblutbild: Hb 9,6 mg/dl, Leuko 25/nl, Eosinophilie, IGA, IgG im Normbereich, IgE deutlich erhöht.
Haemoccult®: positiv.
Stuhluntersuchungen: unauffällig.

▷ **Verlauf**
Um die Diagnose zu bestätigen, ernähren Sie Benedikt zunächst kuhmilchfrei. Dazu eignen sich Hydrolysatnahrungen, für eine kurze Zeit auch Reisschleim. Unter der Ernährung mit einer Hydrolysatnahrung verschwinden die Durchfälle. Das Kind nimmt zu und auch die Hautveränderungen bilden sich zurück.

Ist Ihre Verdachtsdiagnose durch den Verlauf und die Untersuchungsergebnisse bestätigt?

Da eine rasche und deutliche Besserung unter Kuhmilchproteinkarenz beobachtet werden konnte, ist im Prinzip auch ohne die Bestätigung durch die Laborwerte die Diagnose einer Kuhmilchproteinintoleranz zu stellen. Nach einigen Tagen erhalten Sie auch die Ergebnisse des RAST:
- Kuhmilchprotein: RAST-Klasse 5 (0 niedrigste und 5 höchste Allergenstufe)
- Sojaprotein: RAST-Klasse 4
- Hühnereiweiß: RAST-Klasse 5.

Damit ist eine Sensibilisierung, die in Zusammenhang mit der Klinik einer Allergie entspricht, bewiesen. Benedikt zeigt eine Sensibilisierung gegen Kuhmilch- und Sojaprotein.

Muss der RAST bei einer Kuhmilchproteinintoleranz immer eine Sensibilisierung zeigen?

Selbst bei einer klinisch bewiesenen Kuhmilchproteinintoleranz kann der RAST negativ ausfallen, ohne dass damit die Diagnose in Frage gestellt ist.

Wie therapieren Sie die Erkrankung?

Benedikt muss für zunächst sechs Monate kuhmilchfrei ernährt werden. Frühestens dann kann eine Kuhmilchbelastung versucht werden. Dies darf allerdings nur unter klinischen Bedingungen geschehen, da die Gefahr einer anaphylaktischen Reaktion besteht.

Therapie: sechs Monate kuhmilchfreie Ernährung. Dann Kuhmilchbelastung, allerdings nur unter klinischen Bedingungen, Gefahr einer anaphylaktischen Reaktion.

Wie ist die Prognose der Erkrankung?

Nach einer 6- bis 18-monatigen Karenz von Kuhmilchproteinen verschwindet die Kuhmilchproteinunverträglichkeit in der Regel wieder. Erst dann kann mit einer kuhmilchproteinhaltigen Ernährung begonnen werden. Außer Kuhmilch sind auch andere Milchproteine, z. B. in Sojamilch oder Ziegenmilch, strikt zu meiden, da Kreuzallergien bestehen können.

Prognose: Nach einer 6- bis 18-monatigen Karenz von Kuhmilchproteinen verschwindet die Kuhmilchproteinunverträglichkeit in der Regel wieder. Kreuzallergien mit Sojamilch oder Ziegenmilch können bestehen.

▷ **Verlauf**
Sie entlassen das Kind nach zwei Wochen in gutem Allgemeinzustand und nach deutlicher Gewichtszunahme nach Hause. Die Durchfälle und auch das Erbrechen sind vollständig verschwunden. Der Haemoccult® ist negativ.

> **Quintessenz:**
> Eine Kuhmilchproteinallergie tritt vor allem bei ungestillten Säuglingen auf, kann aber auch bei voll gestillten Kindern (Übertritt von Allergenen in die Muttermilch) auftreten. Typische Symptome sind Durchfall, Erbrechen, Gedeihstörung und blutige Stühle. Die Therapie besteht in kuhmilchfreier Ernährung. Dazu eignen sich Hydrolysatnahrungen. Frühestens nach sechs Monaten kann eine Kuhmilchbelastung versucht werden.

Fall 57

▷ **Anamnese**

Sie werden im Dienst von der Neugeborenenstation angefunkt. Die Schwester berichtet Ihnen aufgeregt von dem drei Tage alten Andreas, der sich plötzlich klinisch verschlechtert hat. Sie beeilen sich, auf die Station zu kommen. Dort finden Sie einen zyanotischen, tachypnoeischen Säugling und seine völlig aufgelöste Mutter vor. Die Sauerstoffsättigung liegt bei 86 %. Sie geben dem Kind zunächst Sauerstoff und untersuchen es.

▷ **Untersuchungsbefund**

Drei Tage altes männliches Neugeborenes in deutlich reduziertem AZ. Unter Sauerstoffvorlage zunehmend rosiger, tachypnoeisch, schlapp. Kalte Extremitäten, blass und livide. Lunge seitengleich belüftet, keine RGs. **Herz:** 1/6 Systolikum über Erb, HF ca. 180/min, Femoralispulse nicht tastbar, Blutdruck 90/60 am re. Arm, 40/20 am re. Bein. **Abdomen:** weich, die Leber ist 2 cm unter dem RB tastbar. Mäßig lebhafte DG. Genitale unauffällig, wenig seitengleiche Spontanmotorik, hypoton.

> Drei Tage alter Junge, der plötzlich zyanotisch und tachypnoeisch wurde.

| **Wie gehen Sie weiter vor?**

Sie verlegen Andreas zur weiteren Überwachung auf die Intensivstation. Dort wird zunächst ein i. v. Zugang gelegt.
Sie befragen die Mutter des Kindes zum Schwangerschaftsverlauf und zur Geburt. Die Schwangerschaftsanamnese ist unauffällig. Die Geburt erfolgte spontan, zum Termin und war komplikationslos. Postpartal war das Neugeborene klinisch unauffällig, Apgar: 8/9/9. Das Kind habe postpartal bis zum Vortag gut getrunken.

| **Haben Sie bereits eine Verdachtsdiagnose?**

Die Blutdruckdifferenz zwischen oberer und unterer Körperhälfte und die Zyanose weisen auf eine **Aortenisthmusstenose** hin.
Die abgeschwächten bzw. fehlenden Femoralispulse passen ebenfalls zu diesem Krankheitsbild. Typisch ist die plötzliche Verschlechterung des Allgemeinzustands nach einigen Lebenstagen durch den **Verschluss des Ductus arteriosus Botalli**.

> Blutdruckdifferenz zwischen oberer und unterer Körperhälfte und Zyanose weisen auf eine **Aortenisthmusstenose** hin.

| **Welche Untersuchungen führen Sie durch?**

Sie veranlassen eine Echokardiographie, ein EKG und eine Röntgenaufnahme des Thorax. Die Kontrolle der Leber- und Nierenfunktionsparameter soll Hinweise auf eine mögliche hypoxische Schädigung geben.

▷ **Ergebnisse**

In der **Echokardiographie** ist eine **präduktale Aortenisthmusstenose** mit einem hochgradigen Druckgradienten von 60 mmHg bei Verschluss des Ductus Botalli zu sehen. Im **Röntgenbild** des Thorax sind Zeichen einer **Lungenstauung** zu sehen.
Das **EKG** zeigt eine **Rechtsherzbelastung**.
Damit ist Ihre Verdachtsdiagnose bestätigt. Das Kind befindet sich in einer dekompensierten Herzinsuffizienz. Um den Ductus Botalli wieder zu öffnen verabreichen Sie Prostaglandin E1. Dadurch wird der linke Ventrikel entlastet, da die

> Um den Ductus Botalli bei **präduktaler Aortenisthmus-** ▽

stenose wieder zu öffnen, wird Prostaglandin E1 verabreicht.

Drei Formen der Aortenisthmusstenose:
- präduktale Aortenisthmusstenose, Stenose proximal vom Duktus
- juxtaduktale Aortenisthmusstenose, Stenose auf Höhe des Duktus
- postduktale Aortenisthmusstenose, Stenose distal vom Duktus.

untere Körperhälfte genau wie vor Verschluss des Ductus über diesen versorgt wird. Die Herzinsuffizienz wird akut mit einer positiv inotropen Substanz (Dopamin, Dobutamin i. v.) später mit Digitalis und Diuretika behandelt.

▷ **Verlauf**
Nach Durchführung dieser Notfallmaßnahmen verlegen Sie Andreas zur weiteren Diagnostik und Therapie in eine kinderkardiologische Abteilung.

Welche Formen der Aortenisthmusstenose kennen Sie? Wie häufig ist die Aortenisthmusstenose?

Es gibt drei Formen der Aortenisthmusstenose, die sich in der Lokalisation der Stenose unterscheiden:
- präduktale Aortenisthmusstenose, dabei liegt die Stenose proximal vom Duktus
- juxtaduktale Aortenisthmusstenose, dabei liegt die Stenose auf Höhe des Duktus
- postduktale Aortenisthmusstenose, dabei liegt die Stenose distal vom Duktus.

Etwa 6 % der angeborenen Herzfehler entfallen auf die Aortenisthmusstenose.

Welche Therapieoptionen gibt es? Welche typischen Symptome unterscheiden die verschiedenen Arten der Aortenisthmusstenose?

Je nach Alter des Patienten und Form der Stenose kommen verschiedene Therapien in Frage.

Die **prä-und juxtaduktale** Form der Aortenisthmusstenose wird meist schon in der Neonatalperiode zwischen dem 2. und dem 24. Lebenstag symptomatisch. Es kommt durch den Verschluss des Duktus Botalli zu einer akuten Herzinsuffizienz mit Dyspnoe, Herzinsuffizienz und Nierenversagen. Die Therapie der Wahl ist in diesem Fall zunächst eine Stabilisierung der Herzinsuffizienz, dann die operative Therapie.

Die **postduktale** Aortenisthmusstenose wird häufig erst später manifest. Die Symptome sind dann aber eher unspezifisch. Neben einer vermehrten Infektanfälligkeit, kalten Füßen, Kopfschmerzen und Wadenschmerz bei starker körperlicher Belastung, kann es vor allem im Schulkindalter zu Claudicatio intermittens kommen. Eine schwerwiegende Komplikation der postduktalen Aortenisthmusstenose ist der durch den meist vorliegenden Hypertonus ausgelöste zerebrale Insult.

Wann ist die Indikation zu einer operativen Therapie zu stellen?

Eine operative Korrektur ist bei allen kritischen Stenosen indiziert. Bei asymptomatischen Patienten gelten folgende Grenzwerte:
- systolischer Ruhegradient von über 20–30 mmHg
- Aortenlumen ist über 50 % eingeengt
- Ein ausgeprägter Kollateralkreislauf ist vorhanden
- Der Druckgradient steigt unter Belastung stark an.

Eine medikamentöse Therapie kann nur zur Überbrückung bzw. Stabilisierung bis zur operativen oder interventionellen Korrektur dienen, stellt aber keine therapeutische Alternative dar.

Was kann den Eltern zu diesem Zeitpunkt gesagt werden? Wie ist die Prognose?

Nach Stabilisierung des Allgemeinzustands muss Andreas operiert werden. Es wird eine Resektion der Stenose mit End-zu-End-Anastomose durchgeführt. Das Operationsrisiko beträgt im ersten Lebensjahr 1–1,4 %, im Neugeborenen- und Säuglingsalter 3,5 %. Höhere Operationsrisiken entstehen bei begleitenden Fehlbildungen.

▷ **Verlauf**
Zwei Wochen nach der Operation kann Andreas nach Hause entlassen werden. Die weitere Betreuung erfolgt durch die kinderkardiologische Abteilung und den Kinderarzt.

Wie können Sie die Diagnose einer postduktalen Stenose stellen?

Die Diagnosestellung erfolgt zunächst **klinisch** durch **Palpation der Pulse**. Dabei ist an der oberen Extremität ein Pulsus celer et altus, an der unteren Extremität ein kaum tastbarer oder fehlender Puls evident. Leitsymptom der Aortenisthmusstenose im Kindesalter ist somit ein arterieller Hypertonus der oberen und ein Hypotonus der unteren Extremitäten.
Auskultatorisch findet sich ein etwa 3/6 lautes **Holosystolikum** links parasternal mit Fortleitung in den Rücken. Liegen ausgeprägte Kollateralen vor, kann auch ein diastolisches Strömungsgeräusch vorhanden sein.
Im **EKG** ist eine **Linsherzhypertrophie** zu erwarten.
In der Echokardiographie ist die Stenose darstellbar und der Stenosegradient messbar.
Das **Thoraxröntgenbild** kann eine prä- und poststenotische **Aortendilatation** zeigen. Um eine genauere Gradientenmessung und eine genaue Darstellung der Druckverhältnisse zu bekommen, sollte eine Herzkatheteruntersuchung durchgeführt werden.

Wie könnte die Therapie einer postduktalen Stenose aussehen?

Die Therapie beim Schulkind richtet sich nach dem Grad der Stenosierung. Als Alternative zur Operation kommt eine Ballondilatation mit Stentimplantation in Frage. Diese Therapie ist allerdings nicht ganz unumstritten und birgt das Risiko einer Aortenruptur oder der Bildung eines Aneurysmas.

Quintessenz:
Die Aortenisthmusstenose stellt 6 % der angeborenen Herzfehler dar. Die Diagnosestellung erfolgt durch klinische Untersuchung, Blutdruckmessung und apparative Untersuchungen wie EKG, Echokardiographie und Herzkatheter. Typisch ist die plötzliche Verschlechterung des Allgemeinzustands nach einigen Lebenstagen durch den Verschluss des Ductus arteriosus Botalli. Die Therapie ist operativ oder interventionell und muss bei den kritischen Isthmusstenosen rasch erfolgen.

Fall 58

▷ **Anamnese**

Der fünfjährige Tarkan wird nachmittags von den Eltern in die Ambulanz gebracht. Die türkischen Eltern geben an, dass ihr Sohn seit ein paar Tagen an einem fieberhaften Infekt der oberen Luftwege leide. Seit der letzten Nacht erbreche er dauernd und habe auch Durchfälle. Auf Nachfragen, ob Tarkan so etwas schon einmal gehabt habe, sagen die Eltern, dass er wegen einer Stoffwechselkrankheit von Geburt an in Behandlung an der Universitätskinderklinik ist. Den Namen der Stoffwechselkrankheit wissen sie nicht. Er neige seit seiner Geburt zu Durchfall und Erbrechen, und zwar immer dann, wenn er seine Medikamente nicht bekomme. Die Eltern geben die Medikamente, auf die der Patient eingestellt ist, aber nicht regelmäßig und wissen auch nicht, um was für Präparate es sich handelt. In der Familienanamnese fällt auf, dass Tarkan bereits das fünfte Kind der Familie ist. Zwei männliche Geschwister von Tarkan sind kurz nach der Geburt an Durchfall und Erbrechen zu Hause in der Türkei gestorben, ohne dass sie vorher von einem Arzt behandelt wurden.

▷ **Aufnahmebefund**

Fünfjähriger in reduziertem AZ, somnolent, apathisch, exsikkiert. Sehr groß für sein Alter. **HNO:** leichter Schnupfen, zwei gering vergrößerte LK zervikal, fieberhafter Infekt mit Temperatur von 39,2 °C bei Aufnahme. **Cor, Pulmo, Abdomen:** o. p. B. Auffälliges äußeres Genitale: Schambehaarung vom weiblichen Typ, Harnröhrenöffnung nicht auf der Glansspitze, sondern auf der ventralen Seite des Penisschaftes. Skrotum nur angedeutet, keine Hoden tastbar (s. Abb. 17 FB).

An welche Verdachtsdiagnose denken Sie? Was spricht dafür?

Die Anamnese (angeborene Erkrankung mit Durchfall und Erbrechen, Tod zweier Geschwister kurz nach der Geburt) und der Befund (auffälliges äußeres Genitale, akzeleriertes Längenwachstum, prämature Pubarche, Somnolenz) deuten auf ein **adrenogenitales Syndrom (AGS) mit Salzverlust** hin. Typisch für dieses Krankheitsbild ist auch die Entgleisung im Rahmen eines Infekts.

Was wissen Sie über das AGS?

Das AGS ist eine autosomal-rezessiv vererbte Stoffwechselkrankheit, die sich in einem Enzymdefekt der Nebennierenrindenhormonsynthese manifestiert (der Erbgang erklärt auch das Vorkommen gesunder Geschwister bei Tarkan!). In 95 % der Fälle liegt ein 21-Hydroxylasemangel vor, der eine **verminderte Kortisolproduktion** verursacht. Dieser führt über einen negativen Feedbackmechanismus zu erhöhter ACTH-Ausschüttung, die wiederum eine Hyperplasie der Nebennieren mit **gesteigerter Androgensynthese** bedingt.
Die gesteigerte Androgensynthese führt zu akzeleriertem **Längenwachstum** und zur **Virilisierung** – Tarkan ist genetisch ein Mädchen! In der Kombination mit einer Aldosteronsynthesestörung kommt es zusätzlich zum **Salzverlustsyndrom** (wie hier der Fall).

Welche differentialdiagnostischen Erwägungen stellen Sie an?

- **Pseudohermaphroditismus femininus** → Suche nach zusätzlichen Missbildungen, z. B. zweifache Urethra, doppelte Vagina, doppelter Uterus, fehlen-

der Uterus, Aplasien-Hypoplasien der Nebennieren, anderen Missbildungen der Harnwege, des Rektums, Analatresien etc.
- **Hermaphroditismus verus** → die Gonaden enthalten Keimdrüsengewebe beider Geschlechter
- **Androgenproduzierender Tumor** der Nebennierenrinde (Karzinom, Adenom) → ACTH-Test: keine Beeinflussung, die Hormonproduktion ist dann autonom und unabhängig von ACTH, direkter Tumornachweis
- **Pseudopubertas präcox** → bei Leydigzelltumor wird die Androgenausscheidung durch Gabe von Cortison nicht beeinflusst
- **Pubertas präcox** → die tastbaren Hoden sind vergrößert.

Welche Laboruntersuchungen veranlassen Sie?

- Serum → 17-α-Hydroxyprogesteron, Androstendion, DHEA-S, ACTH, Kortisol, Aldosteron, Elektrolyte
- BGA
- Harn → Chloridausscheidung, 24-h-Sammelurin (Kortisol, 17-Ketosteroide)
- Metabolitenbestimmung mit Gaschromatographie-Massenspektrometrie in Serum und Harn → Diagnose des Enzymdefekts
- Molekulargenetische Untersuchung, Geschwisteruntersuchung!

Diagnostik: Kortisol, ACTH, Aldosteron, Elektrolyte im Serum, Chlorid- und Kortisolausscheidung im Urin, Gaschromatographie-Massenspektrometrie (Serum und Urin) zum Nachweis des Enzymdefekts, molekulargenetische Untersuchung, Geschwisteruntersuchung.

▷ **Verlauf**
Während Sie auf die Ergebnisse der Laboruntersuchungen, insbesondere des Serumkortisolwerts, warten, bitten Sie die Eltern, den Namen des Medikaments herauszufinden, welches Tarkan eigentlich einnehmen muss. Nach einigen Telefonaten bestätigt sich Ihre Vermutung; es handelt sich um ein Kortikoidpräparat.

Ergebnisse
Die Laboruntersuchungen ergeben folgende Werte:
- Hyponatriämie → Natrium 112 mmol/l;
- Hyperkaliämie → Kalium > 6,9 mmol/l;
- metabolische Azidose;
- Leukozytose mit Linksverschiebung; Hämatokrit 46 %; 17-α-Hydroxyprogesteron, Androstendion, DHEA-S, ACTH ↑;
- Kortisol ↓; Aldosteron ↓;
- Urin → Chloridausscheidung ↑; 24-h-Sammelurin → Kortisol ↓, 17-Ketosteroide ↑.

Was unternehmen Sie akut?

Tarkan ist stark exsikkiert, sodass die stationäre Aufnahme und die Rehydrierung mit Glukose-Elektrolyt-Lösung und der Ausgleich der Hyponatriämie und Hyperkaliämie an erster Stelle steht. Des Weiteren muss ein Ausgleich des Kortisol- und Aldosteronspiegels durch eine Kombination aus Hydrokortison und Fludrokortison erfolgen.

Akute Therapie: Rehydratation, Ausgleich der Elektrolytstörungen, Kortison- und Aldosterongabe.

▷ **Verlauf**
Unter der Intensivtherapie und der Kortisongabe stabilisiert sich Tarkans Zustand zusehends. Sie führen ein klärendes Gespräch mit den Eltern, bei welchem Sie herausfinden, warum diese Tarkan das Kortison vorenthalten haben: Sie wünschten sich sehnlichst einen Jungen.

Erhaltungstherapie: Hydro- und Fludrokortison in Kombination, individuelle Dosisanpassung, Psychotherapie, Familientherapie, evtl. chirurgische Anpassung des Genitale.

Wie sieht die langfristige Therapie aus?

Bei Tarkan ist eine **Erhaltungstherapie mit Hydrokortison** (20 mg/m² KOF/d) und Fludrokortison (0,05–0,1 mg/m² KOF/d) nötig. Gegebenenfalls muss zusätzlich über die Nahrung **NaCl** (2–4 g/d) zugesetzt werden. Wichtig ist dabei die individuelle Einstellung. In Zeiten erhöhten Kortisonbedarfs (z. B. bei Infektionen, Operationen) muss die Dosierung angepasst werden. Des Weiteren existiert die Möglichkeit der **plastisch-chirurgischen Anpassung** des Genitale. In jedem Fall sollten Sie Kontakt zur ursprünglich betreuenden Universitätsklinik aufnehmen. Die Frage der Zuständigkeit und der Weiterbehandlung sollte in Tarkans Interesse schnellstmöglich geklärt werden. In Tarkans besonderem Fall zeigt sich die Schwierigkeit in der Kulturzugehörigkeit seiner Familie, denn seine Eltern bringen wenig Verständnis für die Problematik auf. Es muss langfristig entschieden werden, ob Tarkan weiterhin als Junge aufwachsen soll oder in die weibliche Rolle umgewöhnt wird. Bei der Umziehung vom männlichen zum weiblichen Rollenverständnis kann eine **Psychotherapie** helfen, in welche die gesamte Familie einbezogen werden sollte.

Quintessenz:

Das AGS ist eine relativ häufige angeborene endokrine Störung durch eine defekte Nebennierenrindenhormonsynthese. Leitsymptome sind eine Virilisierung beim Mädchen, ein beschleunigtes Längenwachstum und bei vielen Patienten auch Salzverlustkrisen durch Hypoaldosteronismus. Die Therapie besteht in der Substitution von Kortisol und Aldosteron, bei Fällen mit ausgeprägter Virilisierung in operativer Korrektur des äußeren Genitale.
Das AGS ist heute Teil der meisten Neugeborenenscreeningprogramme.

Fall 59

▷ **Anamnese**

Ihnen wird in der Ambulanz ein 16-jähriges Mädchen vorgestellt. Julia kommt in Begleitung ihrer Mutter, die sich große Sorgen um sie macht, da das Mädchen in letzter Zeit erheblich an Gewicht abgenommen habe. Früher sei sie mit über 65 kg sogar eher pummelig gewesen, seit ca. einem halben Jahr habe sie jedoch nach mehreren gescheiterten Diätversuchen rapide 20 kg abgenommen. Außerdem gibt Julia an, dass ihre Periodenblutung seit vier Monaten ausgeblieben sei.

▷ **Aufnahmebefund**

Sie sehen eine 16-Jährige in mäßigem AZ und deutlich reduziertem EZ mit **Tabaksbeutelphänomen** am Gesäß, fehlendem Unterhautfettgewebe (s. Abb. 18 FB), **Cor:** Herztöne rein, keine pathologischen HG, Herzfrequenz 50/min; **Pulmo, Abdomen, Neuro:** o. p. B., **RR** 90/60 mmHg; trockene, spröde, schuppige Haut. Größe: 159 cm, Gewicht: 40 kg (< 3. Perzentile der Größen-Gewichts-Beziehung).

| Welche Verdachtsdiagnose stellen Sie?

Bei Julia denken Sie zuerst an eine **Anorexia nervosa**. Sie ist mit 16 Jahren im typischen Erkrankungsalter, weitere Hinweise liefern neben dem Untergewicht auch Bradykardie, Hypotonie und Amenorrhö.

| Dennoch sollten Sie auch verschiedene Differentialdiagnosen überprüfen. Welche sind das und wie gehen Sie vor?

- **Hyperthyreose** → Bestimmung von fT_3 und TSH, beide Parameter liegen bei Julia im Normbereich;
- **Morbus Crohn** → die abdominelle Untersuchung war bereits unauffällig. Julia gibt auf Nachfragen an, eher obstipiert zu sein. Auch in der vorsorglich durchgeführten Abdomensonographie zeigen sich keine Auffälligkeiten.

| Was sollten Sie bei dieser 16-Jährigen auch ausschließen?

Julia berichtet über eine seit bereits vier Monaten bestehende **Amenorrhö**. Obwohl auch diese in das Bild der Anorexia nervosa passt, sollten Sie Julia unbedingt fragen, ob sie schwanger sein könnte und eine Gravidität durch Bestimmung des β-HCG ausschließen.

▷ **Verlauf**

Nach Durchführung der oben genannten Untersuchungen besprechen Sie die Ergebnisse mit Julia und ihrer Mutter. Sowohl Hyperthyreose als auch M. Crohn lassen sich ausschließen. Im Gespräch fällt Ihnen wieder auf, dass überwiegend die Mutter redet. Sie lässt Julia, die einen zurückgezogenen Eindruck macht, kaum zu Wort kommen. Kurz entschlossen bitten Sie die Mutter, ob Sie für einige Minuten alleine mit Julia sprechen können. Sie haben zwar den Eindruck, dass das Julias Mutter nicht besonders recht ist, aber widerstrebend stimmt sie zu. Im Gespräch mit Julia merken Sie schnell, dass das Mädchen keinerlei Krankheitseinsicht zeigt. Sie weiß nicht, wieso sie überhaupt im Krankenhaus sei, sie fühle sich wohl und habe im Übrigen viel Wichtigeres zu tun. Sie besucht die 11. Klasse eines Gymnasiums. Ihre in der letzten Zeit sich verschlechternden

---

16-Jährige in reduziertem EZ, Hypotonie, Bradykardie, Amenorrhö. Verdachtsdiagnose: Anorexia nervosa.

Bei Amenorrhö immer Ausschluss einer Gravidität!

Leistungen schiebt Julia auf das große Lernpensum und die wenige Zeit, die ihr neben ihrem Tanzsport bliebe. Beim Thema Tanzen blüht Julia auf, sie berichtet, dass sie schon seit ihrem sechsten Lebensjahr Ballettunterricht habe und seit mehreren Jahren Jazz- und Showtanz mehrmals wöchentlich trainiere. Bei der Frage nach Freunden oder einer Clique zeigt Julia sich unwillig, allerdings gibt sie nach längerem Nachfragen zu, Probleme im Kontakt mit Gleichaltrigen zu haben. Sie fühle sich selbst wesentlich reifer als ihre Altersgenossen. Besondere Probleme habe sie in der Beziehung zu Männern. Sie sei gerade dabei, sich von ihrem jetzigen gleichaltrigen Freund zu trennen, da sie sich ihm überlegen fühlt, und strebt nun eine Beziehung zu einem fast 20 Jahre älteren Mann an. Später möchte sie Psychiaterin werden und nach Amsterdam ziehen. Dort wohne ein Onkel von ihr, den sie verehrt.

Auf ihr Untergewicht angesprochen, reagiert Julia verständnislos, sie findet sich im Gegenteil noch viel zu dick. Mit der Gewichtsabnahme angefangen habe sie vor ca. einem halben Jahr, als sie Probleme mit ihrem Freund hatte. Auf die Frage nach der Diätmethode gibt Julia an, dass sie ihr Trainingspensum verdoppelt und sich angewöhnt hätte, sehr wenig zu essen; Frühstück und Abendessen habe sie ganz ausfallen lassen, mittags musste sie auf Betreiben der Mutter etwas zu sich nehmen. Generell äußert sie sich ärgerlich über ihre Mutter, es sei typisch, dass sie sie „ins Krankenhaus geschleift" hätte, sie mache sich immer so viele Sorgen und bevormunde sie in allem.

> *Dominante Mutter, sozial zurückgezogene Patientin, Leistungssport, keine Krankheitseinsicht.*

Was wissen Sie über die Anorexia nervosa? Wie häufig ist diese Erkrankung?

Die Anorexia nervosa zählt zu den **psychogenen Essstörungen**, definiert ist sie durch ein Mindergewicht von mindestens 15 % (nach Body-Mass-Index, BMI) unter dem Normalgewicht. Betroffen sind 1 % der Mädchen während oder kurz nach der Pubertät, die in westlichen Industriegesellschaften leben. Jungen und Männer sind wesentlich seltener betroffen. Die Erkrankten erreichen die Gewichtsreduktion durch stark **eingeschränkte Nahrungsaufnahme**, eventuell in Kombination mit der Anwendung von Laxantien und Diuretika, extremer **körperlicher Betätigung** und selbst induziertem **Erbrechen**. Dies führt zu einer Unterernährung unterschiedlichen Schweregrades mit sekundären endokrinen und metabolischen Funktionsstörungen.

> *Prävalenz der Anorexia nervosa: 1 %, definiert durch Mindergewicht von mindestens 15 % unter Normalgewicht. Folge: endokrine Funktionsstörungen.*

Wie setzt sich der Body-Mass-Index zusammen? Und wie hoch ist Julias BMI?

Der Body-Mass-Index setzt sich aus dem Gewicht und dem Quadrat der Größe zusammen: $BMI = Gewicht (kg) / Größe (m)^2$

Ein Wert zwischen 19 und 24 bei Frauen und zwischen 20 und 25 bei Männern bezeichnet Normalgewicht. Bei einem BMI unter 19 bzw. 20 liegt Untergewicht vor, ein BMI unter 17,5 weist auf extremes Untergewicht hin.
Julia wiegt bei einer Größe von 1,59 m 40 kg. Ihr BMI berechnet sich also wie folgt:
$BMI = 40 \text{ kg} / (1{,}59 \text{ m})^2 = 15{,}8$.
Somit ist Julia stark untergewichtig.

Nennen Sie kurz psychodynamische Ansätze der Anorexia nervosa!

Bei der Anorexia nervosa zeigt sich eine krankhafte Angst vor Gewichtszunahme, die bereits phobische Züge aufweisen kann. Auch zeigen Patientinnen ein beeinträchtigtes Selbstwertgefühl, ein als gefährdet erlebtes Autonomiebedürfnis und einen ausgeprägten Hang zum Perfektionismus. Psychodynamisch lassen sich folgende drei Ansätze finden:
1. Abwehr der weiblichen Sexualität und Identität
2. Abwehr des Essens als Kampf gegen die Mutterfigur
3. Kampf um Selbstkontrolle und Autonomie.

Psychodynamik: Abwehr von Weiblichkeit, Kampf um Autonomie.

Wie gehen Sie bei Julia weiter vor?

Julia sollte mit der Verdachtsdiagnose „Anorexia nervosa" zur weiteren Diagnostik und Therapie an ein spezialisiertes **Zentrum für Essstörungen** überwiesen werden. Ein Therapieansatz ist die stationäre Betreuung und Trennung von der Familie (vor allem der Mutter). Dort wird durch einen „Vertrag" zwischen Julia und ihrem Therapeuten die Gewichtszunahme und das Zielgewicht festgelegt. Mit Hilfe von Verhaltens- und Gesprächstherapie soll Julias Selbstbewusstsein gestärkt und ein normales Essverhalten antrainiert werden. Gerät eine Anorexiepatientin in einen bedrohlichen, kachektischen Zustand, besteht die Indikation zur Sedierung und Sondenernährung, bis die lebensgefährliche Situation überwunden ist. Nach Entlassung aus der Klinik ist die Fortführung der Therapie in ambulanter Form obligat.

Problematisch wird die Therapie bei der Anorexia nervosa durch die Psychodynamik der Erkrankung: In der Kontrolle über ihre Hungergefühle erlebt die Patientin narzisstische Hochgefühle, die durch jedes Therapieangebot gefährdet werden.

Überweisung an ein Zentrum für Essstörungen, stationäre und nachfolgend ambulante Therapie in Form von Verhaltens- und Psychotherapie, bei lebensbedrohlichem Zustand: Sonden- bzw. Parenteralernährung.

Wie sieht die Prognose bei Anorexia nervosa aus?

Ca. ein Drittel der Anorexiepatienten erlangt ein normales Essverhalten, ein Drittel zeigt eine gewisse Besserung bei noch bestehenden Gewichtsproblemen, das letzte Drittel bleibt weiter symptomatisch und erleidet Rückfälle. Des Weiteren findet sich bei Anorektikerinnen eine erhöhte Suizidrate, welche die **Mortalität von 15 %** mit bedingt.

Prognose: Mortalität 15 %.

Quintessenz:
Die Anorexia nervosa ist eine relativ häufige, psychogene Störung des Essverhaltens (1 % der Mädchen). Durch extreme Gewichtsabnahme können die Patientinnen in lebensbedrohliche Zustände kommen. Als Ursache wird u. a. eine gestörte Mutter-Tochter-Beziehung diskutiert. Die Therapie ist langwierig (mehrere Monate) und basiert auf verhaltens- und familientherapeutischen Ansätzen. Die langfristige Mortalität ist mit 15 % sehr hoch.

Fall 60

▷ **Anamnese**

In der Ambulanz wartet eine Großmutter mit Ihrer 2½-jährigen Enkelin. Sie ist völlig aufgelöst und erzählt Ihnen unter Tränen, dass Marion in einem unbeobachteten Augenblick eine Zigarette aus ihrer Zigarettenschachtel genommen und gegessen habe. Sie habe das erst bemerkt, als die Zigarette schon verspeist war.

2½-jähriges Kind, das in einem unbeobachteten Augenblick eine Zigarette gegessen hat.

| **Wie gehen Sie weiter vor? Welche Informationen brauchen Sie noch und wo können Sie Unterstützung bekommen?**

Sie fragen die Großmutter nach dem genauen Zeitpunkt der Ingestion und der genauen Menge. Marion muss vor etwa einer Stunde eine komplette Zigarette gegessen haben. Die Großmutter macht sich große Vorwürfe, dies erst so spät bemerkt zu haben.
Anschließend rufen Sie beim Giftnotruf an. Dort rät man zur stationären Aufnahme. Das Kind muss für sechs Stunden per Monitor überwacht werden. Außerdem sollte das Kind Aktivkohle bekommen. Eine primäre Giftentfernung ist nicht mehr sinnvoll, da das Ereignis mehr als eine Stunde zurückliegt.

Vorgehen nach Nikotiningestion: Liegt die Ingestion weniger als eine Stunde zurück, erfolgt die primäre Giftentfernung durch Ipecac. Dazu kommen die Gabe von Aktivkohle und in allen Fällen die Monitorüberwachung.

▷ **Verlauf**

Zunächst untersuchen Sie das Kind. Marion zeigt keinerlei Vergiftungssymptome. Dann informieren Sie die Großmutter des Kindes über das weitere Prozedere und bitten sie, die Eltern zu benachrichtigen. Auf der Station geben Sie Marion **Aktivkohle** über eine Magensonde, da sie die freiwillige orale Gabe verweigert. Außerdem schließen Sie sie zur **Kreislaufüberwachung** an einen Monitor an.

| **Welche Substanz, die in einer Zigarette enthalten ist, ist für die meisten Nebenwirkungen verantwortlich und wie sehen diese aus?**

Die gefährliche Substanz ist **Nikotin**, dessen typische Wirkungen aus der die Affinität des Nikotins zu sowohl nikotinergen als auch cholinergen Rezeptoren resultieren. Je nach Schweregrad der Intoxikation treten folgende Symptome auf:
Leichte Vergiftung: Übelkeit, Schwindel, Kopfschmerzen, Speichelfluss, Erbrechen, Tremor
Mittelschwere Vergiftung: Hypotonie, Tachykardie, kalter Schweiß, Muskelzuckungen, Leibschmerzen, Durchfälle
Schwere Vergiftung: Bewusstlosigkeit, zerebrale Krampfanfälle, Atemstillstand, Asystolie.

Nikotin: Affinität zu sowohl nikotinergen als auch cholinergen Rezeptoren.

| **Wonach richtet sich die Behandlung der Nikotin-/Zigaretteningestion?**

Die Therapie der Nikotiningestion richtet sich nach der ingestierten Menge und dem Lebensalter des Kindes.
Keine Therapie und auch keine Überwachung ist notwendig bei:
- **Säuglingen**, die **weniger als** ⅓ einer ungerauchten Zigarette **ingestiert haben**
- **Kleinkindern zwischen dem ersten und fünften Lebensjahr, die** weniger als eine ungerauchte Zigarette **oder** weniger als zwei Kippen **ingestiert haben**.

Alles was darüber hinausgeht, ist therapie- bzw. überwachungspflichtig. Liegt die Ingestion weniger als eine Stunde zurück, kann eine primäre Giftentfernung durch Ipecac versucht werden. Außerdem sollte Aktivkohle gegeben werden. Unumgänglich ist in allen Fällen die Monitorüberwachung. Bei schwerer Ingestion kann auch eine intensivmedizinische Überwachung notwendig werden.

▷ **Verlauf**
Während des sechsstündigen Beobachtungsintervalls treten keinerlei Symptome auf. Die kleine Patientin ist während der gesamten Zeit kreislaufstabil. Nach einem ausführlichen Gespräch mit den inzwischen eingetroffenen Eltern und der Großmutter der Patientin über die Gefahren von Zigaretten in Kinderhänden entlassen Sie das Kind nach Hause.

> **Quintessenz:**
> Die Nikotiningestion ist eine der häufigsten Ingestionen im Kindesalter. Die Therapie richtet sich nach dem Lebensalter des Kindes, der Ingestionsmenge und dem Zeitpunkt der Ingestion und besteht im Wesentlichen in der primären Giftentfernung und der Gabe von Aktivkohle. Die Kinder sollten dabei überwacht werden. Treten nach sechs Stunden der Überwachung keine Symptome auf, kann das Kind nach Hause entlassen werden.

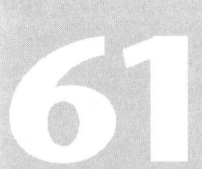

Vier Wochen alter Säugling, der beim Stillen plötzlich blass und schlapp geworden ist.

Fall 61

▷ **Anamnese**

In der Ambulanz wartet der Kindernotarzt mit einem vier Wochen alten Säugling auf Sie. Zu Hause war Doro beim Stillen plötzlich völlig blass und schlapp geworden, bei Eintreffen des Notarztes allerdings wieder bei Bewusstsein. Die Eltern berichten, dass dies die einzige Episode dieser Art war. Bisher sei das Kind unauffällig gewesen. Es habe immer gut getrunken. Allerdings sei der Mutter in den letzten Tagen vermehrtes Schwitzen und zunehmende Ermüdbarkeit während des Stillens aufgefallen.

Wie gehen Sie weiter vor?

Da es sich hier anamnestisch um ein lebensbedrohliches Ereignis handelt, nehmen Sie das Kind stationär auf und untersuchen es.

▷ **Aufnahmebefund**

Vier Wochen alter weiblicher Säugling in reduziertem AZ, 2700 g, blass mit zentraler Zyanose. Wach, reagiert auf Ansprache. Etwas tachypnoisch und erschöpft, kalte Extremitäten. **Lunge** seitengleich belüftet, keine RGs. **Herz:** 3/6 Systolikum über 3. ICR re. mit Fortleitung in den Rücken, HF ca. 180/min, Pulse gut tastbar. **Abdomen:** weich, die Leber ist 2 cm unter dem RB tastbar. Mäßig lebhafte DG. **Genitale** unauffällig, wenig seitengleiche Spontanmotorik, hypoton. Sauerstoffsättigung 90 %.

Haben Sie bereits eine Verdachtsdiagnose?

Z. B. hypoxämischer Anfall bei Fallot'scher Tetralogie.

Die Befunde in Zusammenhang mit der Anamnese (vermehrtes Schwitzen während des Stillens, schnelle Ermüdbarkeit) deuten auf einen Herzfehler. Der Zwischenfall während des Stillens könnte ein **hypoxämischer Anfall** bei **Fallot'scher Tetralogie** gewesen sein.

▷ **Verlauf**

Sie teilen den Eltern Ihre Verdachtsdiagnose mit und informieren sie über die geplanten Untersuchungen. Die Mutter reagiert zunächst gelassen und glaubt an eine harmlose Erklärung für die erhobenen Befunde.

Welche Untersuchungen führen Sie durch, um die Diagnose zu bestätigen?

Diagnostik: EKG, Herz-Echo und Röntgen-Thorax.

Sie führen ein EKG, eine Echokardiogramm und eine Röntgenaufnahme des Thorax durch.

Ergebnisse

Im **Rö-Thorax** fällt eine sehr plumpe Herzform, die an einen Holzschuh erinnert, auf.

In der **Echokardiographie** ist eine überreitende Aorta, eine Infundibulumstenose des Pulmonalstamms und ein Ventrikelseptumdefekt zu sehen. Außerdem fällt eine ausgeprägte rechtsventrikuläre Hypertrophie auf.

Im **EKG** findet sich eine rechtsventrikuläre Hypertrophie mit hohen R-Zacken und Erregungsrückbildungsstörungen mit positiven T-Wellen in Ableitung V1 und V2.

Können Sie mit Hilfe der Befunde eine Diagnose stellen?

Die Untersuchungsergebnisse ergeben das klassische Bild einer Fallot'schen Tetralogie mit:
- subvalvulärer Pulmonalstenose (infundibulär)
- überreitender Aorta
- rechtsventrikulärer Hypertrophie
- Ventrikelseptumdefekt (s. Abb. 19 FB).

Die Holzschuhform des Herzens im Röntgenbild kommt durch die Hypertrophie des rechten Ventrikels und die Unterentwicklung der Pulmonalgefäße zustande.

> Klassisches Bild einer Fallot'schen Tetralogie:
> - subvalvuläre Pulmonalstenose (infundibulär)
> - überreitende Aorta
> - rechtsventrikuläre Hypertrophie
> - Ventrikelseptumdefekt.

Welche Konsequenzen ziehen Sie aus Ihren Erkenntnissen?

Sie sprechen mit den Eltern über die nun feststehende Diagnose. Diese reagieren zunächst mit völligem Unglauben, dann bricht die Mutter weinend zusammen. Nachdem sie sich ein wenig beruhigt hat, erklären Sie ihr das weitere Prozedere.

▷ **Verlauf**

Doro wird in ein kinderkardiologisches Zentrum verlegt. Dort wird eine Herzkatheteruntersuchung durchgeführt, um die genauen anatomischen Verhältnisse und die Druckgradienten zu bestimmen.

Es liegt eine subvalvuläre Pulmonalstenose vor. Die Pulmonalgefäße sind hypoplastisch. Deshalb wird die Indikation zur baldigen operativen Korrektur gestellt. In der Zwischenzeit wird das Kind mit **Propanolol** behandelt, um hypoxämische Anfälle, die tödlich verlaufen können, zu vermeiden. Zudem erfolgt eine hohe Kalorienzufuhr, um das Körpergewicht vor der OP zu erhöhen.

Doro wird schließlich bei einem Körpergewicht von 4,5 kg operiert.

Der Ventrikelseptumdefekt wird mit einem Patch verschlossen. Die Pulmonalstenose wird durch die Resektion von Muskelbündeln im rechtsventrikulären Ausflusstrakt beseitigt. Da auch die Pulmonalarterie selbst hypoplastisch ist, wird auch sie durch einen Patch in ihrem Lumen erweitert.

Nach einigen Tagen auf der Intensivstation kann Doro auf die Normalstation und nach drei Wochen nach Hause entlassen werden.

Was wissen Sie über das Krankheitsbild?

Die Fallot'sche Tetralogie ist mit 8 % an den kongenitalen Herzfehlern beteiligt. Die typische Tetralogie besteht aus
- Pulmonalstenose
- überreitender Aorta
- rechtsventrikulärer Hypertrophie
- Ventrikelseptumdefekt.

Je nach Ausprägung der Pulmonalstenose wird dieser Herzfehler früher oder später durch eine Zyanose symptomatisch. Assoziierte Fehlbildungen sind:
- ASD
- Aplasie der Pulmonalklappe
- Aplasie der linken Pulmonalarterie
- rechts verlaufender Aortenbogen.

Nach dem zweiten Lebensjahr kommt es zur Ausbildung von Uhrglasnägeln und Trommelschlägelfingern.

> Prognose der **Fallot'schen Tetralogie**: Unbehandelt versterben ▽

30% der Kinder im ersten Lebensjahr und bis zu 90% in den ersten 20 Lebensjahren. Die Prognose nach OP ist gut.

Wie ist die Prognose?

Bleiben die Kinder unbehandelt, versterben 30% im ersten Lebensjahr und bis zu 90% in den ersten 20 Lebensjahren. Die Letalität bei der Operation beträgt ca 5%, Komplikationen, vor allem langfristig, sind Reoperationen bei Restdefekten und ventrikuläre Rhythmusstörungen.

> **Quintessenz:**
> Etwa 8% der Herzfehler entfallen auf eine Fallot'sche Tetralogie. Dieser Herzfehler besteht aus Pulmonalstenose, überreitender Aorta, rechtsventrikulärer Hypertrophie und Ventrikelseptumdefekt. Die Therapie besteht in der Korrekturoperation. Dabei wird der VSD über einen Patch verschlossen, die Pulmonalisstenose korrigiert.
> Die Prognose nach OP ist gut. Spätkomplikationen sind Reoperationen bei Restdefekten und ventrikuläre Herzrhythmusstörungen.

Farbabbildungen

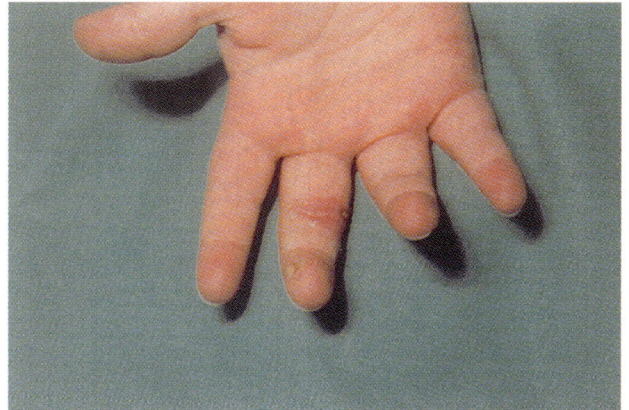

Farbabb. 1:
Fall 1

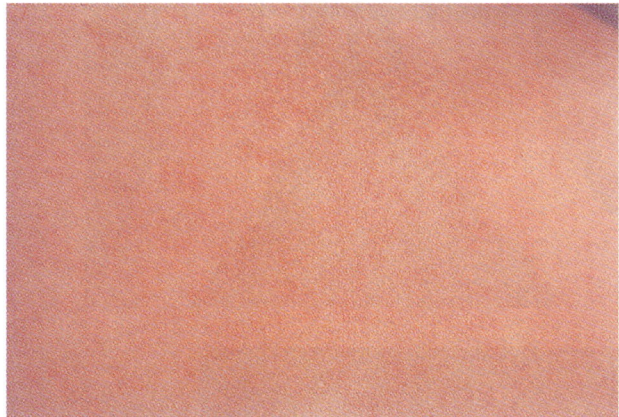

Farbabb. 2:
Fall 3

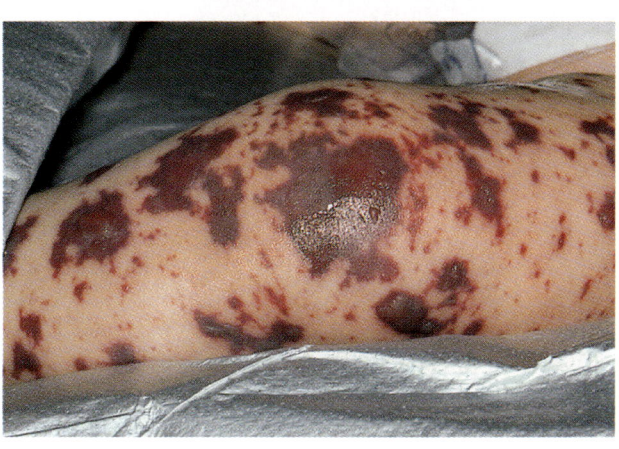

Farbabb. 3:
Fall 10 [3]

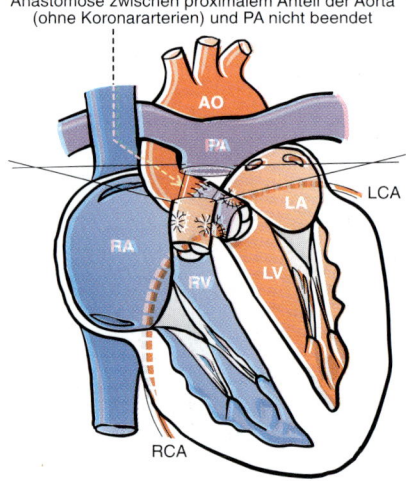

Anastomose zwischen proximalem Anteil der Aorta (ohne Koronararterien) und PA nicht beendet

Man verbindet dabei den porximalen Anteil der Aorta mit der Bifurkation der Pulmonalis – den proximalen Anteil der Pulmonalis mit dem distalen Teil der Aorta ascendens. Um eine arterielle Versorgung der beiden Koronararterien zu gewährleisten, werden sie in den proximalen Anteil der Pulmonalis reimplantiert (ge-„switched") RA = rechtes Atrium, RV = rechter Ventrikel, LA = linkes Atrium, LV = linker Ventrikel, AO = Aorta, PA = Pulmonalis, LCA = linke Koronararterie, RCA = rechte Koronararterie.

Farbabb. 4, Fall 12: Prinzip der arteriellen Switch-Operation [4]

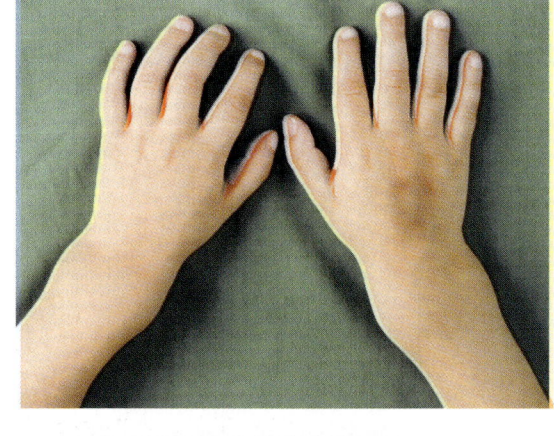

Farbabb. 5: Fall 13

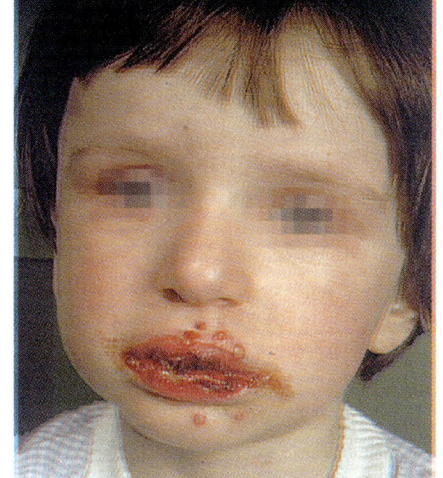

Farbabb. 6: Fall 16

Farbabbildungen

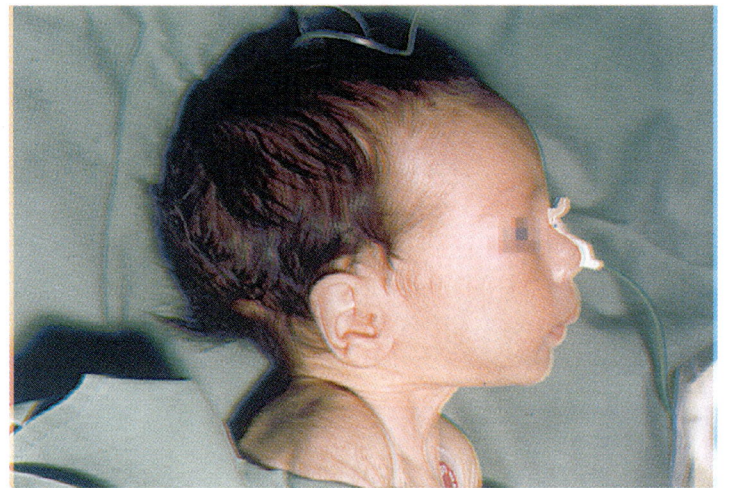

Farbabb. 7:
Fall 17

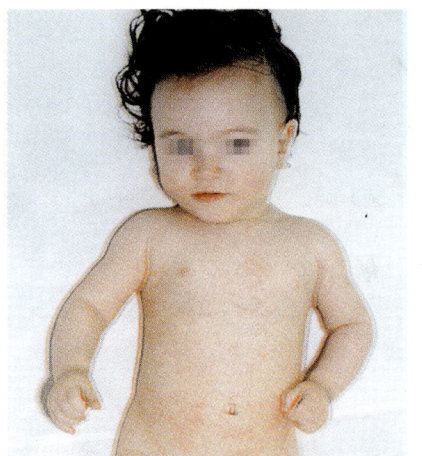
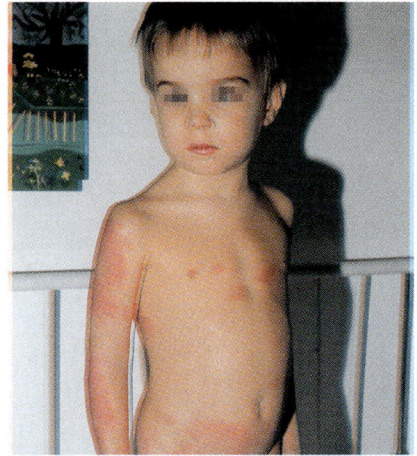

links
Farbabb. 8:
Fall 18 [2]

rechts
Farbabb. 9:
Fall 22

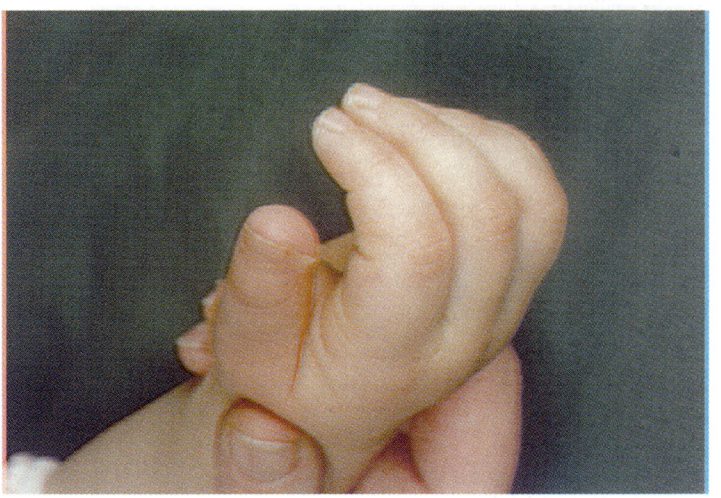

Farbabb. 10:
Fall 27

IV   Farbabbildungen

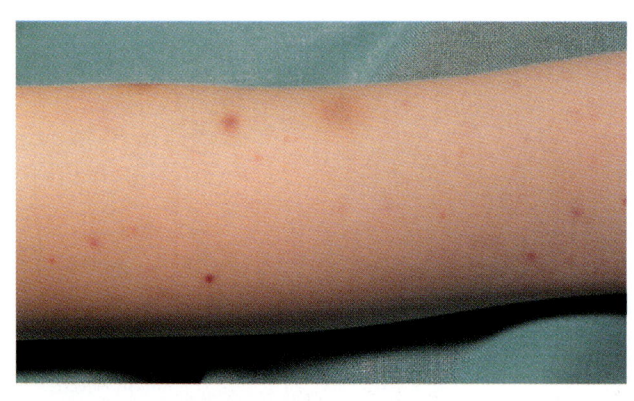

Farbabb. 11:
Fall 32

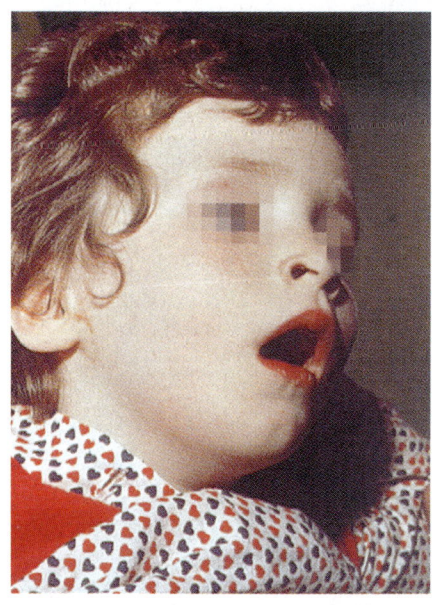

Farbabb. 12:
Fall 45

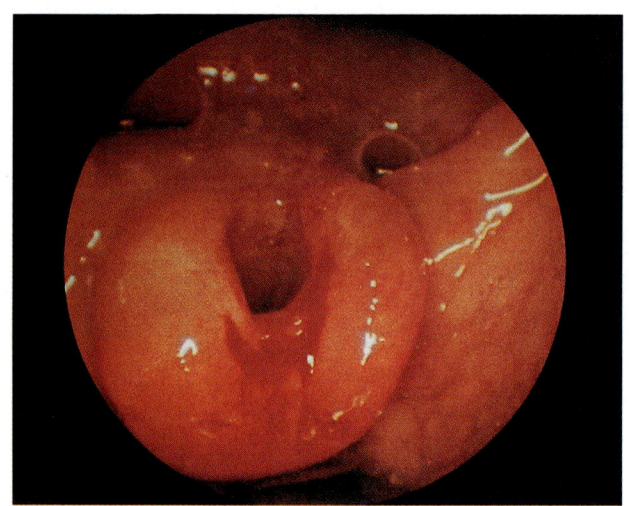

Farbabb. 13:
Fall 45

Farbabbildungen

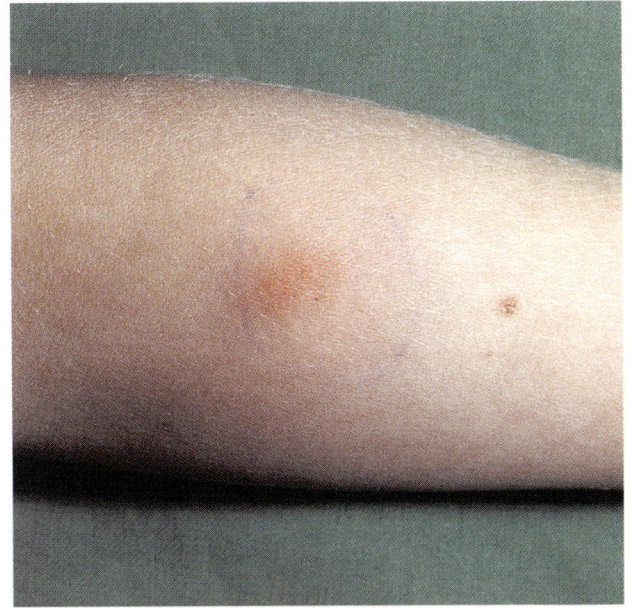

Farbabb. 14:
Fall 46 [2]

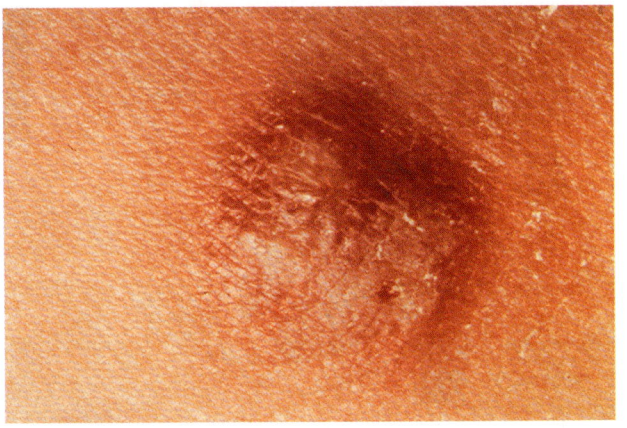

Farbabb. 15:
Fall 46 [2]

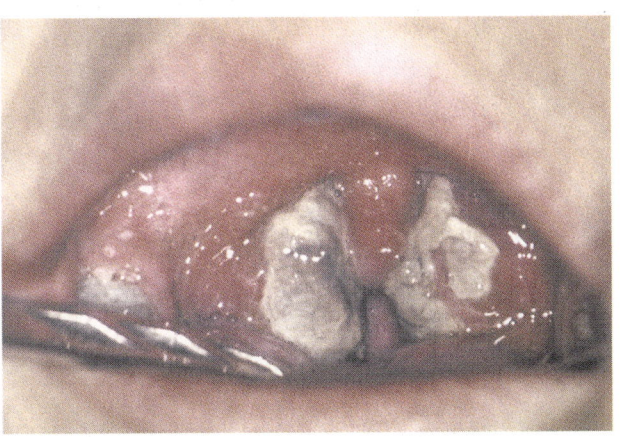

Farbabb. 16:
Fall 53 [2]

VI   Farbabbildungen

links
Farbabb. 17:
Fall 58 [2]

rechts
Farbabb. 18:
Fall 59

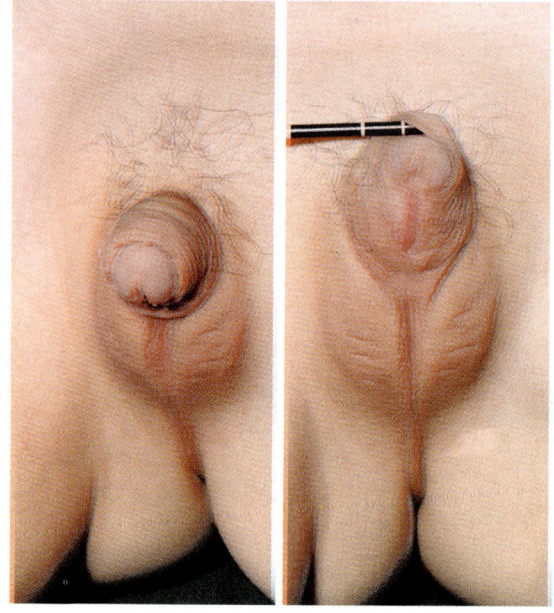

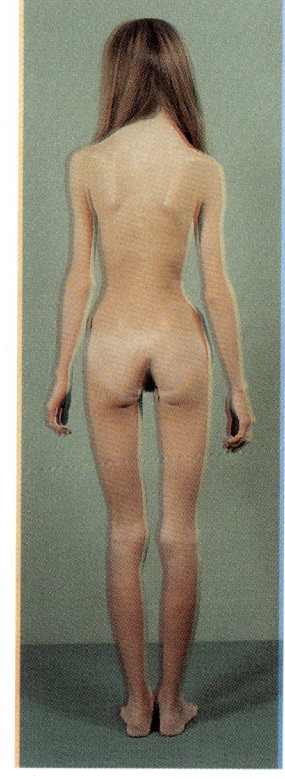

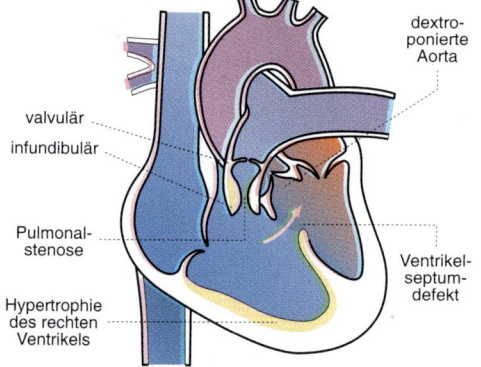

Farbabb. 19, Fall 61:
Fallot-Tetralogie:
Darstellung der
Herzfehler-
kombination. [4]

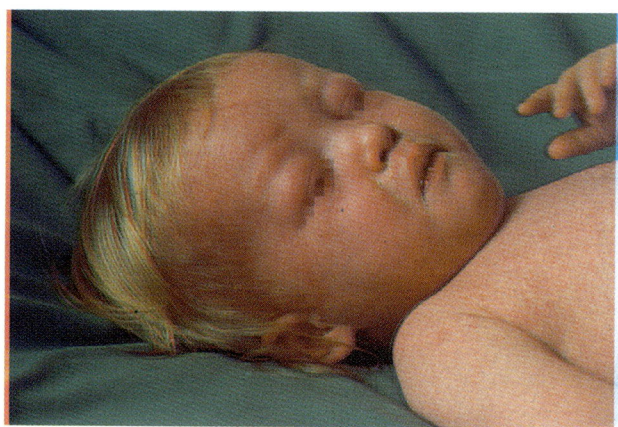

Farbabb. 20:
Fall 63

Farbabbildungen

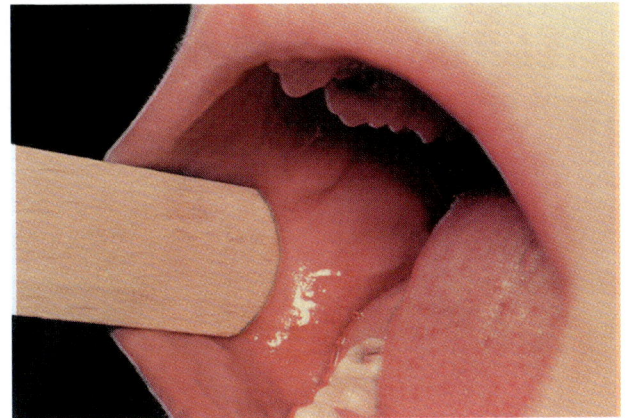

Farbabb. 21:
Fall 63 [2]

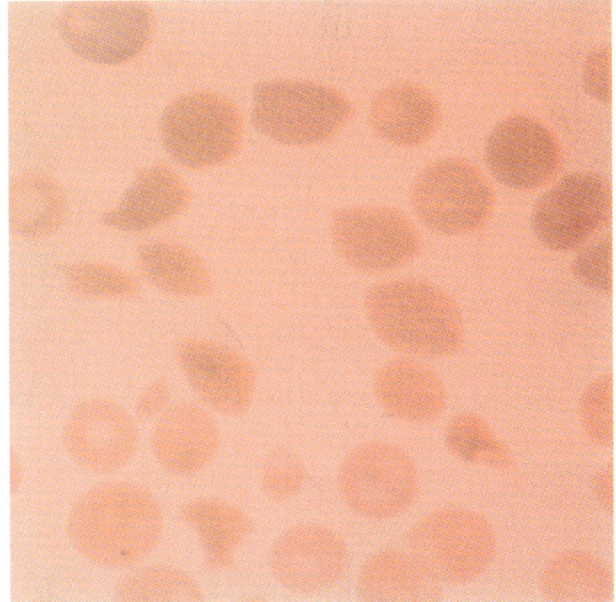

Farbabb. 22:
Fall 64 [5]

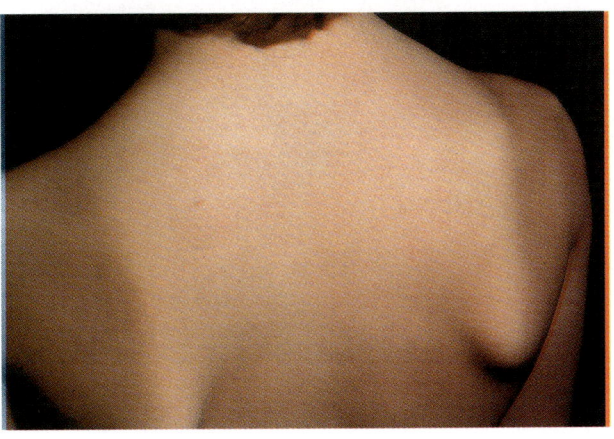

Farbabb. 23:
Fall 68 [2]

Farbabb. 24:
Fall 68 [2]

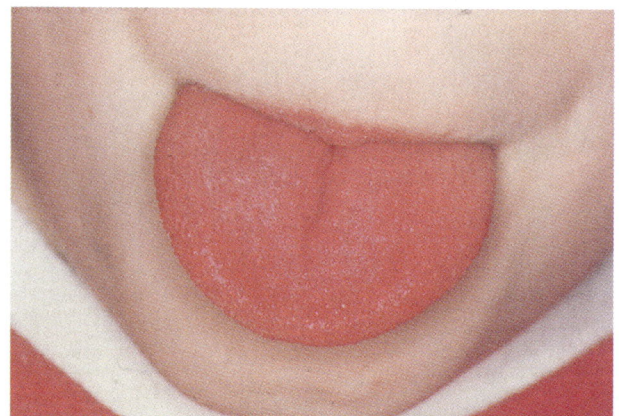

Farbabb. 25:
Fall 70

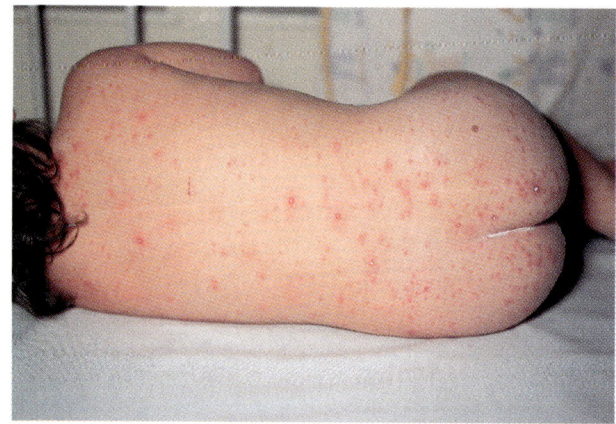

Farbabb. 26:
Fall 77 [2]

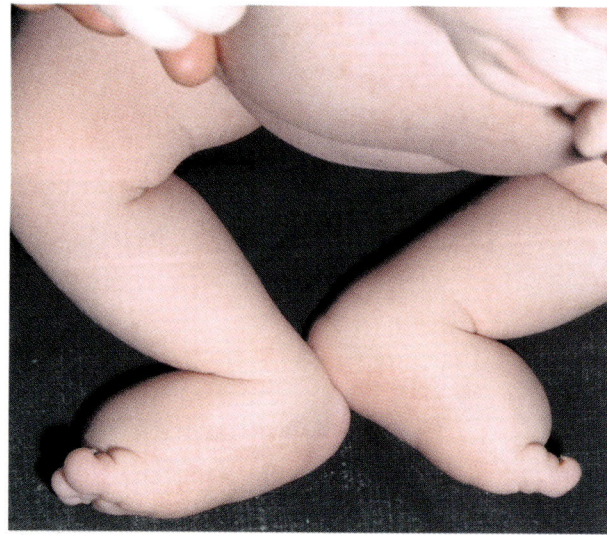

Fall 62

▷ **Anamnese**

In der Ambulanz warten Eltern mit dem sechsjährigen Lukas. Sie wirken sehr besorgt und erzählen Ihnen, ihr Sohn habe vor drei Wochen einen Luftwegsinfekt gehabt und sich davon nicht richtig erholt. Zwar seien der Husten und der Schnupfen weitgehend verschwunden, aber irgendwie sei Lukas verändert. Er sei in seinen Schulleistungen abgefallen und das wöchentliche Fußballtraining mache ihm auch keinen Spaß mehr, da er sehr schnell ermüde. Seit etwa einer Woche trinke er außerdem bis zu drei Liter am Tag und müsse ständig auf die Toilette. Im Glucostix beim Kinderarzt sei heute dann ein „hoher Zucker" im Blut aufgefallen und auch im Urin sei Zucker gewesen. Daraufhin habe er Lucas dann in die Klinik überwiesen.

▷ **Aufnahmebefund**

Sechsjähriger Junge in deutlich reduziertem AZ, gutem EZ; kein Fieber, Haut rein, Turgor leicht reduziert, Schleimhäute noch feucht, keine Lymphadenopathie. **HNO:** Trommelfelle bds. spiegelnd, Gehörgänge unauffällig, Rachen nicht gerötet, Tonsillen hyperplastisch, keine Beläge. **Lunge** gut belüftet, keine RGs, kein Giemen. **Cor:** Herztöne rein, keine pathologischen Herzgeräusche. **Abdomen:** weich, kein Druckschmerz, keine HSM, DG über allen vier Quadranten auskultierbar. **Neurologisch** bis auf Mattigkeit unauffällig. Genitale altersgemäß, Hoden bds. deszendiert. Süßlicher Mundgeruch.

| **Wie lautet Ihre Verdachtsdiagnose?**
| **Welche Differentialdiagnosen kommen in Betracht?**

Die **Polydipsie** und die **Polyurie** lassen an die Erstmanifestation eines **Diabetes mellitus** denken. Durch die Hyperosmolarität des Blutes kommt es zur osmotischen Diurese und zur Glukosurie (= „hochgestellter Harn" mit hohem spezifischem Gewicht (> 1030) und hoher Osmolarität (> 1400 mmol/kg)). Zu diesem Symptomenkomplex passen auch die übrigen Beschwerden, wie Müdigkeit, Konzentrationsschwäche und Leistungsabfall.

Differentialdiagnosen nichtdiabetischer Polydipsien und -urien:
- hypothalamisch-hypophysäre Polyurie (ADH-Mangel)
- renaler Diabetes insipidus
- psychische Störungen
- dekompensierte Niereninsuffizienz.

Alle Formen scheiden jedoch aufgrund des hohen Blut- und Urinzuckergehalts aus.

Differentialdiagnosen nichtdiabetischer Hyperglykämien:
Intoxikationen oder eine rasch einsetzende schwere Exsikkose.

Differentialdiagnosen nichtdiabetischer Glukosurien:
- transitorische Neugeborenenmellituriе
- symptomatische Infektglukosurie
- alimentäre Glukosurie
- familiäre und renale Glukosurie.

| **Behandeln Sie das Kind ambulant oder stationär?**

Der Allgemeinzustand von Lukas ist deutlich reduziert. Zur weiteren Abklärung und zur Behandlung nehmen Sie ihn stationär auf. Seine Eltern sind zunächst völlig überfahren. Sie waren davon ausgegangen, dass sie nur zu einer Konsultation in die Klinik kommen würden. Ihnen war nicht bewusst gewesen, welch

---

62

Sechs Jahre alter Junge mit Leistungsknick nach Infekt sowie Polydipsie und Polyurie.

Differentialdiagnosen nichtdiabetischer Polydipsien und -urien:
- hypothalamisch-hypophysäre Polyurie (ADH-Mangel)
- renaler Diabetes insipidus
- psychische Störungen
- dekompensierte Niereninsuffizienz.

Differentialdiagnosen nichtdiabetischer Hyperglykämien: Intoxikationen, oder eine rasch einsetzende schwere Exsikkose.

Polydipsie und die **Polyurie** lassen an die Erstmanifestation eines **Diabetes mellitus** denken.

Bei V. a. Typ-I-Diabetes-mellitus erfolgt die stationäre ▽

Fall 62

Aufnahme zur Abklärung und zur Behandlung.

Diagnostik, um Diabetes mellitus zu bestätigen: Blutglukose, Elektrolyte und Säure-Basen-Analyse und HbA1C.

weitreichende Konsequenzen dieser Besuch beim Kinderarzt haben würde. Noch geschockt von der Verdachtsdiagnose „Zuckerkrankheit" treffen sie auf der Station ein.

Welche Untersuchungen veranlassen Sie, um die Verdachtsdiagnose zu bestätigen?

Um die Diagnose „Erstmanifestation eines Diabetes mellitus" zu bestätigen, bestimmen Sie zunächst die Blutglukose. Sie können die Stoffwechsellage durch die Bestimmung der Elektrolyte und einer Säure-Basen-Analyse einschätzen. Zusätzlich bestimmen Sie noch das HbA1C.

Ergebnisse

Labor: Blutzucker: 430 mg/dl; Natrium: 136 mmol/l; Kalium: 5,2 mmol/l; Harnstoff im Normbereich; HbA1C 8,5 % (Normwert < 5 %);
BGA: pH: 7,28 (7,4); Bikarbonat: 20,2 mmol/l (22–29 mmol/l) ; BE: >3,0 mmol/l
Urin: Glukose und Ketonkörper positiv, spezifisches Gewicht: >1030, Osmolarität: >1400 mmol/kg.

metabol. Azidose

Wie gehen Sie weiter vor? Welche Behandlung leiten Sie ein?

Die Laborwerte bestätigen die Verdachtsdiagnose **Diabetes mellitus**. Da keine ausgeprägte Elektrolytentgleisung vorliegt und der Säure-Base-Haushalt nur mäßig verschoben ist, ist eine Behandlung auf der Normalstation ausreichend. Der pH-Wert liegt über 7,25 und der BE über −11 mmol/l; somit liegt keine Ketoazidose vor. Da der Patient nicht erbricht und bewusstseinsklar ist, kann eine orale Rehydratation versucht werden. Geeignet dafür sind Mischungen aus schwarzem Tee, Orangensaft und Kochsalzlösung, die sowohl Flüssigkeit als auch Elektrolyte wie Natrium, Chlorid und Kalium enthalten. Noch am selben Tag wird mit einer Insulintherapie begonnen. Das Insulin wird subkutan in einer Dosierung von 1 I. E. Insulin/kg KG/d verabreicht. Diese Menge orientiert sich am Blutglukosespiegel und am Vorhandensein von Aceton im Urin.

Therapie des **Diabetes mellitus:** Das Insulin wird subkutan in einer Dosierung von 1I. E. Insulin/kg KG/d verabreicht.

Wie errechnet sich das benötigte Insulin?

Unser Patient wiegt 22 kg, d. h. also, sein Insulintagesbedarf beträgt 22 I. E. Diese Gesamtmenge muss in Normalinsulin und Verzögerungsinsulin aufgeteilt werden. Am Anfang wird die Gesamtdosis zu gleichen Teilen auf die beiden Insuline aufgeteilt. Dabei wird das Verzögerungsinsulin zur Hälfte morgens und zur Hälfte abends appliziert. In unserem Fall also insgesamt 11 I. E. Verzögerungsinsulin von denen 5½ Einheiten morgens und 5½ Einheiten abends gespritzt werden. Die restlichen 11 Einheiten schnell wirkendes Normalinsulin werden im Verhältnis 40 : 30 : 30 auf die Hauptmahlzeiten aufgeteilt. In unserem Fall also 4½ : 3 : 3½ : 4 Einheiten. Diese Aufteilung begründet sich in der sich ändernden Insulinempfindlichkeit zu den verschiedenen Tageszeiten.
Morgens rechnet man mit etwa 2 I. E. pro BE, mittags etwa 1 I. E. pro BE und abends etwa 1,5 I. E. pro BE. Eine BE entspricht dabei 10 g Kohlenhydrate. Anfangs beginnt man mit einer festgelegten Diät, die eine konstante Anzahl BE enthält. Nach geglückter Einstellung einer Normoglykämie, kann man die Diät den Nahrungsgewohnheiten des Kindes anpassen. Entsprechend dazu muss dann auch die Insulindosis vor allem des Normalinsulins angepasst werden. Die Kon-

trolle der Blutzuckerwerte sollte alle zwei bis vier Stunden bzw. vor jeder Insulininjektion erfolgen. Injiziert wird das Insulin in das subkutane Fettgewebe des Bauchs oder des Oberschenkels.

Wie sieht eine optimale Insulintherapie aus, und worauf muss zu Beginn besonders geachtet werden?

Angestrebtes Ziel ist die sog. intensiviert-konventionelle Therapie. Das Verzögerungsinsulin deckt dabei den Basalbedarf, das Normalinsulin den durch die Mahlzeiten entstehenden Zusatzbedarf. Damit versucht man, die natürliche Insulinabgabe nachzuahmen und so den Glukosespiegel konstant zu halten, um Spätschäden durch Hyperglykämie vorzubeugen.
Die Elektrolyte und der Säure-Basen-Haushalt sollten anfangs alle acht Stunden kontrolliert werden. Insbesondere beim Kalium ist wegen der Normalisierung des Säure-Basen-Haushalts und des vermehrten intrazellulären Transports unter Insulingabe mit Hypokaliämien zu rechnen. Das größte Risiko der Insulintherapie sind Hypoglykämien durch zu hohe Dosierungen.

> Angestrebtes Ziel ist die sog. intensiviert-konventionelle Therapie. Das Verzögerungsinsulin deckt dabei den Basalbedarf, das Normalinsulin den durch die Mahlzeiten entstehenden Zusatzbedarf.

▷ **Verlauf**
Nach den ersten Insulingaben und der oralen Rehydratation bessert sich Lukas' Zustand sehr schnell. In den drei Wochen seines Klinikaufenthalts lernen er und seine Eltern viel über die Erkrankung, den Umgang damit und die Therapie. Am Ende des Aufenthalts sind sie in der Lage, zu Hause alleine zurechtzukommen. Sie haben ein Blutzuckermessgerät, Urinteststreifen und Insulin rezeptiert bekommen, um auch zu Hause die Stoffwechselsituation kontrollieren und adäquat therapieren zu können.
Eingebunden in die Behandlung sind Diabetologin, Diätberaterin, Diabetesassistentin, Krankengymnastin und Psychologin. So werden alle Aspekte der Erkrankung berücksichtigt und alle Beteiligten „trainiert", auch Sondersituationen wie z. B. Infekte zu beherrschen.

Wie sieht die Langzeitbetreuung aus?

Die Langzeitbetreuung besteht in zunächst ein- dann dreimonatigen Kontrollterminen, bei denen die Stoffwechselsituation mittels Bestimmung von HbA1c, Elektrolyten und Urin evaluiert wird. Zusätzlich werden noch Blutdruck, Gewicht und Körpergröße bestimmt. Einmal jährlich sollte eine augenärztliche Untersuchung und eine Urinuntersuchung auf Mikroalbumin durchgeführt werden, um mögliche Spätschäden frühzeitig zu erkennen.

Welche Spätkomplikationen kennen Sie

Typischerweise können Mikro- und Makroangiopathien auftreten, die zu Folgeschäden an diversen Organen, z. B. an der Niere (diabetische Nephropathie, Niereninsuffizienz) oder am Augenhintergrund (diabetische Retinopathie), führen können. Sie sind die Folge von dauernder Hyperglykämie und sollen durch eine engmaschige Stoffwechseleinstellung verzögert oder sogar verhindert werden.

> Spätkomplikationen des Diabetes mellitus: Typischerweise können Mikro- und Makroangiopathien auftreten, die zu Folgeschäden an diversen Organen, z. B. an der Niere (diabetische Nephropathie, Niereninsuffizienz) oder am Augenhintergrund (diabetische Retinopathie), führen können.

▷ **Verlauf**
Nach vier Monaten befindet sich Lukas in der so genannten „Honeymoonphase", in der sich die noch vorhandenen β-Zellen des Pankreas erholen und so den In-

sulinbedarf auf ein Minimum reduzieren. Er braucht nur noch 0,2 I. E/kg KG/d. Diese Phase ist nur vorübergehend und von Patient zu Patient unterschiedlich lang. Mittlerweile haben er und seine Eltern sich mit der neuen Lebenssituation arrangiert und die Krankheit akzeptiert. Sie kommen gut zurecht.

> **Quintessenz:**
> Der Typ-I-Diabetes ist eine nicht seltene Erkrankung des Kindesalters, deren Häufigkeit in den letzten zwei Jahrzehnten deutlich zugenommen hat. Kennzeichnend ist ein absoluter Insulinmangel. Der Typ-I-Diabetes manifestiert sich häufig nach Infekten oder Traumata. Die Therapie besteht in der Gabe von Insulin nach dem Prinzip der intensivierten konventionellen Insulintherapie. Typische Spätschäden besonders bei schlechter Einstellung, sind Mikro- und Makroangiopathien.

① 22 kg → 22 IE Gesamtinsulin / Tag
② 22 IE ⟶ 50% = 11 IE Verzög. Insulin
         ⟶ 50% = 11 IE Actinsulin
③ Diät mit festgesetzter BE-Menge (z.B. 10)
④ Actinsulin 40/30/30 zu Hauptmahlzeiten
   ~ 1.5 IE pro BE

Fall 63

▷ **Anamnese**

Ihnen wird der 17-monatige Lars in der Ambulanz vorgestellt. Der Junge ist in deutlich reduziertem Allgemeinzustand. Die Mutter gibt an, er habe seit ca. vier Tagen Schnupfen, Husten und Fieber um 39 °C. Lars habe fast 500 g abgenommen, wolle kaum trinken und nichts essen. Heute bemerkte die Mutter plötzlich einen Ausschlag, der im Gesicht angefangen hat und über den Rumpf auf die Extremitäten übergegangen ist.

▷ **Aufnahmebefund**

17-monatiger Junge in deutlich reduziertem Allgemeinzustand. Katarrhalischer Infekt mit serös-eitrigem Schnupfen, Konjunktivitis (mit Lichtscheuheit), geschwollene Lymphknoten der Kieferwinkel und Fieber um 39 °C. **Haut:** großfleckig-konfluierendes Exanthem im Gesicht, am Rumpf und den Extremitäten (s. Abb. 20 FB) und ein Enanthem der Mundschleimhäute mit weißlichen Flecken (s. Abb. 21 FB). Turgor gut. **HNO:** Trommelfelle bds. matt, Gehörgänge unauffällig. Seröse Rhinitis. **Lunge:** fortgeleitete RGs, kein Giemen. **Cor:** Herztöne rein, keine pathologischen Herzgeräusche. **Abdomen:** weich, etwas gebläht, kein Druckschmerz, keine HSM, DG über allen vier Quadranten auskultierbar. **Neuro:** unauffällig, kein Meningismus.

| **Welche Verdachtsdiagnose stellen Sie?**

Die ausgeprägten katarrhalischen Begleiterscheinungen grenzen das typische Krankheitsbild der **Masern** von den anderen üblichen Kinderkrankheiten ab. Außerdem gibt das Exanthem und das Enanthem der Mundschleimhaut, welches den klassischen Koplik-Flecken entspricht, den entscheidenden Hinweis. Sie fragen die Mutter nach der Masernimpfung und erfahren, dass diese nicht durchgeführt wurde, da sie diese für überflüssig halte.

| **Welche Differentialdiagnosen ziehen Sie in Betracht?**

Es gibt eine Vielzahl von Krankheitsbildern, die mit einem Exanthem einhergehen können. Im Kindesalter sind die häufigsten:
- Röteln, geht mit leichterem Verlauf und schütterem Exanthem einher
- Scharlach, typisch: abrupter Beginn, Tonsillitis, kleinfleckiges Exanthem
- Exanthema subitum (3-Tage-Fieber), nach Fieberabfall Exanthem
- Exanthema infektiosum (Ringelröteln), mit girlandenförmigen Figuren
- andere Viruserkrankungen
- allergische Exantheme, Hinweis erfolgt durch die Anamnese.

| **Welche Laboruntersuchungen führen Sie durch?**

Eigentlich möchten Sie angesichts der eindeutigen Hinweise auf eine Maserninfektion auf eine Blutentnahme verzichten. Die Mutter möchte aber unbedingt sicherstellen, dass es sich nicht um eine ernste Erkrankung handelt. Daher ordnen Sie BB mit Diff. und CrP an.

Ergebnisse
BB: Leukozyten 3/nl, Lymphozyten 25 %, Segmentkernige 50 %, Stab 5 %, Eosinophile 3 %; CrP 3 mg/l.

Fall 63

▷ **Verlauf**

Nach diesen Ergebnissen ist Lars' Mutter beruhigt. Sie möchte ihren Sohn wieder mit nach Hause nehmen. Sie traut es sich zu, ihn wieder zum Essen und Trinken bewegen zu können. Lars war bis vor vier Tagen, also bis zum Einsetzen der Symptome in der Kinderkrippe.

Muss die Kinderkrippe über Lars' Maserninfektion informiert werden? Wie werden Masern übertragen?

Bei Masern handelt es sich um eine Tröpfcheninfektion. Auslöser sind Viren aus der Familie der Paramyxoviren. Die Inkubationszeit beträgt 11–14 Tage. Ansteckungsgefahr besteht von 3–5 Tagen **vor** Auftreten des Exanthems bis zum Abblassen. Masern sind hochkontagiös **(Kontagionsindex 95 %)**.
Lars war also in der kontagiösen Phase in der Kinderkrippe. Die Krippe sollte in jedem Fall informiert werden.

Schildern Sie den üblichen Verlauf einer Maserninfektion!

Masern verlaufen zweiphasig. Die Patienten erkranken an Fieber, Schnupfen, trockenem Husten und starker Konjunktivitis (→ Lichtscheuheit). Der AZ ist meist deutlich reduziert. Am 3.–4. Tag tritt ein Enanthem der Mundschleimhaut **(Koplik-Flecken)** auf. Innerhalb von drei Tagen verbreitet sich das typische „morbilliforme" Exanthem, beginnend hinter den Ohren, am Hals und im Gesicht, über den Stamm zu den Extremitäten. Die Ausprägung ist makulopapulös, teilweise konfluierend. Auch hämorrhagische Formen sind möglich, haben aber keine Auswirkung auf die Prognose. Das Exanthem blasst nach 3–4 Tagen in der gleichen Reihenfolge wieder ab, nimmt eine bräunliche Färbung an und kann, bis zum endgültigen Verschwinden, eine Schuppung der Haut hervorrufen.

Zu welcher Therapie raten Sie der Mutter?

Die Behandlung dieser Viruserkrankung ist ausschließlich symptomatisch mit ausreichender Flüssigkeitssubstitution (gezuckerter Tee und Brühe), Antipyrese (z. B. mit Ben-u-ron®-Suppositorien), Nasentropfen (z. B. Otriven®, auch gegen eine Begleitotitis wirksam) und wegen der Lichtscheu Aufenthalt in dunklen Zimmern.
Sollte Lars auch morgen nicht wenigstens einen Liter trinken, müsste er nochmal dem Kinderarzt vorgestellt werden. In diesem Fall wäre über eine stationäre Aufnahme und eine Infusionstherapie zu entscheiden.

Wann kann Lars wieder in die Kinderkrippe?

Lars kann eine Woche nach Auftreten des Exanthems wieder in die Kinderkrippe, sofern sein AZ dies zulässt.

Nennen Sie die wichtigsten Komplikationen!

Die häufigsten Komplikationen sind die Bronchopneumonie (1 %). Es handelt sich um eine früh einsetzende, gefährliche interstitielle Pneumonie oder eine weniger gefährliche bakterielle Superinfektion erst im Exanthemstadium. Ca. 1 % der Fälle entwickelt eine Otitis media, die häufig perforiert. In > 1 % der Fälle tritt ein ungefährlicher Masern-Krupp auf. Die schwerste Komplikation stellt die Masernenzephalitis dar (Häufigkeit 1:1000). Sie äußert sich in Krampfanfällen, Koma und wechselnden neurologischen Symptomen. Behandlung symptomatisch. Folgen können ein Krampfleiden, infantile Zerebralparese oder Teilleistungsstörungen sein.

Welche Prognose stellen Sie?

Die unkomplizierten Masern haben eine sehr gute Prognose. Die Kinder erholen sich im Allgemeinen nach ein bis zwei Wochen.
Nach 6–8 Jahren kann eine SSPE auftreten. Sie ist extrem selten, endet aber tödlich.

Quintessenz:
Die Maserninfektion ist eine hochkontagiöse (Kontagionsindex 95 %), weltweit verbreitete Virusinfektion. Auslöser sind Viren aus der Familie der Paramyxoviren. Ansteckungsgefahr über Tröpfcheninfektion besteht von 3–5 Tagen **vor** Auftreten des Exanthems bis zum Abblassen. Zweiphasiger Verlauf mit Fieber, Schnupfen, trockenem Husten, starker Konjunktivitis (→ Lichtscheuheit) und stark reduziertem AZ. Am 3.–4. Tag: Koplik-Flecken, innerhalb von drei Tagen typisches „morbilliformes" Exanthem.
Therapie erfolgt symptomatisch: ausreichende Flüssigkeitssubstitution, Antipyrese, Nasentropfen. Mögliche Kompliaktionen sind Bronchopneumonie, Otitis media, Masern-Krupp und (selten) Masernenzephalitis. Die Prognose ist gut.

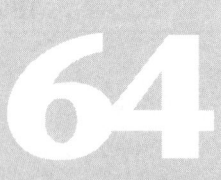

Fall 64

▷ **Anamnese**

In der Ambulanz wartet eine Mutter mit ihrer vierjährigen Tochter. Carola leidet seit drei Tagen unter Durchfall und Erbrechen. Heute war der Stuhl zum ersten Mal blutig. Außerdem behält das Mädchen trotz Gabe von Antiemetika nichts mehr bei sich. Sie fühlt sich sehr schlapp und müde und jammert sehr.

▷ **Aufnahmebefund**

Vierjähriges Mädchen in deutlich reduziertem AZ, gutem EZ; Haut rein, Turgor etwas reduziert, Schleimhäute trocken, seltener Lidschlag, keine Lymphadenopathie. **HNO:** Trommelfelle bds. spiegelnd, Gehörgänge unauffällig, Rachen leicht gerötet. **Lunge** gut belüftet, keine RGs, kein Giemen. **Cor:** Herztöne rein, keine pathologischen Herzgeräusche. **Abdomen:** weich, diffuser Druckschmerz, keine HSM, DG über allen vier Quadranten sehr lebhaft auskultierbar. **Neurologie:** muskuläre Hypotonie ansonsten unauffällig.

| **Nehmen Sie das Kind stationär auf?**
| **Welche Untersuchungen veranlassen Sie?**

Carola hat eine Gastroeneteritis und ist exsikkiert. Sie nehmen sie stationär auf. Um das Kind zu rehydrieren, legen Sie eine Infusion und infundieren bis zum Erhalt der Laborwerte isotone Natriumchloridlösung. Gleichzeitig nehmen Sie ein Blutbild und Elektrolyte inklusive Kreatinin ab. Sie machen einen Urinschnelltest, um einen Harnwegsinfekt auszuschließen.

Ergebnisse

Labor: Leukozyten 11/nl, Hb 7,0 g/dl, Thrombozyten 67/nl, im Differentialblutbild Fragmentozyten (s. Abb. 22 FB);
Kreatinin 8 mg/dl, Harnstoff 150 mg/dl, Natrium 135 mmol/l, Kalium 5,8 mmol/l, Chlorid 102 mmol/l.
Urin: Die Urinmenge des ersten Spontanurins ist mit 10 ml sehr gering. Es ist eine Makrohämaturie mit Proteinurie festzustellen. Der Blutdruck liegt bei 130/93 mmHg und damit oberhalb der 95. Perzentile.

Die bereits vorhandenen Blutwerte (Hb-Wert ↓, Kreatinin ↑↑, Fragmentozyten) zusammen mit Anamnese und klinischem Untersuchungsbefund (blutiger Durchfall, deutlich reduzierter AZ), sprechen für ein hämolytisch-urämisches Syndrom.

| **Wie interpretieren Sie die Ergebnisse?**
| **Haben Sie eine Verdachtsdiagnose?**

Der **Hb-Wert** ist eindeutig zu niedrig, das **Kreatinin** ist um ein Vielfaches erhöht. Die **Fragmentozyten** lassen auf eine mechanische Hämolyse schließen. Die bereits vorhandenen Blutwerte zusammen mit Anamnese und klinischem Untersuchungsbefund (blutiger Durchfall, deutlich reduzierter AZ) sprechen für ein **hämolytisch-urämisches Syndrom**.
Sie nehmen nochmals Blut ab und bestimmen LDH, Bilirubin, Harnsäure, GPT, GOT, Pankreasamylase, Kalzium, Magnesium, Phosphat und den Säure-Basen-Status.

Ergebnisse

Die LDH ist mit 2700 U/l massiv erhöht, das Bilirubin ist bei 3,2 mg/dl.
Harnsäure und Pankreasamylase sind ebenfalls erhöht. Kalzium, Magnesium und Phosphat sind normal. Es liegt eine leichte Alkalose vor. Die Ergebnisse bestätigen Ihre Verdachtsdiagnose. Sie melden den Verdacht an das Gesundheitsamt.

Fall 64

Was wissen Sie über das hämlytisch-urämische Syndrom (HUS)?

Das typische, mit Durchfall assoziierte HUS kommt vor allem bei Kindern unter zehn Jahren vor. Es kann komplett oder inkomplett sein. Die Kriterien für ein komplettes HUS beinhalten eine **hämolytische Anämie**, eine **Thrombopenie** und ein **akutes Nierenversagen**.

Der häufigste Auslöser für ein HUS ist die Infektion mit **entero-hämorrhagischem E. coli (EHEC)**, typischerweise mit dem Serovar O 157:H7, der zunächst eine hämorrhagische Enterokolitis verursacht. Seltener ist der Auslöser eine Infektion mit anderen pathogenen Darmkeimen, z. B. Shigella dysenteriae. Diese Erreger kommen vor allem in Vorzugsmilch vor. Auch eine Direktübertragung bei Tierkontakt ist möglich.

Verantwortlich für die Symptomatik ist das von EHEC gebildete **Verotoxin**. Es wird freigesetzt und bindet in der Niere an Rezeptoren in den Glomeruli. Dort kommt es dann zur Endothelschädigung mit Freilegung der Basalmembran. Dies führt zur Aktivierung der Gerinnung und es bilden sich **Thrombozytenaggregate** und **Fibrinnetze**. Dadurch kommt es zum einen zu einer Thrombopenie durch erhöhten Verbrauch, zum anderen zu einer mechanischen Lyse der Erythrozyten an den das Lumen einengenden Aggregaten und Fibrinfäden. Im Blutbild findet sich eine hämolytische Anämie. Außerdem wird durch den verminderten Durchfluss die glomeruläre Filtrationsrate vermindert. Dies führt im schlimmsten Fall zu einer **Anurie** und einem **akuten Nierenversagen**. Außer den Glomeruli der Niere können auch andere Gefäße betroffen sein. Sind z. B. die Arteriolen der Niere betroffen, kommt es zu einem arteriellen Hypertonus.

Andere potenziell betroffene Organe sind v. a. das Gehirn und das Pankreas.

> Der häufigste Auslöser für ein HUS ist ein entero-hämorraghischer E. coli (EHEC), seltener ist der Auslöser eine Infektion mit anderen pathogenen Darmkeimen, z. B. Shigella dysenteriae.

▷ **Verlauf**

Carola wird am nächsten Tag anurisch. Sie informieren die Eltern über die Laborwerte und die Verdachtsdiagnose. Dann besprechen Sie die geplante Vorgehensweise und die noch ausstehenden Untersuchungen und Eingriffe:

Sie planen die Implantation eines Tenckhoff-Katheters, um mit einer Peritonealdialyse beginnen zu können, sowie die Anlage eines zentralen Venenkatheters, um bei einer zerebralen Beteiligung eine Plasmapherese durchführen zu können. Da die Patientin vermehrt über Kopfschmerzen klagt, leiten Sie ein EEG ab, um Zeichen einer Enzephalopathie festzustellen. Sie nehmen Kreuzblut ab und bestellen in der Blutbank ein Erythrozytenkonzentrat auf Abruf. Außerdem beginnen sie eine antihypertensive Therapie mit einem ACE-Hemmer.

Die Mutter ist völlig überfordert und bricht in Tränen aus. Sie fragt Sie, ob das Kind jetzt stirbt oder vielleicht lebenslang an der Dialyse bleiben muss.

Was können Sie der Mutter über die Prognose und Komplikationen sagen? Wie hoch ist die Wahrscheinlichkeit eines chronischen Nierenversagens?

Die Prognose ist gut. Nur etwa 5 % der Kinder mit einem HUS werden sofort chronisch niereninsuffizient und damit dauerhaft dialysepflichtig. Allerdings entwickeln bis zu 15 % der Patienten eine persistierende Hämaturie und Proteinurie bei normalem Serumkreatinin, die nach fünf bis zehn Jahren zu einer chronischen Niereninsuffizienz führen kann.

Komplikationen wie eine zerebrale Beteiligung können zu Krampfanfällen und dauerhaften Hirnschädigungen führen. In seltenen Fällen ist der Verlauf letal.

> Die Prognose eines HUS ist gut. Nur etwa 5 % der Kinder werden sofort chronisch niereninsuffizient und damit dauerhaft dialysepflichtig.

Die Mutter fragt, ob es noch andere Behandlungsmöglichkeiten neben der Dialyse gibt.

Leider ist die Behandlung **rein symptomatisch**. Dazu steht vor allem die **Dialyse** zur Verfügung. Die Hypertonie wird mit **Antihypertensiva** behandelt. In einigen Fällen, z. B. bei schwerer zerebraler Beteiligung, steht auch die **Plasmapherese** zur Verfügung. Damit soll eine beschleunigte Elimination des auslösenden Verotoxins erreicht werden. Ansonsten kommt eine symptomatische Behandlung der Krampfanfälle z. B. mit Luminal in Betracht. Bei einer Pankreatitis besteht die symptomatische Behandlung in einer sehr fettarmen Schonkost, bei schwerem Verlauf ist Nahrungskarenz angezeigt.

▷ **Verlauf**

Unter der Peritonealdialyse gehen die Retentionswerte langsam zurück. Nach fünf Tagen setzt die Diurese langsam wieder ein. Auch die Pankreasamylase normalisiert sich unter Diät. Trotz leichter unspezifischer Allgemeinveränderungen im EEG treten keine Krampfanfälle auf. Trotzdem wird bei persistierenden Kopfschmerzen des Kindes eine Kernspintomographie mit Frage nach Blutung bzw. Hirnödem durchgeführt, bei der lediglich leichte pathologische Veränderungen im Bereich der Basalganglien erkennbar sind. Dies ist typisch für das HUS. Die Genese ist unklar.

Nach weiteren drei Tagen ist die Diurese normalisiert. Die Retentionsparameter liegen im Normbereich. Auch die Kopfschmerzen verschwinden. Der Tenckoff-Katheter wird drei Tage nach Normalisierung der Diurese und der Retentionswerte entfernt.

Weitere drei Tage später kann Carola noch etwas müde, aber in stabilem Allgemeinzustand nach Hause entlassen werden. Die Blutwerte sind bis auf einen Hb von 8,7 g/dl wieder im Normbereich. Der Blutdruck ist noch erhöht. Deshalb wird die Gabe der antihypertensiven Medikation fortgeführt. Die Mutter bekommt eine Blutdruckmessgerät mit nach Hause und wird zunächst in einwöchigen, dann zweiwöchigen Abständen ambulant einbestellt. Nach drei Monaten sind alle Werte wieder im Normbereich, alle Medikamente sind abgesetzt, der kleinen Patientin geht es prächtig.

Quintessenz:

Das klassische HUS in Verbindung mit Durchfall wird in den meisten Fällen durch EHEC-O-158 ausgelöst. Die klassische Trias bei einem kompletten HUS besteht in einer hämolytischen Anämie, einer Thrombopenie und einer dialysepflichten Niereninsuffizienz. Die Therapie ist symptomatisch und besteht in der Durchführung einer Peritonealdialyse/Hämodialyse und weiteren unterstützenden Maßnahmen, wie antihypertensiver Therapie, antikonvulsiver Therapie, Diät oder auch einer Plasmapherese. Die Prognose ist gut. Nur etwa 5 % der Kinder mit einem HUS werden sofort chronisch niereninsuffizient und damit dauerhaft dialysepflichtig. Allerdings entwickeln bis zu 15 % eine persistierende Hämaturie und Proteinurie bei normalem Serumkreatinin, die nach 5–10 Jahren zu einer chronischen Niereninsuffizienz führen kann. Komplikationen wie eine zerebrale Beteiligung können zu Krampfanfällen und in seltenen Fällen auch zum Tod führen. Es besteht Meldepflicht!

Fall 65

▷ **Anamnese**
Der zwei Tage alte Mario wird aus einer kleineren Geburtsklinik zu Ihnen verlegt. Dort war postpartal aufgefallen, dass sich große Mengen Fruchtwasser absaugen ließen. Außerdem erfolgte der Abgang von Mekonium verzögert am 3. Lebenstag und das Neugeborene erbrach bei jedem Fütterungsversuch teilweise gallig. Die bereits in der Geburtsklinik bestimmten Laborwerte (BB, Elektrolyte, Astrup) waren völlig unauffällig.

▷ **Geburts- und Schwangerschaftsanamnese**
Die Geburt erfolgte spontan und komplikationslos drei Wochen vor dem errechneten Termin. Der Apgar-Score betrug: 6/7/8. Trotz einer in der Amniozentese nachgewiesenen Trisomie 21 war der Schwangerschaftsverlauf an sich völlig komplikationslos. In den letzen zwei Wochen ergab sich der Verdacht auf ein Hydramnion im Ultraschall.

▷ **Untersuchungsbefund**
Männliches Neugeborenes in reduziertem AZ, Gewicht 2500 g, Länge 49 cm, mongoloide Lidachsenstellung, Sandalenlücke, Vierfingerfurche beidseits (damit typische Zeichen eines Down-Syndroms), Haut rein, Turgor gut, Schleimhäute feucht, Fontanelle im Niveau, kapilläre Füllungszeit < 2 s, keine Lymphadenopathie. **HNO:** Trommelfelle bds. spiegelnd, Gehörgänge unauffällig. **Lunge** gut belüftet, Eupnoe. **Cor:** kein pathologisches Herzgeräusch, Extremitätenpulse bds. kräftig tastbar, keine RR-Differenzen an oberer und unterer Extremität. **Abdomen:** Oberbauch etwas aufgetrieben, kein Druckschmerz, keine HSM, DG über allen vier Quadranten auskultierbar. **Neuro:** etwas hypoton, aber mit seitengleicher Spontanmotorik, Genitale männlich, Hoden bds. deszendiert, keine Analatresie.

> Zwei Tage altes Neugeborenes mit verzögertem Mekoniumabgang und Erbrechen bei bekannter Trisomie 21.

| **Wie lautet Ihre Verdachtsdiagnose?**
| **Welche Differentialdiagnosen kommen in Betracht?**

Das Hydramnion in Verbindung mit den Ernährungsproblemen, dem etwas aufgetriebenen Abdomen, dem späten Mekoniumabgang und schließlich der Trisomie 21 lassen an eine Fehlbildung, z. B. eine Fehlbildung im GI-Trakt, denken. Differentialdiagnostisch kommen vor allem eine Duodenal – oder eine sonstige Dünndarmatresie bzw. -stenose in Frage.

> Verdacht auf Atresie im GI-Trakt bei Hydramnion in Verbindung mit Ernährungsproblemen, aufgetriebenem Oberbauch, spätem Mekoniumabgang und Trisomie 21.

| **Welche Untersuchungen schließen Sie an?**

Zur Abklärung des unklaren Erbrechens machen Sie zunächst eine Röntgen-Abdomen-Übersichtsaufnahme im Hängen.

Ergebnis
Sie sehen jeweils eine Luftsichel über dem Magen (Magenblase) und dem Duodenum. Der übrige Bauchraum ist luftleer

| **An welche Verdachtsdiagnose denken Sie jetzt?**

Die Röntgenaufnahme bestätigt die Verdachtsdiagnose der Duodenalstenose, -atresie, da ein Passagestopp distal des Bulbus duodeni vorliegen muss.
Eine exakte Diagnosestellung kann nur im Rahmen einer Laparatomie erfolgen.

Wie gehen Sie weiter vor?

Das Kind wird zu den Kinderchirurgen verlegt. Dort soll, nach einer Nahrungskarenz von mindestens sechs Stunden und Ausgleich eventueller Elektrolytstörungen, eine Laparatomie durchgeführt werden.

Welche Formen der Duodenalstenose kennen Sie?

Äußere Duodenalstenosen kommen zustande durch: Volvulus bei Mesenterium commune, Non- bzw. Malrotation des Zoekums mit Abschnürung des Duodenums oder der Flexura duodeni, kongenitale Briden an der Flexura coli dextra oder ein Pankreas anulare.
Innere Duodenalstenosen und -atresien werden auf Hemmungsmissbildungen in der Embryogenese des Duodenalepithels zurückgeführt (z. B. Membranen).

▷ **Verlauf**

Therapie: Duodeno-Duodenostomie oder Duodeno-Jejunostomie.

In unserem Fall fand sich ein Pankreas anulare. Die Operation der Wahl ist die Duodeno-Duodenostomie. Wenn die Pankreasbrücke zu breit ist, wird die Duodeno-Jejunostomie bevorzugt. Der Patient erholte sich gut von der Operation.

Gibt es noch andere Operationsmethoden? Kennen Sie Komplikationen?

In Abhängigkeit vom Vorkommen dieser oben genannten Formen kommen die Duodenotomie mit Membranresektion, die Duodeno-Duodenotomie oder die Anlage einer Duodeno-Jejuno-Anastomose in Frage.
Die Gastro-Jejunostomie, die bei sehr hohen Atresien oder bei besonders kleinen Kindern indiziert ist, geht mit einer hohen postoperativen Komplikationsrate einher. Häufiges Erbrechen, Stenosen der Anastomose, mangelndes Gedeihen der Kinder und peptische Ulcera sind beschrieben.
Die **Resektion des Pankreasrings** ist **kontraindiziert**, da das Pankreasgewebe häufig mit der Dünndarmmuskularis verwachsen ist. Bei der Lösung des Pankreasgewebes würde es zu Organverletzungen kommen.

Was wissen Sie zur Ätiologie der Duodenalstenosen?

Die Häufigkeit einer Duodenalstenose beträgt 1 : 7000 Lebendgeborene. Überdurchschnittlich häufig wird diese Fehlbildung bei der Trisomie 21 gefunden (ca. 30%).

Die Häufigkeit einer Duodenalstenose beträgt 1 : 7000 Lebendgeborene. Überdurchschnittlich häufig wird diese Fehlbildung bei der Trisomie 21 gefunden (ca. 30%), wie auch in unserem Fall. Über 50% der Kinder mit Duodenalstenose weisen noch zusätzliche Fehlbildungen auf.

Quintessenz:
Die Duodenalstenose kommt mit einer Häufigkeit von 1 : 7000 Lebendgeborenen vor. Sie ist häufig mit Fehlbildungssyndromen wie z. B. dem Down-Syndrom (30%) vergesellschaftet. Übliche Operationsverfahren sind je nach Ursache die Duodenotomie mit Membranresektion, die Duodeno-Duodenotomie, oder die Anlage einer Duodeno-Jejuno-Anastomose. Die Prognose bei isoliertem Auftreten ist gut, sonst abhängig von den assoziierten Fehlbildungen.

Fall 66

▷ **Anamnese**

Sie werden von einem niedergelassenen Kinderarzt angerufen. In seiner Praxis sitzt eine junge Frau aus Mozambique mit dem zehn Monate alten Jago. Sie ist vor zwei Wochen nach Deutschland gekommen und lebt in einem Asylantenheim. Jago fiebert seit drei Tagen bis 39,5 °C. Außerdem hat er Durchfälle und erbricht. Der Kollege möchte das Kind wegen beginnender Exsikkose einweisen. Sie sagen den Platz auf der Infektionsstation zu.

> **Woran denken Sie bei der Anamnese?**
> **Welche Differentialdiagnosen kommen in Betracht?**

Die beschriebenen Symptome könnten für eine Gastroenteritis sprechen. Die Zusatzinformation, dass das Kind aus Mozambique stammt, könnte allerdings auch auf eine tropische Erkrankung hindeuten.

▷ **Aufnahmebefund**

Zehn Monate alter Junge in reduziertem AZ, gutem EZ. **Haut:** dunkle Hautfarbe, Skleren leicht ikterisch, Hautturgor reduziert, Schleimhäute trocken. **Kreislauf:** kein pathologisches Herzgeräusch, HF mit 150/min erhöht, Pulse mäßig tastbar, RR 80/40. **Lunge:** seitengleich belüftet, frei. **Abdomen:** gebläht, weich, leichter Druckschmerz über der Leber, Leber ca. 2,5 cm unterm Rippenbogen, Milzpol tastbar, DG über allen vier Quadranten auskultierbar. **Neurologie:** sitzt nicht (normalerweise schon), schwache symmetrische Motorik, Pupillen isokor, Lichtreaktion prompt, Kniekuss möglich, Lasègue negativ, kein Meningismus. Alle anderen Organsysteme o. p. B.

Zehn Monate alter Junge aus Mozambique mit hohem Fieber, Durchfällen und Erbrechen.

> **Können Sie nach dieser Untersuchung Ihre Verdachtsdiagnose weiter eingrenzen?**
> **Welche Differentialdiagnosen wären möglich?**

Die **Hepatosplenomegalie** und der **Ikterus** sprechen für eine Infektion z. B. mit hepatotropen Viren oder anderen Erregern, wie z. B. **Malaria**. Damit wären auch der Durchfall und das Erbrechen vereinbar.
Differentialdiagnostisch ist insbesondere an eine Hepatitis A, an eine Amöbiasis oder andere Parasiten zu denken.

Hepatosplenomegalie und Ikterus sprechen für eine Infektion z. B. mit hepatotropen Viren oder anderen Erregern, wie z. B. Malaria.

> **Wie führen Sie Ihre Diagnostik fort?**

Sie veranlassen folgende Untersuchungen: Blutgase, Elektrolyte, Kreatinin, CRP, Bilirubin, Leberwerte, Haptoglobin, LDH, Gerinnung, Blutbild und Differentialblutbild. Außerdem einen **dicken Tropfen** zur Malariadiagnostik. Sie asservieren Blut für eine eventuelle Virusserologie, falls die Malariadiagnostik unauffällig ist.

Ergebnisse

Elektrolyte, Kreatinin und Gerinnung sind im Normbereich. Im Blutgas liegt ein pH von 7,32 und ein BE von –5 mmol/l vor. GOT und GGT sind im oberen Normbereich, die LDH ist erhöht. Das Bilirubin ist 3,2 mg/dl, im Blutbild fällt eine Anämie mit einem Hb von 9 g/dl auf. Das Haptoglobin ist erhöht, das CRP ist mit 53 mg/l erhöht.
Im dicken Tropfen ist eine Befallsrate mit **Plasmodium falciparum** von 2 % zu sehen.

Malariadiagnostik: Plasmodiennachweis im dicken Tropfen.

Wie verfahren Sie nun weiter? Welche Therapieoptionen gibt es?

Da Sie mit Hilfe oben genannter Diagnostik nun zweifelsfrei eine Malaria diagnostiziert haben, stehen Ihnen verschiedene Medikamente zur Bekämpfung der Erkrankung zur Verfügung. Da es sich in unserem Fall um eine komplizierte M. tropica handelt, ist das Mittel der Wahl **Chinin**.
Andere Malariamittel sind Chloroquin, Mefloquin, Atovaquon/Proguanil, Doxycyclin oder Clindamycin.

▷ **Verlauf**

Die Eltern des Kindes sind nicht sehr beunruhigt über die Diagnose. Sie erzählen Ihnen, dass sie selbst bereits mehrere Male an leichteren Malariaschüben erkrankt gewesen seien und dass dies in ihrem Heimatland eine ähnlich häufige Diagnose sei wie hierzulande eine Gastroenteritis. Sie nehmen das zur Kenntnis, weisen die Eltern aber dennoch auf die Schwere der Erkrankung hin.
Unter der Therapie mit Chinin bessert sich der Zustand des Kindes deutlich. Nach zwei Tagen ist nur noch eine Befallsrate von < 1 % festzustellen, nach vier Tagen sind keine Erreger mehr nachweisbar. Das Fieber und die gastrointestinalen Symptome sind ebenfalls verschwunden. Es besteht noch eine leichte Hepatomegalie, alle zuvor pathologischen Blutwerte sind im Normbereich.

Wie lange muss die Therapie fortgeführt werden?

Nach Elimination der Erreger im peripheren Blut wird die Therapie mit Chinin für insgesamt zehn Tage durchgeführt.
Sie bestellen den Patienten einmal wöchentlich zur Kontrolle (dicker Tropfen) ein. Nach vier Wochen sind alle Kontrollen unauffällig. Der Patient ist vollständig gesund.

Wie häufig ist eine Malariaerkrankung im Kindesalter in Deutschland?

Pro Jahr erkranken in Deutschland etwa 60–80 Kinder unter 14 Jahren an einer Malaria. Über die Hälfte dieser Kinder kommt aus Endemiegebieten, der Rest hat sich durch Urlaubsreisen infiziert.

In welchen Ländern kommt die Malaria vor?

Vor allem in den subtropischen Gebieten Afrikas, Asiens, Indiens, Chinas sowie Süd- und Zentralamerikas ist die Malaria endemisch.

Welche Malariaerreger gibt es?

Es gibt insgesamt vier Erreger der Malaria:
- Plasmodium falciparum, Erreger der Malaria tropica
- Plasmodium vivax und Plasmodium ovale, die Erreger der Malaria tertiana
- Plasmodium malariae, der Erreger der Malaria quartana

Überträger ist die **Anophelesmücke**.
Die Namen der verschiedenen Malariaarten leiten sich vom Fieberverlauf ab. Bei der Malaria tertiana treten alle 48 Stunden Fieberschübe auf, bei der Malaria quartana treten alle 72 Stunden Fieberschübe auf.
Nur bei der Malaria tropica zeigt das Fieber keinen typischen zeitlichen Verlauf.

Welche typischen Symptome treten bei einer Malariaerkrankung auf?

Häufige Symptome sind Kopf- und Gliederschmerzen, Nackenschmerzen und seltener, vor allem im Kindesalter, auch abdominelle Beschwerden.

Welche Komplikationen können vorkommen? Welche Form der Malaria ist die potenziell gefährlichste?

Die Malaria tropica kann tödlich verlaufen und ist damit die potenziell gefährlichste. Eine besonders gefürchtete Komplikation ist die **zerebrale Beteiligung** bei Malaria tropica, die zu einem tiefen Koma führen kann.
Bei Vorliegen eines der folgenden Symptome oder Befunde wird die Malaria tropica als kompliziert bezeichnet:
- normozytäre Anämie mit einem Hb unter 5 g/dl
- Ikterus
- Niereninsuffizienz
- Azidose mit einem pH < 7,25 oder einem BE <−15 mmol
- Lungenödem
- Hypoglykämie mit einer Blutglukose unter 40 mg/dl
- Schock
- Gerinnungsstörung
- Hyperpyrexie
- Hyperparasitämie mit einer Befallsrate > 5 %.

Kann man eine Immunität gegenüber der Malaria entwickeln, oder gibt es günstige prognostische Faktoren für den Verlauf einer Erkrankung?

Bei wiederholten Erkrankungen gibt es die Möglichkeit, eine Teilimmunität zu entwickeln. Diese schützt gegen schwere Verläufe, nicht aber gegen die Erkrankung an sich. Verschiedenste Formen von Hämoglobinopathien, darunter die **Sichelzellanämie** und die **Thalassämien**, können einen Schutz darstellen. Dieser Schutz ist allerdings nicht 100%ig, da trotzdem schwere Verläufe unter diesen Vorbedingungen bekannt sind.

Manche Formen von Hämoglobinopathien, darunter die **Sichelzellanämie** und die **Thalassämien**, können einen Schutz vor Malaria darstellen.

Quintessenz:
Die Malaria ist eine parasitäre Erkrankung, die durch vier verschiedene Arten von Plasmodien verursacht sein kann und je nach Erreger in Malaria tropica, Malaria tertiana oder Malaria quartana unterteilt wird. In Deutschland erkranken jedes Jahr ca. 60–80 Kinder unter 14 Jahren an Malaria. Davon sind über die Hälfte in Endemiegebieten geboren. Überträger dieser Erkrankung ist die Anophelesmücke. Die Erreger kommen vor allem in den subtropischen Gebieten Afrikas und Asiens, sowie Süd- und Zentralamerikas vor. Die Diagnose wird anhand des Blutausstrichs („dicker Tropfen") gestellt. Die Therapie richtet sich nach dem Erreger. Folgende Präparate kommen dabei in Frage: Chinin, Chloroquin, Mefloquin, Atovaquon/Proguanil, Doxycyclin oder Clindamycin.
Cave: Bei Fieber nach Tropenaufenthalt immer Malaria ausschließen!

Fall 67

Acht Wochen alter weiblicher Säugling mit **starkem** anfallsartigem **Husten**, der über Minuten andauert, nachts den Schlaf durchbricht und an Intensität eher zunimmt.

▷ **Anamnese**

Sie werden zu der acht Wochen alten Melanie gerufen. Der Mutter fällt schon seit einigen Tagen ein **starker Husten** bei ihrem Kind auf. Der Husten ist anfallsartig, dauert über Minuten, durchbricht nachts den Schlaf und nimmt an Intensität eher zu. In der Familie sind alle einschließlich der 3- und 5-jährigen Geschwister der Patientin gesund.

▷ **Untersuchungsbefund**

Acht Wochen alter, erschöpfter Säugling in reduziertem AZ, Temp. 37.8 °C Hustenanfälle provozierbar durch Spateldruck auf den Zungengrund, beim Husten hervorwürgen von glasigem Sputum, leichte Lippenzyanose. **Haut** rein, Turgor gut, Schleimhäute feucht, Fontanelle im Niveau, keine Lymphadenopathie, **HNO:** Trommelfelle bds. spiegelnd, Gehörgänge unauffällig, Rachen nicht gerötet, Tonsillen blande. **Lunge** gut belüftet, grobblasige RGs über beiden Lungen, Eupnoe. **Cor:** Herztöne rhythmisch, keine pathologischen Herzgeräusche, Extremitätenpulse bds. kräftig tastbar. **Abdomen:** Bauch weich, kein Druckschmerz, keine HSM, DG über allen vier Quadranten auskultierbar.

Welche Verdachtsdiagnose stellen Sie? Wie gehen Sie weiter vor?

Anfallsartiger, nächtlicher Husten und Provokation auf Spateldruck sprechen für **Pertussis**. Blutabnahme, um Diagnose zu bestätigen.

Die Anamnese (anfallsartiger, nächtlicher Husten) und die körperliche Untersuchung (Provokation auf Spateldruck) sprechen für **Pertussis**. Um die Diagnose zu bestätigen, ist eine Blutabnahme notwendig.
Da der Allgemeinzustand des Kindes reduziert ist und durch die rezidivierenden Hustenattacken die Gefahr von Apnoen besteht, ist eine stationäre Aufnahme auf der **Intensivstation** zur Überwachung des Kindes erforderlich. Zum Ausschluss einer Pneumonie führen Sie eine Röntgenaufnahme des Thorax durch.

Welche Untersuchungen schließen Sie an, um die Verdachtsdiagnose zu bestätigen?

Sie bringen das Kind auf die Intensivstation. Dort nehmen Sie Blut ab. Neben einem Blutbild mit Diff, Entzündungszeichen und Elektrolyten, versenden Sie Blut für eine serologische Untersuchung auf Pertussis. Außerdem gewinnen Sie Nasopharyngealsekret, um einen Direktnachweis von Bordetella pertussis mit PCR durchzuführen.

Ergebnisse
Labor: Im Blutbild zeigt sich eine deutliche Leukozytose von Leukozyten 25/µl, davon sind 75 % Lymphozyten, 15 % Granulozyten, 5 % Stäbe, 1 % Basophile und 4 % lymphozytische Reizformen. Die Elektrolyte sind ausgeglichen. CrP 45 mg/l.
Röntgen-Thorax: perihiläre Zeichnungsvermehrung, aber keine Pneumonie.

Wie interpretieren Sie die Werte? Welche Therapie schlagen Sie vor?

Das weiße Blutbild mit der deutlichen **Leukozytose bei Lymphozytose** und der klinische Untersuchungsbefund sprechen für eine **Pertussisinfektion**. Sie überwachen das Kind klinisch und per Monitor, da die Kinder Apnoen erleiden oder in seltenen Fällen sogar intubationspflichtig werden können. Als Behandlung der Infektion beginnen Sie mit der Gabe von **Erythromycin** für 14 Tage.

Sind die Kontaktpersonen gefährdet?

Den Geschwistern und den Eltern des Patienten sollte ebenfalls eine Chemoprophylaxe mit einem Makrolid über 14 Tage verabreicht werden, da sie, wenn auch klinisch asymptomatisch, potenziell infiziert sein können und damit infektiös sind. Zudem kontrollieren Sie den Impfstatus der Familienmitglieder. Sollte der Impfstatus komplett sein, können Sie die Chemoprophylaxe abbrechen.

In einigen Studien haben sich Salbutamol und auch Kortikosteroide als wirksam erwiesen. Neuroleptika und Sedativa sind sehr umstritten, Antitussiva zeigen keinen Effekt.

*Vorgehen bei Pertussis: Überwachen des Kindes klinisch und per Monitor, da Apnoen auftreten können. **Erythromycin** für 14 Tage.*

▷ **Verlauf**

Melanie hat in den folgenden fünf Tagen immer wieder unter schweren Hustenattacken zu leiden, dabei sinkt ihre O_2-Sättigung auf < 85 %. Sie wird wiederholt von den Pflegekräften abgesaugt und dauerhaft monitorüberwacht. Ab dem sechsten Tag werden die Hustenanfälle seltener und schwächer. Das Kind kann am zehnten stationären Tag entlassen werden.

Bei Melanies Geschwistern war die Pertussisimpfung wie empfohlen durchgeführt worden. Daher konnte auf eine prophylaktische Antibiotikagabe verzichtet werden. Melanies Vater hatte sich jedoch seit seinem 18. LJ nicht mehr impfen lassen. Er nahm über 14 Tage Erythromycin ein.

Welche Stadien des Pertussis kennen Sie, und was wissen Sie über die Nachweismethoden?

Die Erkrankung kann in jedem Alter vorkommen, befällt aber vorzugsweise nichtimmune Säuglinge. Sie hinterlässt keine lebenslange Immunität, sodass durchaus Rezidive vorkommen können. Erwachsene sind dabei vor allem als Überträger der Erkrankung wichtig.

Die Erkrankung lässt sich in drei Stadien einteilen:
- **Stadium catarrhale:** beginnt nach 7–14 Tagen Inkubationszeit wie ein Infekt der oberen Luftwege, Dauer ca ein bis zwei Wochen
- **Stadium convulsivum:** Stakkatohusten mit anschließendem inspiratorischem Ziehen und häufig dann terminalem Erbrechen, Provokation durch Spateldruck auf den Zungengrund, Dauer vier bis sechs Wochen
- **Stadium decrementi:** abklingen der Hustenanfälle über mehrere Wochen.

Der Nachweis einer Infektion mit **Bordetella pertussis** (gramnegatives Stäbchen) ist schwierig. Bei älteren Kindern gelingt häufig der serologische Nachweis nach schon länger andauernder Erkrankung, bei Kleinkindern und Säuglingen kann ein Erregernachweis mittels PCR oder Kultur aus Nasopharyngealsekret versucht werden.

Einteilung der Pertussis in drei Stadien:
- *Stadium catarrhale*
- *Stadium convulsivum*
- *Stadium decrementi.*

Welche Komplikationen kennen Sie? Wie ist die Prognose?

Die häufigste Komplikation ist die **Pneumonie**. Sie tritt in etwa 10–15 % der Fälle auf. Eine weitere Komplikation ist die **Otitis media**. Die häufigen starken Hustenanfälle können zu subkonjunktivalen Blutungen führen. Eine der gefährlichsten, aber auch seltensten Komplikationen ist die hypoxisch bedingte Enzephalopathie, die mit Krämpfen einhergeht.

Die Prognose ist in aller Regel gut. Sehr selten kommen vor allem in späteren Stadien letale Verläufe vor.

Quintessenz:
Keuchhusten oder Pertussis ist eine Erkrankung vor allem des jungen nichtimmunen Säuglings. Sie hinterlässt keine lebenslange Immunität, sodass vor allem Erwachsene häufig als Überträger dienen. Man unterscheidet drei Stadien, das Stadium catarrhale, das Stadium convulsivum und das Stadium decrementi. Die Therapie besteht in der Gabe von Erythromycin über 14 Tage.

Fall 68

▷ **Anamnese**

Es ist Samstag. In der Ambulanz warten Eltern mit ihrem achtjährigen Sohn. Phillip sitzt etwas verängstigt auf dem Schoß der Mutter. Ihnen fällt sofort das sehr blasse Munddreieck auf. Die Eltern berichten, er habe seit der letzten Nacht Fieber bis 40,3 °C, außerdem klage er schon seit ein bis zwei Tagen über Hals- und Kopfschmerzen.
Heute morgen beim Waschen sind der Mutter außerdem rote Flecken am ganzen Körper aufgefallen.

▷ **Untersuchungsbefund**

Achtjähriges Kind in reduziertem AZ, gutem EZ; Temp. 39 °C, gerötete Wangen mit weißem Munddreieck, kleinfleckiges, nicht konfluierendes Exanthem am Stamm und an den Extremitäten (s. Abb. 23 FB), besonders dicht in den Leistenbeugen, samtartig-raue Oberfläche; deutliche Rötung der Mundschleimhäute und der Zunge (s. Abb. 24 FB). **HNO:** Trommelfelle bds. etwas matt, Gehörgänge unauffällig, Rachen hochrot, weiße Beläge auf beiden Tonsillen. **Lunge:** gut belüftet. **Cor:** Herztöne rhythmisch, leichte Tachykardie, keine pathologischen Herzgeräusche, Extremitätenpulse bds. kräftig tastbar. **Abdomen:** Bauch weich, leichter, diffuser Druckschmerz, keine HSM, DG über allen vier Quadranten auskultierbar. **Neuro:** Pupillen isokor, Lichtreaktion prompt, kein Meningismus, Genitale altersgemäß, Hoden bds. deszendiert.

| **Welche Verdachtsdiagnose vermuten Sie? Welche Untersuchungen führen Sie durch, um die Diagnose zu bestätigen?**

Die Anamnese und die klinische Untersuchung (Fieber, hochroter Rachen, Himbeerzunge, charakteristisches Exanthem) sprechen für Scharlach.
Da Scharlach durch β-hämolysierende Streptokokken ausgelöst wird, führen Sie einen Rachenabstrich durch. Eine weitere Labordiagnostik ist bei unkompliziertem Verlauf nicht nötig.

| **Welche Differentialdiagnosen kommen in Betracht?**

Differentialdiagnostisch kommen Virusinfektionen wie z. B. Röteln, Windpocken, Masern, Exanthema subitum oder Erythema infectiosum in Frage. Die Anamnese und die Ergebnisse der klinischen Untersuchung, insbesondere der hochrote Rachen in Verbindung mit dem charakteristischen Exanthem, schließen diese aber weitestgehend aus.

| **Was raten Sie den Eltern?**

Scharlach ist eine relativ harmlose Kinderkrankheit, wenn sie behandelt wird. Die Eltern sollten v. a. darauf achten, dass Phillip ausreichend trinkt und sich schont. Er ist noch drei Tage nach Beginn der Antibiotikagabe ansteckend, dann kann er wieder Besuch erhalten.

Acht Jahre alter Junge mit hohem Fieber, Hals- und Kopfschmerzen, Exanthem und blassem Munddreieck.

Die Anamnese und die klinische Untersuchung (Fieber, hochroter Rachen, Himbeerzunge, charakteristisches Exanthem) sprechen für Scharlach.

Scharlach wird durch β-hämolysierende Streptokokken ausgelöst. Nachweis durch Rachenabstrich.

Differentialdiagnostisch kommen Virusinfektionen wie z. B. Röteln, Windpocken, Masern, Exanthema subitum oder Erythema infectiosum in Frage.

Infektionsgefahr bis zum dritten Tag nach Beginn der Antibiotikagabe.

Fall 68

Welche Therapie schlagen Sie vor?

Die Therapie besteht in der Gabe von 100 000 I. E. Penicillin pro kg KG/d über insgesamt zehn Tage. Bei Penicillinunverträglichkeit ist alternativ ein Cephalosporin oder auch ein Makrolid möglich.
Sollte das Fieber über 39,0 °C steigen, kann Phillip Paracatamol-Supp. 250 mg erhalten.

Welche Komplikationen kennen Sie?

Komplikationen einer Streptokokkeninfektion können Otitis media, Sinusvenenthrombose, Lymphadenitis, Myokarditis, Glomerulonephritis, Arthritis und schließlich auch ein rheumatisches Fieber sein.
Um eine Glomerulonephritis frühzeitig zu erkennen, sollte nach Behandlungsende und ca. zwei Wochen später eine **Urinkontrolle** erfolgen.

Urinkontrolle nach Behandlungsende und ca. zwei Wochen später z. A. einer Glomerulonephritis.

Quintessenz:

Scharlach ist eine häufige Erkrankung des Kindesalters. Ausgelöst wird sie durch β-hämolysierende Streptokokken. Typische Symptome sind Fieber, hochroter Rachen, Himbeerzunge und das charakteristische kleinfleckige, etwas raue Exanthem. Die Behandlung besteht in einer zehntägigen Gabe von Penicillin oder alternativ Cephalosporinen bzw. Makroliden.
Komplikationen einer Streptokokkeninfektion: Otitis media, Sinusvenenthrombose, Lymphadenitis, Myokarditis, Glomerulonephritis, Arthritis und rheumatisches Fieber. Nach Behandlungsende und ca. zwei Wochen später **Urinkontrolle** (Glomerulonephritis).

Fall 69

▷ **Anamnese**
Von einem niedergelassenen Kinderarzt wird Ihnen die zehnjährige Viola überwiesen. Seit einigen Tagen klagt sie über Schmerzen im rechten Knie- und Ellbogengelenk und fühlt sich gleichzeitig müde, schlapp und abgeschlagen. Seit zwei Tagen ist auch Fieber dazugekommen. Anamnestisch erfahren Sie von der Mutter der Patientin, dass ihre Tochter vor ca. vier Wochen Halsschmerzen mit fieberhaften Temperaturen gehabt habe, die jedoch nicht so schlimm gewesen seien. Sie untersuchen das Mädchen zunächst.

▷ **Aufnahmebefund**
Die Patientin wirkt sehr blass und schlapp, das rechte Knie und der rechte Ellbogen sind gerötet, geschwollen und schmerzhaft bewegungseingeschränkt. Die Körpertemperatur ist 39 °C. Auffällig ist auch ein flüchtiges, blassrötliches, girlandenförmiges Erythem, vor allem am Rumpf, gering ausgeprägt auch an den Extremitäten. **HNO:** Der Rachen ist gerötet, die Tonsillen sind vergrößert, aber ohne Stippchen und Beläge. **Pulmo, Cor, Abdomen und Neuro:** unauffällig.

Zehn Jahre altes Mädchen, Gelenkschmerzen, müde und schlapp, bei Zustand nach fiebriger Angina vor vier Wochen.

| **Welche Verdachtsdiagnose stellen sie, welche Differentialdiagnosen kommen in Betracht?**

Die Gelenkschwellungen und die Abgeschlagenheit können auf eine Erkrankung aus dem rheumatischen Formenkreis hindeuten. Auch eine parainfektiöse Arthritis kommt in Frage. Die Symptomatik der Erkrankung im Zusammenhang mit der Anamnese (vorangegangene fieberhafte Mandelentzündung) lässt an die Verdachtsdiagnose des **rheumatischen Fiebers** denken.

Verdachtsdiagnose: rheumatische Fieber. DD: parainfektiöse Arthritis.

| **Welche Untersuchungen führen Sie durch, um zu einer Diagnose zu kommen?**

Eine Infektion mit **β-hämolysierenden Streptokokken** der Gruppe A ist ätiologisch eine Voraussetzung für die nachfolgende Entwicklung des rheumatischen Fiebers nach einer Latenzzeit von zwei bis vier Wochen, besonders, wenn die Infektion nicht behandelt worden ist.
Sie sprechen mit den Eltern der Patientin und der Patientin über die verschiedenen Differentialdiagnosen und schlagen eine stationäre Aufnahme zu weiteren Abklärung vor.
Eltern und Kind sind einverstanden. Sie führen zunächst folgende Untersuchungen durch:
• Blutbild mit Differentialblutbild
• Entzündungszeichen
• Antistreptolysintiter
• Rachenabstrich.

Eine Infektion mit β-hämolysierenden Streptokokken der Gruppe A ist die Voraussetzung für die Entwicklung des rheumatischen Fiebers.

Ergebnisse
Blutbild: Hb: 10,3 mg/dl, Leuko 20/nl, BSG 53/96, CRP: 57 mg/l, AST 1:1024 I. E. (unterer Grenzwert 1:256 E), Rachenabstrich: Nachweis von β-hämolysierenden Streptokokken der Gruppe A.

Welche Kriterien kennen Sie für die Diagnosestellung des rheumatischen Fiebers?

Es müssen mindestens **zwei Hauptkriterien** der so genannten **JONES-Kriterien** erfüllt und eine vorausgegangene Streptokokkeninfektion nachgewiesen sein:
- Polyarthritis
- Karditis
- Chorea minor
- Erythema marginatum
- rheumatische Knötchen.

Es genügen auch **ein Hauptkriterium** und **zwei** der folgenden **Nebenkriterien**, um die Diagnose eines rheumatischen Fiebers zu stellen:
- Fieber
- Gelenkschmerzen
- EKG-Veränderungen
- BSG-Beschleunigung
- Leukozytose

Diagnose eines rheumatischen Fiebers mit Hilfe der so genannten JONES-Kriterien.

Können Sie mit Hilfe der erhobenen Befunde bereits eine Diagnose stellen?

Mit der Polyarthritis, dem Erythema marginatum, dem Fieber, der BSG-Beschleunigung, der Leukozytose und dem vorausgegangenen Streptokokkeninfekt sind zwei Haupt- und vier Nebenkriterien für die Diagnose des rheumatischen Fiebers erfüllt. Da aber durchaus noch andere Organsysteme betroffen sein können, führen Sie noch ein EKG, ein Echokardiogramm und eine Untersuchung des Urinsediments durch.

Ergebnisse:
EKG, Echokardiogramm und Urinuntersuchung sind unauffällig.
Nach Erhalt aller Ergebnisse teilen Sie diese den Eltern und der Patientin mit. Die Mutter möchte wissen, welche Therapiemöglichkeiten es gibt und wie die Prognose der Erkrankung ist.

Was können Sie den Eltern über die Therapie sagen?

Die Therapie besteht in Bettruhe und der Gabe von Penicillin oral in einer Dosis von 100 000 I. E/kg KG über zehn Tage. Um die Gelenkbeschwerden zu mindern, beginnen Sie mit der Gabe eines nichtsteroidalen Antirheumatikums, meist Acetylsalicylsäure.
Bei kardialer Beteiligung kommen auch Glukokortikoide zum Einsatz.
Der Therapieerfolg kann durch Kontrolle von BSG, CRP und ASL erfolgen.

Die Therapie des rheumatischen Fiebers besteht in Bettruhe und der Gabe von Penicillin oral in einer Dosis von 100 000 I. E./kg KG über zehn Tage sowie der Gabe eines nichtsteroidalen Antirheumatikums, meist Acetylsalicylsäure.

Wie ist die Prognose?

Die Prognose wird entscheidend von der Art des Herdbefundes im ersten Schub beeinflusst. Sie hängt weitgehend von der Rezidivneigung des rheumatischen Fiebers ab. Häufig sind Folgen einer Karditis, insbesondere einer Endokarditis zu erwarten. Bleibende Gelenkschäden sind nicht zu befürchten („Das rheumatische Fieber leckt an den Gelenken, aber beißt ins Herz").

„Das rheumatische Fieber leckt an den Gelenken, aber beißt ins Herz."

| **Was ist die Ursache für ein rheumatisches Fieber?**

Die Ursache für die Symptome des rheumatischen Fiebers liegt in der Kreuzreaktivität zwischen Streptokokkenantigenen und körpereigenen Bindegewebsstrukturen. Es kommt zu einer Autoimmunreaktion des Körpers.

▷ **Verlauf**
Unter oben genannter Therapie bessert sich Violas Zustand rasch. Die Gelenkbeschwerden verschwinden unter der antiinflammatösen Behandlung schließlich vollständig. Nach zehn Tagen sind keine Streptokokken mehr im Rachenabstrich nachweisbar. CRP und BSG haben sich normalisiert und auch der ASL-Titer ist rückläufig.
Viola kann nach Hause entlassen werden, muss aber alle drei Wochen intramuskulär 1,2 Mio. Einheiten Benzathin-Penicillin bekommen, um ein Rezidiv zu verhindern. Als Dauer dieser Prophylaxe werden bis zu fünf Jahre bei Gelenkbeteiligung empfohlen. Bei Herzbeteiligung soll sie bis zum 25. Lebensjahr andauern.

Quintessenz:
Das rheumatische Fieber wird durch eine Autoimmunreaktion nach Infektion mit β-hämolysierenden Streptokokken hervorgerufen. Die Diagnose wird anhand von bestimmten Kriterien gestellt. Die Therapie besteht in der Gabe von Penicillin und je nach Symptomenkomplex in der Gabe von nichtsteroidalen Antirheumatika bzw. Kortison (bei Karditis). Die Prognose wird entscheidend von der Art des Herdbefunds im ersten Schub beeinflusst. Sie hängt weitgehend von der Rezidivneigung des rheumatischen Fiebers ab. Häufig sind Folgen einer Karditis, insbesondere einer Endokarditis, zu erwarten. Bleibende Gelenkschäden sind nicht zu befürchten.

Das rheumatische Fieber wird durch eine Autoimmunreaktion nach Infektion mit β-hämolysierenden Streptokokken hervorgerufen.

Prophylaxe des rheumatischen Fiebers: alle drei Wochen intramuskulär 1,2 Mio. Einheiten Benzathin-Penicillin für die Dauer von bis zu fünf Jahren bei Gelenkbeteiligung und bei Herzbeteiligung bis zum 25. Lebensjahr.

Fall 70

Dreijähriges Mädchen mit juckendem Ausschlag im Gesicht und am ganzen Körper.

▷ **Anamnese**

Sie werden von der Ambulanzschwester angefunkt. In der Isolierbox warten Eltern mit ihrer dreijährigen Tochter Alice. Sie wirken sehr beunruhigt und berichten, heute morgen zum ersten Mal einen Ausschlag im Gesicht und am ganzen Körper des Kindes bemerkt zu haben. Am Vorabend sei noch alles in Ordnung gewesen. Die Frage, ob sich Alice kratze, bejahen beide. Das Mädchen ist ängstlich und klammert sich an der Mutter fest.

▷ **Untersuchungsbefund**

Dreijähriges Kind in leicht reduziertem AZ, gutem EZ; vor allem über den Stamm, das Gesicht und den behaarten Kopf verteiltes Exanthem aus oberflächlichen, ca. 2–4 mm im Durchmesser großen Bläschen mit wasserklarem Inhalt und rotem Saum, nebeneinander kleine rote Knötchen, Bläschen und mit Krusten bedeckte Effloreszenzen, teils eröffnet und zerkratzt (s. Abb 21 im FB). **HNO:** Trommelfelle bds. etwas matt, Gehörgänge unauffällig, Rachen gerötet, keine Beläge, vereinzelt Läsionen am Übergang Lippe/Mundschleimhaut. **Lunge** gut belüftet, Eupnoe. **Cor:** Herztöne rhythmisch, keine pathologischen Herzgeräusche, Extremitätenpulse bds. kräftig tastbar. **Abdomen:** Bauch weich, leichter diffuser Druckschmerz, keine HSM, DG über allen vier Quadranten auskultierbar. Im Bereich des äußeren Genitales ebenfalls zahlreiche Läsionen.

| **Wie lautet Ihre Verdachtsdiagnose? Welche Differentialdiagnosen müssen Sie berücksichtigen?**

Das juckende Exanthem mit dem sog. Sternenhimmelbild (gleichzeitig vorkommende verschiedene Bläschenstadien) und die milden Allgemeinsymptome sprechen für Varizellen. Mögliche Differentialdiagnosen sind:
- **Stomatitis aphthosa** (fast ausschließlich Mundschleimhäute- und Lippenbefall)
- **Vakzine-Virus-Infektion** (mit Fieber)
- **Herpes-simplex-Infektion** (besonders perioral, perianal, perigenital)
- **Strophulus infantum** (knötchenförmige, juckende, derbe Effloreszenzen mit zentralen Bläschen)
- **Erythema exsudativum multiforme** (schlaffe Blasen, oft groß und leicht zerreißlich mit rotem Hof, Kokardenform, hauptsächlich an den Streckseiten der Extremitäten, selten im Gesicht)

Bei sehr wenig Läsionen müssen auch **Insektenstiche** differentialdiagnostisch berücksichtigt werden.
Die Diagnose lässt sich aber anhand des typischen Exanthems fast immer klinisch und zweifelsfrei stellen.

| **Welche Therapie schlagen Sie vor? Kennen Sie die Therapie für die Infektion NG, FG oder Immunsupprimierter?**

Die Therapie der unkomplizierten Varizellen ist **symptomatisch**. Zur Linderung des quälenden Juckreizes und zur rascheren Abheilung der Effloreszenzen, eignen sich Puder oder Lotionen, beispielsweise Tannosynt®-Lotio oder Lotio alba. Zur gezielten Behandlung des Juckreizes eigenen sich Antihistaminika wie z. B. Fenistil®-Tropfen. Unkomplizierte Varizellen erfordern keine stationäre Aufnahme, sondern können problemlos zu Hause behandelt werden. Bei schweren Infektionen, immunsupprimierten Patienten, konnatalen Varizellen zwischen dem fünften und zwölften Lebenstag oder Frühgeborenen in den ersten sechs Lebenswochen ist eine Indikation zur Therapie mit Aciclovir gegeben.

Was wissen Sie über die Inkubationszeit und die Erkrankungsdauer?

Varizellen gehören zu den aerogen übertragbaren Erkrankungen („Windpocken") und sind sehr ansteckend. Sie werden vor allem von Mensch zu Mensch übertragen. Auslöser ist das **Varicella-Zoster-Virus**. Ansteckungsgefahr besteht zwei bis drei Tage vor Ausbruch des Exanthems bis zur Verkrustung des letzten Bläschens. Die Inkubationszeit beträgt 10–28 Tage.

Erkrankte Kinder dürfen nicht den Kindergarten oder die Schule besuchen. Bei Erkrankungen im Krankenhaus sind die betroffenen Kinder zu kohortieren oder zu isolieren. Die Erkrankung hinterlässt eine lebenslange Immunität. Eine Reinfektion in Form eines Herpes zoster ist besonders bei immunsupprimierten Patienten möglich.

Auslöser der Windpocken ist das **Varicella-Zoster-Virus**. Infektiösität: zwei bis drei Tage vor Ausbruch des Exanthems bis zur Verkrustung des letzten Bläschens. Inkubationszeit: 10–28 Tage.

Welche Komplikationen kennen Sie?

Eine der häufigeren Komplikationen ist die **Superinfektion** vor allem durch Staphylokokken oder Streptokokken. Weitere Komplikationen sind die **Varizellenpneumonie** und die Varizellenenzephalitis. Typisch ist eine erst Wochen nach der Erkrankung auftretende **Varizellenzerebellitis** mit guter Prognose. Seltene Komplikationen sind ITP, Myokarditis, Arthritis, Nephritis und das Reye-Syndrom sowie die durch Varizellen auslösbare akute demyelinisierende Enzephalomyelitis (ADEM). Bei immunsupprimierten Patienten können außerdem noch Pneumonien, Hepatitiden, Pankreatitiden und Meningoenzephalitiden auftreten. Die Letalität beträgt dann bis zu 20 %!

Welche Möglichkeiten gibt es, bereits inkubierte, aber noch nicht erkrankte Patienten zu schützen? Welche Präventivmaßnahmen für immunsupprimierte oder chronisch kranke Patienten kennen Sie?

Bereits inkubierte, aber noch nicht erkrankte Patienten, auch seronegative Schwangere können von der Gabe eines **Hyperimmunglobulins** (Varitect) profitieren. Es sollte 24 h bis max. 72 h nach Exposition gegeben werden. Damit verlängert sich aber die Inkubationszeit von 21 auf 28 Tage. Sie müssen vom 8. bis zum 21. bzw. 28. Tag isoliert werden. Für chronisch kranke oder immunsupprimierte Patienten steht eine Impfung gegen Varizellen zur Verfügung.

Quintessenz:
Varizellen ist eine der häufigsten Erkrankungen des Kindesalters. Sie werden aerogen übertragen und sind sehr ansteckend. Die Behandlung der unkomplizierten Varizellen ist symptomatisch. Die häufigste Komplikation ist eine Superinfektion der Effloreszenzen. Für immunsupprimierte Patienten stehen Impfstoffe zur Verfügung.

Fall 71

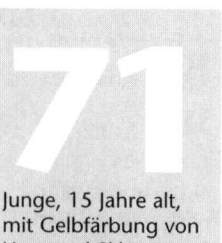

Junge, 15 Jahre alt, mit Gelbfärbung von Haut und Skleren.

▷ **Anamnese**

Der 15-jährige Philip kommt an einem Samstag in die Ambulanz. Er wird vom Hausarzt mit Verdacht auf Hepatitis eingewiesen. Auf den ersten Blick fällt Ihnen eine deutliche Gelbfärbung der Haut und der Skleren auf. Sie untersuchen den Jungen.

▷ **Aufnahmebefund**

15-jähriger Junge in mäßig reduziertem AZ, sehr schlank. Deutlicher Ikterus der Haut und der Skleren, ansonsten unauffällige Haut. Alle anderen Organsysteme ohne pathologischen Befund, insbesondere keine Hepatomegalie, kein Leberdruckschmerz, kein Hinweis auf Aszites, keine Ödeme.

| **Wie gehen Sie weiter vor? Welche Verdachtsdiagnose stellen Sie?**

Zunächst erkundigen Sie sich über den Impfstatus. Die Mutter hat den Impfpass dabei. Sie stellen fest, dass der Patient gegen Hepatitis B geimpft ist. Sie fragen nach Reisen ins Ausland und nach Kontakt zu Patienten mit infektiösen Erkrankungen.
Die Mutter verneint beides. Die Tatsache, dass der Junge gegen Hepatitis B geimpft ist, spricht gegen eine akute Hepatitis-B-Infektion. Andere Hepatitisformen sind damit natürlich nicht ausgeschlossen. Differentialdiagnostisch kommen auch andere Cholestaseursachen in Betracht.
Um das Krankheitsbild weiter einzugrenzen, sind Untersuchungen notwendig. Sie nehmen den Jungen stationär auf.

Die Tatsache, dass der Junge gegen Hepatitis B geimpft ist, spricht gegen eine akute Hepatitis-B-Infektion. Andere Hepatitisformen sind aber nicht ausgeschlossen.

| **Welche Untersuchungen machen Sie?**

Sie führen zunächst eine Blutentnahme und eine Ultraschalluntersuchung des Abdomens durch.

| **Welche Blutuntersuchungen halten Sie für notwendig?**

Neben einem Blutbild mit Differenzierung, Kalzium, Phosphat, Harnstoff, Kreatinin, Glukose, Elektrolyten, CRP und einer Gerinnung bestimmen Sie folgende Werte:
Pankreasamylase, Lipase, LDH, AP, GOT, GGT, GPT, GLDH, Bilirubin, HbA1c; außerdem nehmen Sie Blut für eine Hepatitis-, CMV- und EBV-Serologie ab. Zudem führen Sie noch eine Stuhluntersuchung auf Pankreaselastase, Chymotrypsinaktivität und eine quantitative Stuhlfettbestimmung durch, um die exokrine Pankreasfunktion zu untersuchen.

Ergebnisse
Labor: BB, Diff, E'lyte, Kalzium, Phosphat, Harnstoff, Kreatinin, Glukose, Gerinnung, HbA1c, LDH, CRP, p-Amylase, AP im Normbereich.
GOT 76 U/l, GPT 206 U/l, GGT 293 U/l, Bilirubin 7,69 mg/dl, direktes Bili 6,4 mg/dl, Lipase 235 U/l.
Urin: Im Urinstix ist das Urobilinogen dreifach positiv, eine Urinuntersuchung auf Drogen und Medikamente ist unauffällig.
Die **Stuhluntersuchungen** sind alle unauffällig. Es liegt also kein Hinweis auf eine exokrine Pankreasinsuffizienz vor. Auch eine endokrine Pankreasinsuffi-

zienz liegt bei normaler Blutglukose, normalem HbA1c und normalem Uringlukosebefund nicht vor.

Sono Abdomen: das Sono des Abdomens zeigt einen deutlich erweiterten Ductus choledochus und eine gefüllte Gallenblase ohne Konkrement, erweiterte intrahepatische Gallengänge, unauffällige Leber- und Milzstruktur und ein wegen Luftüberlagerung nur eingeschränkt beurteilbares Pankreas.

Wie interpretieren Sie die Ergebnisse?

Sowohl die Laborbefunde als auch der Ultraschall sprechen für eine **intrahepatische Cholestase**. Die Leberstruktur ist normal. Da kein erkennbares Konkrement im Ultraschall zu erkennen ist, muss eine andere Ursache für die Stauung vorliegen. Sie erheben nochmals eine genaue Anamnese, um weitere ätiologische Hinweise zu erhalten.

▷ **Anamnese**

Sie erfahren, dass bereits **vor drei Monaten erstmals Rückenschmerzen** für eine Dauer von ca. zehn Tagen bestanden haben. Die Schmerzen besserten sich spontan, etwa vier Wochen später traten dann erneut leichte Rückenschmerzen und stärkere Bauchschmerzen auf. Auf die Frage nach Begleitsymptomen antwortet der Junge, er habe nie Fieber gehabt, auch habe er nie erbrochen. Der Hausarzt diagnostizierte eine Gastritis und verordnete Diät und Maloxaan®.

Da sich die Symptome nicht besserten, wurde er in ein Krankenhaus zum Ausschluss einer Appendizitis eingewiesen. Die Ärzte dort diagnostizierten eine schwache Rückenmuskulatur und eine Interkostalneuralgie. Sie verordneten Voltaren® und Krankengymnastik. Darunter besserten sich die Beschwerden kurzfristig, waren aber nie ganz verschwunden. Vor einer Woche war der Patient zu einer Klassenfahrt nach Italien aufgebrochen. Dort fühlte Philip sich zunehmend müde, schlapp und appetitlos.

Sie fragen nach der Farbe von Urin und Stuhl. Der Urin wurde bierbraun, der Stuhl blieb normal.

Er verneint übermäßigen Genuss von Alkohol und Zigaretten, außerdem beteuert er, keine Drogen und keine Medikamente genommen zu haben. Auf der Heimfahrt am gestrigen Tag seien einem Mitschüler erstmals gelbe Skleren und eine gelbe Hautfarbe aufgefallen. Der heute konsultierte Hausarzt hatte dann gleich die Einweisung in die Kinderklinik mit Verdacht auf akute Hepatitis veranlasst. Die Familienanamnese ist im Hinblick auf chronische Erkrankungen leer, seine 12-jährige Schwester ist gesund.

Wie deuten Sie diese neuen Informationen?

Die Anamnese deutet auf einen prolongierten Verlauf. In der Zwischenzeit haben Sie auch die Hepatitisserologie zurückbekommen. Sie ist für Hepatitis A, B, C, und D negativ. Auch die CMV- und die EBV-Serologie ist negativ. Sie haben immer noch keinen Anhaltspunkt. Auch ein erneut durchgeführtes Abdomensono hilft Ihnen nicht weiter.

▷ **Verlauf**

Der Zustand des Patienten ist unterdessen nahezu unverändert. Er klagt über wenig vermehrte **Bauchschmerzen**, die sich manchmal **gürtelförmig bis in den Rücken** ausbreiten. Bei einer Kontrolle des Bilirubins und der Leberwerte bleiben die Transaminasen konstant, das Gesamtbilirubin ist auf 10,3 mg/dl gestiegen, da-

vermehrte **Bauchschmerzen**, die sich manchmal **gürtelförmig bis in den** ▽

Rücken ausbreiten. Δ Biliubin und Transaminasen konstant, Gesamtbilirubin auf 10,3 mg/dl gestiegen, davon ist das direkte Bilirubin 9 mg/dl. Lipase leicht erhöht, Pankreasamylase ebenfalls.
→ H. a. Pankreatitis.

von ist das direkte Bilirubin 9 mg/dl. Die Lipase ist leicht erhöht, die Pankreasamylase ebenfalls, was auf eine Pankreatitis hindeutet. Sie entschließen sich, den Patienten parenteral zu ernähren. Um die Ursache der Cholestase zu finden, führen Sie eine endoskopisch-retrograde Cholangio-Pankreatikographie (ERCP) durch.

Ergebnis der ERCP
Die ERCP zeigt eine ca. 1 cm lange, glatt konturierte **Stenose** im Bereich des D. hepatocholedochus, ca. 5 mm präpapillär mit prästenotisch deutlicher Erweiterung auf ca. 1,5 cm; der D. Wirsungianus ist im Kopfbereich gering stenosiert. Ein Stent zur Entlastung des Gallenstaus wird eingelegt.

Können Sie eine Verdachtsdiagnose äußern?

In der Zusammenschau der Ergebnisse ergibt sich eine Erhöhung der Transaminasen, eine leichte Erhöhung von Lipase und Amylase, eine sowohl sonographisch als auch laborchemisch bestätigte Cholestase sowie eine unklare Stenose im Bereich des Ductus hepatocholedochus. Damit muss eine Raumforderung unklarer Dignität und Genese wahrscheinlich im Bereich des Pankreaskopfes vorliegen. Um diese einzugrenzen, müssen weitere Untersuchungen durchgeführt werden.

DD der Cholestase bei unklarer Stenose im Bereich des Ductus hepatocholedochus:
• benigne Raumforderung, z. B. eine Zyste
• chronische/akute Pankreatitis
• maligne Raumforderung, z. B. ein Pankreaskopfkarzinom.

Was schlagen Sie vor? Welche Differentialdiagnosen kommen in Betracht?

Differentialdiagnostisch kommt eine benigne Raumforderung, z. B. eine Zyste oder eine chronische/akute Pankreatitis, in Frage, aber auch eine maligne Raumforderung, z. B. ein Pankreaskopfkarzinom, was jedoch in diesem Alter nur in Einzelkasuistiken beschrieben ist.
Zur Diagnosestellung ist ein CT mit Pankreasspirale und eine Feinnadelbiopsie im Rahmen einer Endosonographie notwendig.

Ergebnisse
CT Abdomen und Pankreasspirale: Das CT zeigt eine intra- und extrahepatische Cholestase bis zum Pankreaskopf, außerdem eine inhomogene KM-Aufnahme im Pankreaskopf mit Arealen verminderten Enhancements gegenüber dem normalen Parenchym. Keine umschriebene RF. Eine Pankreasgangerweiterung im Korpus im Kaudalbereich bei normaler Parenchymmorphologie.
Endosonographie: unklare Pankreaskopfvergrößerung, nicht karzinomtypisch. Feinnadelpunktion durchgeführt.
Ergebnis der Feinnadelpunktion: Die Feinnadelpunktion ergibt einen mit einer chronischen Pankreatitis vereinbaren Befund.

Untersuchungsergebnisse bei einer chronischen Pankreatitis:
• **CT** zeigt eine intra- und extrahepatische Cholestase bis zum Pankreaskopf
• **Endosonographie:** unklare Pankreaskopfvergrößerung
• **Feinnadelpunktion** ergibt einen mit einer chronischen Pankreatitis vereinbaren Befund.

Können Sie jetzt eine eindeutige Diagnose stellen?

Mit Hilfe der oben beschriebenen Untersuchungsergebnisse lässt sich die Diagnose einer chronischen Pankreatitis stellen. Da keinerlei Risikofaktoren vorliegen und auch keinerlei positive Familienanamnese diesbezüglich vorliegt, gehen Sie vorerst von einer idiopathischen Form der chronischen Pankreatitis aus.

Welche Formen der chronischen Pankreatitis im Kindesalter kennen Sie? Welche Risikofaktoren gibt es?

Ätiologisch unterscheidet man zwischen **kalzifizierender** und **nichtkalzifizierender chronischer Pankreatitis**. Unter die kalzifizierende Pankreatitis fallen die Mukoviszidose, die Hyperlipidämie, die Hyperkalziämie, die juvenile tropische Pankreatitis und die hereditäre, autosomal-dominant vererbte Pankreatitis. Die Ursachen der nichtkalzifizierenden chronischen Pankreatitis sind Trauma, die idiopathisch-fibrosierende Pankreatitis, die Autoimmunpankreatitis, die Dysfunktion des Sphincter oddi, die sklerosierende Cholangitis und angeborene Anomalien von Pankreas und Gallenwegssystem.

▷ **Verlauf**
Sie besprechen den Befund mit den Eltern, die zunächst sehr erleichtert sind, da es sich nicht um einen malignen Tumor handelt.

Wie gehen Sie weiter vor?

Da zwar die Cholestase durch den Stent zumindest gebessert, aber keinesfalls behoben ist, konsultieren Sie die Kinderchirurgen um eine OP-Indikation prüfen zu lassen.
Die Kinderchirurgen raten aufgrund des ausgeprägten Befunds zu einer duodenumerhaltenden Pankreaskopfresektion.
Sie besprechen den Vorschlag der Chirurgen mit den Eltern. Nach eingehender Erörterung des Für und Wider stimmen sie der Operation zu.

▷ **Verlauf**
Der Patient wird zwei Tage später von den Kinderchirurgen operiert. Die Operation verläuft problemlos. Nach zwei Tagen auf der Wachstation kann der Patient auf die Normalstation verlegt werden.
Der Ikterus geht vollständig zurück. Nach einigen Tagen kann der Patient schon wieder essen. Nach weiteren zwei Wochen wird der Patient in ausgezeichnetem Allgemeinzustand entlassen.

Wie sieht die weitere Betreuung des Patienten aus?

Durch die Operation ist zwar die Cholestase behoben, das Grundproblem, nämlich die chronische Pankreatitis, besteht aber immer noch. Da durch die Operation nur ein Teil des Pankreasgewebes entfernt wurde, ist unklar ob im restlichen Pankreasgewebe noch eine Entzündung vorliegt. Da eine chronische Pankreatitis einen Risikofaktor für die Entstehung eines Pankreaskarzinoms darstellt, muss in regelmäßigen Abständen eine Vorsorge in Form bildgebender Verfahren erfolgen. Außerdem sollte eine genetische Untersuchung auf das Vorliegen einer hereditären Form der chronischen Pankreatitis erfolgen.

Quintessenz:
Die chronische Pankreatitis ist eine seltene Erkrankung des Kindesalters. Die Symptomatik kann initial einer Hepatitis ähneln. Die Ursachen der chronischen Pankreatitis sind unterschiedlich. Die Therapie richtet sich nach der Ausprägung der Entzündung und reicht von Nahrungskarenz über parenterale Ernährung bis hin zu operativer Entfernung der entzündeten Anteile. Die größte Gefahr besteht in dem erhöhten Risiko, ein Pankreaskarzinom zu entwickeln.

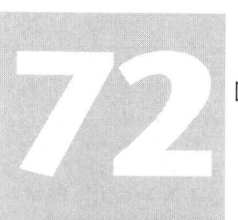

Fall 72

▷ **Anamnese**

Die Aufnahme ruft an und kündigt Ihnen einen achtjährigen Jungen mit Fazialisparese an.
Der Junge wird von einer Kollegin auf Ihre Station gebracht. Sie bringen das Kind in das Untersuchungszimmer und erheben zunächst eine Anamnese.
Die Mutter erzählt Ihnen, dass Frank eigentlich immer gesund gewesen sei. Vor etwa drei Wochen habe er eine Durchfallerkrankung gehabt, die aber mit Diät und Elektrolytlösung problemlos zu behandeln gewesen sei. Danach sei er wieder völlig gesund gewesen. Vor etwa einer Woche sei ihr erstmals ein leichtes Hängen des rechten. Mundwinkels und der Wangen sowie der Augenlider aufgefallen. Gestern nun habe das Kind erstmals über Probleme beim Laufen und eine „Schwäche in den Beinen" berichtet. Der Kinderarzt habe sie zur weiteren Diagnostik und Beobachtung in die Klinik überwiesen.

Junge, acht Jahre alt, mit aktueller Fazialisparese und einer Durchfallerkrankung in der Vorgeschichte.

| **Was interessiert Sie in diesem Zusammenhang noch und warum?**

Sie fragen nach weiteren Symptomen wie Kopfschmerzen oder Fieber. Außerdem fragen Sie nach vorangegangenen Zeckenbissen, da eine Fazialisparese immer auch Ausdruck einer Neuroborreliose sein kann.
Es bestehen weder Fieber noch Kopfschmerz. Auch an Zeckenbisse können sich die beiden nicht erinnern. Sie beginnen mit der körperlichen Untersuchung.

▷ **Aufnahmebefund**

Achtjähriger Junge in mäßig reduziertem AZ, inkomplete Fazialisparese rechts mit hängendem Mundwinkel und leichter Einschränkung des Augenschlusses; Pupillen isokor, Lichtreaktion prompt, Kniekuss möglich, Lasègue negativ, kein Meningismus, MER der oberen Extremitäten seitengleich und lebhaft auslösbar, MER der unteren Extremität seitengleich, aber sehr schwach auslösbar, Muskelschwäche der unteren Extremitäten mit Kribbelparästhesien. Leichte ataktische Gangunsicherheit. Romberg-Versuch, Unterberger-Tretversuch und Diadochokinese o. B.
Alle anderen Organsysteme sind unauffällig.

| **Wie lautet Ihre Verdachtsdiagnose?**
| **Welche Differentialdiagnosen kommen in Betracht?**

Wie bereits erwähnt, kann eine Fazialisparese immer Hinweis auf eine Neuroborreliose sein. Im Zusammenhang mit den anderen neurologischen Symptomen wie den abgeschwächten Reflexen, der beginnenden Parese, den Kribbelparästhesien und den Sensibilitätsstörungen muss man allerdings folgende Differentialdiagnosen in Betracht ziehen:
- andere ZNS-Infektionen als eine Neuroborreliose
- zentrale und spinale Tumoren
- Tethered-Cord-Syndrom
- Syringomyelie
- Guillain-Barré-Syndrom
- Myelitis transversa.

Vorherrschendes Symptom all dieser Erkrankungen wären allerdings eher anhaltende Paresen. Bei Myelitis transversa oder auch bei einer spinalen Raumforderung treten, je nach Lokalisation, noch andere Symptome in den Vordergrund wie Blasen- und Mastdarmfunktionsstörungen, Verlust des Sphinktertonus und Restharn in der Blase.

Differentialdiagnose bei Leitsymptom Fazialisparese:
- *Neuroborreliose*
- *andere ZNS-Infektionen*
- *zentrale und spinale Tumoren*
- *Tethered-Cord-Syndrom*
- *Syringomyelie*
- *Guillain-Barré-Syndrom*
- *Myelitis transversa.*

Welche Untersuchungen schlagen Sie vor und warum?

Sie lassen zunächst ein bildgebendes Verfahren (CCT oder NMR) durchführen um die – wenn auch weniger wahrscheinliche – Diagnose einer Raumforderung auszuschließen.
Wenn diese Untersuchung unauffällig ist, führen Sie zunächst eine Blutentnahme und eine Liquorpunktion durch. Die LP dient der Unterscheidung zwischen einem akut-entzündlichen, einem chronisch-entzündlichen und einem nicht-entzündlichen Geschehen. Vor den Eingriffen erläutern Sie den Eltern des Patienten die Durchführung und die Notwendigkeit, vor allem der Lumbalpunktion.
Nach einer Stunde erhalten Sie folgendes Ergebnis:
Blutbild: Leukozyten 4,8/nl, Differentialblutbild unauffällig, Hämoglobin 13,9 g/dl, Thrombozyten 215/nl, BKS 14/23, Natrium 137 mmol/l, Kalium 4,2 mmol/l, Kalzium 2,1 mmol/l, Kreatinkinase 30 U/l, Glukose 126 mg/dl.
Liquorbefund: klarer Liquor, Leukos 6/3 Zellen, Eiweiß: 190 mg/dl, Glukose 65 mg/dl, Laktat 1,2 mmol/l.
Die Liquoreiweißdifferenzierung, Borrelien- und Mykoplasmennachweis im Liquor und Liquorkultur stehen noch aus.
Außerdem bestimmen Sie EBV, CMV und Campylobacter jejuni im Serum, und untersuchen den Stuhl auf pathogene Keime.

Können Sie mit Hilfe dieser Werte eine Diagnose stellen? Welche Differentialdiagnosen kommen in Betracht?

Die normalen Blutwerte und die Ergebnisse der Liquorpunktion sprechen gegen eine akute bakterielle Entzündung des ZNS. Der hohe Eiweißwert im Liquor und die langsame Progredienz der Symptome deuten auf einen chronisch-entzündlichen Prozess hin und sind auch vereinbar mit einer akuten **Polyradikulonneuritis Guillain-Barré**. Weitere Differentialdiagnosen bleiben die **Neuroborreliose**, außerdem die **multiple Sklerose**, das **Miller-Fisher-Syndrom** (ähnlich Guillain-Barré, jedoch absteigend also an den Hirnnerven beginnend), ein systemischer Lupus erythematodes und eine Neoplasie, beispielsweise ein Lymphom.

Miller-Fisher-Syndrom: ähnlich Guillain-Barré, entwickelt sich jedoch absteigend, also an den Hirnnerven beginnend.

Welche Therapiemöglichkeiten haben Sie in diesem Stadium? Wie können Sie die Diagnose weiter eingrenzen?

Da noch nicht eindeutig klar ist, welches Krankheitsbild vorliegt, ist die Initiierung einer Therapie schwierig. Eine Eingrenzung der Diagnose kann durch die noch ausstehenden Untersuchungen und durch zusätzliche elektrophysiologische Untersuchungen erfolgen.

▷ Verlauf

In den nächsten 24 Stunden verschlimmert sich die Schwäche in den Beinen und steigert sich zusehends bis zu einer distal betonten symmetrischen schlaffen Lähmung. Gleichzeitig erlöschen die Reflexe an beiden Beinen. Die obere Extremität und die Rumpfmuskulatur sind nicht in Mitleidenschaft gezogen. Der Patient entwickelt zusätzlich eine leichte vegetative Neuropathie im Sinne einer passageren Tachykardie. Deshalb überwachen Sie die Vitalfunktionen per Monitor.
Frank und seine Eltern werden zunehmend beunruhigt.

Was können Sie ihnen bisher mitteilen?

Sie erklären, dass Sie ein Guillain-Barré-Syndrom vermuten und das die Lähmungen weiter fortschreiten könnten. Im seltenen Fall kann es zur Beatmung kommen.
Die Prognose im Kindesalter ist jedoch gut. Fast alle Patienten erholen sich vollständig.

▷ **Untersuchungsergebnisse**

Die elektrophysiologischen Untersuchungen zeigen eine motorische Nervenleitgeschwindigkeit von weniger als 90 % des unteren Grenzwerts, die Amplitude ist um mehr als 50 % reduziert, die distale Latenz liegt bei über 115 % des Grenzwerts bei normaler Amplitude, die Eiweißdifferenzierung im Liquor zeigt eine Schrankenstörung, die Liquorkultur ist negativ, Mykoplasmen und Borrelien konnten im Liquor nicht nachgewiesen werden. Die serologischen Untersuchungen sind alle negativ. Im Stuhl lassen sich keine pathogenen Keime nachweisen.

Welche Schlüsse ziehen Sie aus der Zusammenschau der Ergebnisse? Welche Therapieoptionen kennen Sie?

Die elektrophysiologischen Untersuchung deuten auf eine periphere Demyelinisierung hin. Der hohe Liquoreiweißgehalt bei normaler Zellzahl ist charakteristisch für das Guillain-Barré-Syndrom.
Damit ist eine Diagnosestellung möglich.
Es gibt verschiedene Therapieoptionen. Kortikoide sind von eher zweifelhafter Wirksamkeit, was durch zahlreiche kontrollierte Studien belegt ist. Die Plasmapherese hat vor allem bei Erwachsenen gute Erfolge gezeigt. Zum Einsatz bei Kindern gibt es widersprüchliche Publikationen, zudem ist sie sehr invasiv. Gute Ergebnisse bei schweren Verläufen zeigt der Einsatz von hoch dosierten Immunglobulinen.

Therapie des Guillain-Barré-Syndroms: gute Ergebnisse bei schweren Verläufen: hoch dosierte Immunglobuline.

Was wissen Sie über das Guillain-Barre-Syndrom? Welche Komplikationen kennen Sie?

Das Guillain-Barré-Syndrom ist eine akute, meist postinfektiös auftretende Polyneuritis. Die Demyelinisierungen sind multifokal und kommen nur peripher vor. Die Ätiologie ist noch unklar. Mögliche Auslöser sind Autoantikörper gegen Myelinbestandteile. Meist geht, zumindest bei Erwachsenen, eine Infektion voraus. Typische Keime sind Campylobacter jejuni, CMV, EBV oder Mycoplasma pneumoniae.
Die Erkrankung beginnt typischerweise mit symmetrischen, aufsteigenden Paresen. Die Muskeleigenreflexe sind abgeschwächt oder erlöschen sogar. Hirnnervenbeteiligungen, Ateminsuffizienz und vegetative Symptome komplizieren den Verlauf. 75 % der Kinder sind nicht mehr frei gehfähig, 30 % sind tetraparetisch.

Das Guillain-Barré-Syndrom ist eine akute, meist postinfektiös auftretende Polyneuritis mit multifokaler, peripherer Demyelinisierung. Die Ätiologie ist noch unklar.

▷ **Verlauf**

Der Einsatz der Immunglobuline zeigt nach drei Tagen Wirkung. Die Parese der Beine geht langsam zurück, die Reflexe der unteren Extremität sind wieder schwach auslösbar. Der Gang ist immer noch ataktisch. Unter intensiver Physiotherapie bilden sich die Lähmungen schließlich zurück. Auch die vegetativen Symptome verschwinden. Nach zehn Tagen kann der Patient wieder mit Hilfe laufen. Zur vollständigen Rehabilitation überweisen Sie den Patienten in eine kinderneurologische Rehabilitationseinrichtung.

> **Quintessenz:**
> Das Guillain-Barre-Syndrom ist eine akute, meist postinfektiös auftretende Polyneuritis. Die Demyelinisierungen sind multifokal und kommen nur peripher vor. Die Ätiologie ist noch unklar. Mögliche Auslöser sind Autoantikörper gegen Myelinbestandteile. Die Therapie besteht in der Verabreichung von Immunglobulinen. Die Prognose ist gut, die Paresen bilden sich in der Regel vollständig zurück.

Fall 73

Drei Jahre altes Mädchen mit Raumforderung im re. Mittelbauch, sonst asymptomatisch.

▷ **Anamnese**

Zu Ihnen kommt eine Mutter mit ihrer dreijährigen Tochter Amelie. Vom Kinderarzt wurde bei der U7 eine Raumforderung im rechten Mittelbauch getastet. Daraufhin hat er sie zur weiteren Abklärung zu Ihnen in die Klinik überwiesen. Ihre Anamnese ergibt, dass bis auf die Raumforderung vorher nichts aufgefallen ist. Das Kind war völlig asymptomatisch, es wird kein Gewichtsverlust oder Leistungsknick beschrieben.

▷ **Untersuchungsbefund**

Dreijähriges Mädchen in gutem AZ und EZ; tastbarer Tumor im rechten Unter- und Mittelbauch, ca. apfelsinengroß, Leber und Milz nicht tastbar. **Haut:** rein, Turgor gut, Schleimhäute feucht, keine Lymphadenopathie. **HNO:** bis auf hyperplastische Tonsillen unauffällig. **Lunge:** gut belüftet, keine RGs, kein Giemen. **Cor:** Herztöne rein, keine pathologischen Herzgeräusche, Pulse gut tastbar, RR 90/60. **Neuro:** Pupillen isokor, Lichtreaktion prompt, kein Meningismus. Seitengleiche Spontanmotorik ohne Einschränkung von Kraft und Tonus, unauffälliger Reflexstatus.

Welche Untersuchungen führen Sie durch und welche Diagnosen kommen in Frage?

Ihr Tastbefund spricht für eine Raumforderung, deren Konsistenz (solide, flüssigkeitsgefüllt) Sie jedoch nicht beurteilen können. Lokalisation und Alter des Kindes erlauben folgende Differentialdiagnosen:
- Nephroblastom (Wilms-Tumor)
- Neuroblastom
- Lymphom, Rhabdomyosarkom, Teratom (weniger wahrscheinlich)
- Nierenzyste
- Hydronephrose.

Zur weiteren Abklärung führen Sie zunächst eine Abdomensonographie durch (s. Abb. 73.1).

Differentialdiagnosen des Wilms-Tumors:
- Neuroblastom,
- Lymphom, Rhabdomyosarkom, Teratom (weniger wahrscheinlich)
- Nierenzyste
- Hydronephrose.

Ergebnis

Nephroblastom. a) Sonographie: ventrolateraler Längsschnitt durch die rechte Nierenloge: Restniere kranial (N) mit scharfer Grenze zum Tumor (T).
b) Sonographie: ventrolateraler Querschnitt: rundlicher Tumor mit komplexer Echogenität.
Alle anderen Organe unauffällig, keine vergrößerten Lymphknoten darstellbar.

Welche Verdachtsdiagnose erlauben Klinik und Sonographie?

Lokalisation, Struktur und fehlende Abgrenzbarkeit zur Niere lassen am ehesten an ein Nephroblastom denken. Eine endgültige Diagnose kann aber nur mit weiteren Untersuchungen gestellt werden.

Wie gehen Sie weiter vor?

Sie führen ein ausführliches Gespräch mit den Eltern und klären Sie über die Verdachtsdiagnose auf. Die Diagnose muss schnellstmöglich gesichert werden, um eine Behandlung beginnen zu können.
Sie können die Eltern bereits zu diesem Zeitpunkt über die insgesamt eher günstige Prognose (je nach Stadium, s. u.) informieren.

Fall 73

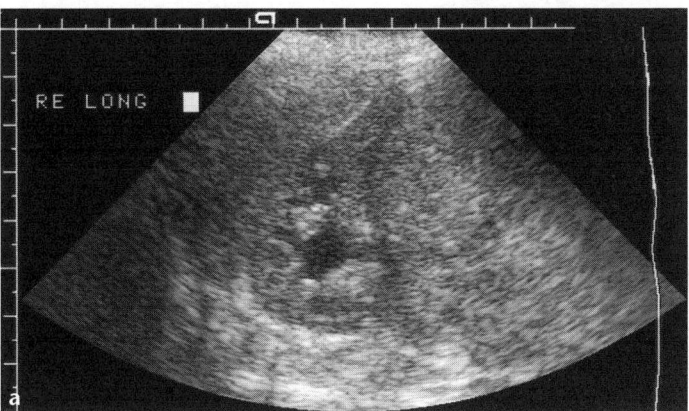

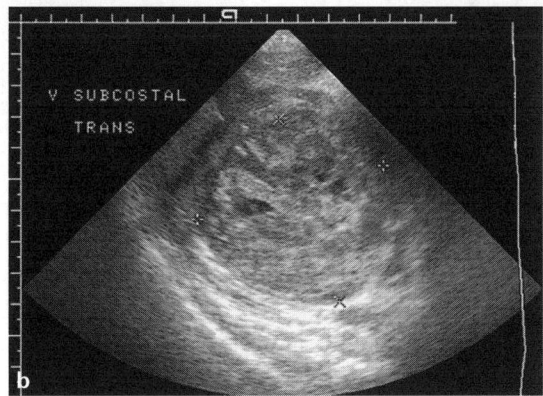

Abb. 73.1 a und b: Abdomensono [1].

Welche Untersuchungen führen Sie durch?

Angestrebt wird eine Diagnosestellung ohne Biopsie, da die Streuungsgefahr sehr groß ist.
Zur Ergänzung führen Sie ein **MRT** durch. Thoraxaufnahmen in zwei Ebenen zum Ausschluss von Metastasen sind obligat. Ein Thorax-CT ist nur bei Nachweis von Metastasen indiziert.
Zum **Ausschluss eines Neuroblastoms** muss eine Katecholaminbestimmung im Urin durchgeführt werden. Weitere Tumormarker für das Neuroblastom sind die γ-Enolase, Vanillinmandelsäure und die Homovanillinsäure. Weitere notwendige Untersuchungen sind Blutbild, BSG, Nierenwerte, Gerinnung, Elektrolyte und Leberwerte.

Ergebnisse
Die Verdachtsdiagnose wird durch das MRT bestätigt. Die Aufnahme zeigt einen klar abgegrenzten Tumor von ca. 7,5 cm Durchmesser.
Die Thoraxaufnahme ist unauffällig. Blutbild, Leberwerte, Gerinnung, Elektrolyte und die Neuroblastomtumormarker sind unauffällig.
Damit ist die Diagnose Wilms-Tumor weitgehend bestätigt.

Biopsie bei V. a. Wilms-Tumor ist streng kontraindiziert!

Röntgen-Thorax in zwei Ebenen zum Metastasenausschluss ist obligat.

Tumormarker bei Wilms-Tumor sind: γ-Enolase, Vanillinmandelsäure und die Homovanillinsäure.

> Der Wilms-Tumor ist die häufigste maligne Erkrankung der Niere im Kindesalter!

Was wissen Sie über den Wilms-Tumor?

Der Wilms-Tumor ist die häufigste maligne Erkrankung der Niere im Kindesalter. 6,5 % aller malignen Tumore im Kindesalter sind Nephroblastome. Der Erkrankungsgipfel liegt zwischen dem erstem und vierten Lebensjahr. Es gibt keine Geschlechtswendigkeit.

Wie sind die Stadien des Wilms-Tumors definiert? Für welches Stadium sprechen die Ergebnisse bei unserer Patientin?

Für das Staging ist die histologische Auswertung des Tumors notwendig. Beim Wilms-Tumor unterscheidet man zwischen einer Histologie mit Zeichen niedriger oder hoher Malignität. Bei der niedrigen Malignität liegt keine Anaplasie vor, bei der hohen Malignität liegt immer eine Anaplasie vor.

Tab. 73.1: Staging bei günstiger Histologie.

Stadium	Morphologie	Überlebenswahrscheinlichkeit
I	abgekapselter Tumor, komplette Resektion ohne Ruptur	95 %
II	Tumor nicht abgekapselt, vollständige Resektion	91 %
III	inkomplette Resektion, nodale Metastasen, peritoneale Aussaat	88 %
IV	jedes lokale Stadium mit hämatogenen Metastasen	80 %
V	bilaterale Tumoren	Staging jeder Seite einzeln

Tab. 73.2: Staging bei ungünstiger Histologie.

Stadium	Rezidive in den ersten 4 Jahren
I-IIII	36 %
IV	48 %

Die Ergebnisse sprechen für ein Stadium I bei Amelie.

Welche Therapieoptionen stehen zur Verfügung?

Die Therapie besteht aus drei Säulen:
- der **präoperativen** (zur Reduktion der Tumorgröße) und postoperativen Chemotherapie
- der Operation
- der Bestrahlung,
  die je nach Stadium der Erkrankung verschieden kombiniert werden. Für die Behandlung werden einheitliche Studienprotokolle verwendet.

Tab. 73.3: Therapie des Wilms-Tumors.	
Stadium	**Therapie**
I-II, günstige Histo	OP und Chemo mit VCR, Actinomycin
III-IV, günstige Histo	OP (evtl. vorher Chemo), XRT, Chemo mit VCR, Actinomycin, Doxo
I, ungünstige Histo fokale Anaplasie	OP, Chemo VCR, Actinomycin
II-IV, ungünstige Histo, fokale Anaplasie	OP (evtl. vorher Chemo), XRT, VCR, Actinomycin, Doxo
II-IV, ungünstige Histo, diffuse Anaplasie	OP (evtl. vorher Chemo), XRT, VCR, Actinomycin, Cyclophosphamid, Etoposid

XRT Radiotherapie (15–30 gy)
VCR Vincristin
DOXO Doxorubicin

▷ **Verlauf**
Amelies Eltern sind verständlicherweise verzweifelt und anfangs wenig kooperativ. Sie wollen das Krankenhaus so schnell wie möglich verlassen und vorerst abwarten. Amelie gehe es ja gut.
Im Rahmen eines ausführlichen Gesprächs in Anwesenheit des Psychologen der Station können Sie die Eltern von der weiteren schulmedizinischen Therapie überzeugen. Der Psychologe bietet seine weitere Betreuung während des Aufenthalts an und weist Amelies Eltern zusätzlich auf Elterninitiativen hin.

Welche Therapie ist bei Amelie angeraten?

Bei unserer Patientin liegt ein Stadium I vor. Sie bekommt eine präoperative Chemotherapie und wird dann operiert.

▷ **Verlauf**
Der Tumor kann in toto entfernt werden, die postoperative Chemotherapie wird gut vertragen.

▷ **Verlauf**
Amelie wird nach sechswöchigem Krankenhausaufenthalt entlassen. Sie wird innerhalb des ersten Jahres engmaschig in der onkologischen Tagesklinik zur regelmäßigen Kontrolle des Blutbilds und zur Sonographie vorgestellt.
Sie bleibt weiter in Behandlung eines Zentrums für pädiatrische Onkologie.

Quintessenz:
Der Wilms-Tumor ist der häufigste solide maligne Tumor im Kindesalter (6,5 % aller malignen Tumoren im Kindesalter) Der Erkrankungsgipfel liegt zwischen erstem und viertem Lebensjahr. Es gibt keine Geschlechtswendigkeit. Häufig ist die Erkrankung anfangs symptomlos. Die Behandlung richtet sich nach dem Stadium der Erkrankung und wird nach einem einheitlichen Protokoll durchgeführt. Die drei Säulen der Therapie sind Operation, Chemotherapie und Bestrahlung. Die Prognose ist im Allgemeinen gut.

Fall 74

8-jähriger Junge mit Atem- und Herzstillstand.

▷ **Anamnese**
Sie werden als Notarzt in eine Privatwohnung gerufen. Der 8-jährige Jonas hatte nach Angaben seiner Mutter einen plötzlichen Herz- und Atemstillstand. Die einige Minuten vor Ihnen eintreffenden Sanitäter fanden das Kind leblos ohne Atmung vor und beginnen mit Maskenbeatmung und Herzmassage.

▷ **Erstbefund**
8-jähriger Junge mit Apnoe, im EKG unregelmäßige Herzaktion mit Kammerkomplexen, peripheres Pulsdefizit, Bewusstlosigkeit mit weiten, reaktionslosen Pupillen, Zentralisation des Kreislaufs mit kalten Extremitäten.

Welche Erstmaßnahmen ergreifen Sie?

Das Ziel Ihrer Erstmaßnahmen ist die Reanimation, welche nach der ABCD-Regel abläuft:
- **A → Atemwege** freimachen und freihalten. Diese Maßnahme wurde bereits von den Sanitätern durchgeführt. Im Fall von Jonas folgt nun zwingend die Intubation.
- **B → Beatmung**, dabei ist wie hier im Fall eines Herz-Kreislauf-Stillstands eine Analgosedierung nicht nötig. Die Beatmung sollte mit einer Frequenz von ca. 20/min erfolgen. Wichtig ist die sofortige Zufuhr einer Maximalmenge Sauerstoff, idealerweise 100 %.
- **C → Circulation** = Herzdruckmassage, die ebenfalls bereits durch die Sanitäter begonnen wurde. Nach Intubation ist eine Koordination mit der Beatmung nicht mehr nötig; die Herzdruckmassage kann kontinuierlich erfolgen, Frequenz 60–80/min.

Ist noch kein peripher-venöser Zugang gelegt worden, sollte das so bald wie möglich geschehen, um dem Patienten Medikamente zukommen zu lassen. Bei der hier vorliegenden Kreislaufzentralisation ist dies allerdings erschwert. Es empfiehlt sich die Vena jugularis **externa** zu punktieren, die sich bei Kopftieflage auch bei Kreislaufstillstand gut füllt und zudem relativ nahe am Herz ist.

Ein zentraler Zugang (V. jugularis int., V. subclavia) ist bei Kindern in Notfallsituationen wegen der Komplikationsgefahren nur selten indiziert!

- **D → „Drugs"** = Medikamente:
- Adrenalin: Standarddosis 0,01 mg/kg KG i.v. Handelsübliches Adrenalin ist 1:1000 verdünnt, zum Einsatz bei Kindern wird es auf 1:10000 verdünnt, davon werden dann 0,1 ml/kg KG gegeben. Ist kein Zugang vorhanden, kann auch 1 ml/kg KG mit einer Magensonde in den Tubus appliziert werden. bei fehlendem Erfolg Wiederholung alle 2–3 Minuten. Nach drei erfolglosen Versuchen Dosierung verfünffachen.
- Natriumbikarbonat: zum Azidoseausgleich bei lang andauernder Reanimation oder metabolischer Azidose. Dosierung: 1 ml/kg KG der 8,4-%-Lösung. Wird in Notfallsituationen heutzutage kaum mehr eingesetzt!
- Volumen: 20–30 ml/kg KG in 5–10 Minuten. Vollelektrolytlösung (z. B. Ringer-Laktat oder physiol. NaCl-Lsg.)
- Andere Medikamente wie Atropin, Lidocain, Adenosin oder Kalzium sind in der Kinderreanimation fast nie erforderlich.

▷ **Verlauf**
Unter Beatmung und Herzmassage, i.v. Gabe von Adrenalin sowie Ringer-Laktat gelingt nach einigen Minuten die Reanimation. Jonas zeigt unter Beatmung eine regelmäßige Herzaktion, er bleibt jedoch bewusstlos. Sie leiten sofort den Transport in die nächstgelegene Klinik mit Kinderintensivstation ein. Auf der Fahrt berichtet Ihnen die schockierte Mutter von Jonas, das dieser zwar seit einigen Tagen gefiebert und gehustet hatte, sie aber von einer „normalen Erkältung" ausgegangen war und erst am nächsten Tag den Kinderarzt hatte aufsuchen wollen.

Nach Reanimation → regelmäßige Herzaktion, aber bewusstlos

Welche diagnostischen und therapeutischen Schritte müssen unter stationären Bedingungen durchgeführt werden?

Nach der Aufnahme auf die Intensivstation wird die kontrollierte Beatmung fortgesetzt. Des Weiteren ist die Flüssigkeitssubstitution in Form einer Glukose-Elektrolyt-Lösung wichtig. Der Basisbedarf setzt sich folgendermaßen zusammen: 80 ml Flüssigkeit/kg KG/d + 5 mmol Na^+/kg KG/d + 2 mmol K^+/kg KG/d.
Zur Flüssigkeitsbilanzierung und Überwachung der Nierenfunktion wird ein Blasenkatheter gelegt.
Bei Kreislaufinsuffizienz müssen sympatikomimetische und vasokonstriktive Medikamente (Noradrenalin/Adrenalin/Dopamin/Dobutamin) eingesetzt werden.
Zur Diagnostik muss neben einem Röntgen-Thorax, einem Urinstatus und evtl. einer Lumbalpunktion eine Blutabnahme zur Bestimmung folgender Werte erfolgen: Blutbild, Elektrolyte, CrP und BSG, Blutgasanalyse, Laktat, Gerinnungsstatus, Blutzucker, Ammoniak, Leberwerte, Nierenwerte, Blutgruppe und Anforderung von Kreuzblut, Blutkultur, evtl. Virusserologie.

Intensivmedizinische Therapie: kontrollierte Beatmung, Flüssigkeitsbilanzierung. Kreislaufstabilisierung: Flüssigkeitssubstituion mit Glukose-Elektrolyt-Lösung, sympatikomimetische und vasokonstriktive Medikamente.

▷ **Verlauf**
Das Ergebnis der Blutuntersuchungen lautet wie folgt:
Hb: 8,9 g/dl, Leukozyten 2/nl³, Na: 138 mmol/l, K: 6,5 mmol/l, pH 6,9, pCO_2 60 mmHg, pO_2 83 mmHg, Laktat 18 mmol/l, CRP 147 mg/dl, BSG 80/60, Leber- und Nierenwerte im Normbereich, Blutzucker 60 mg/dl, Thrombozyten 80/nl, PTT 60", Quick 50%, ATIII 50%, D-Dimere deutlich erhöht.
Der Urinstatus ist bis auf eine milde Ketonurie unauffällig.

Hb 8,9 g/dl, Thrombozyten 80/nl, PTT 60", Quick 50%, ATIII 50%, D-Dimere ↑

Worauf deutet dieser Befund hin? Wie kommt es zu diesem Krankheitsbild?

Der Befund deutet auf eine **Verbrauchskoagulopathie** (DIC = disseminierte intravasale Gerinnung) im Rahmen eines Schockgeschehens; dafür sprechen die Thrombozytopenie sowie die pathologischen Gerinnungsparameter. Weiterhin weisen diese Befunde, v. a. die Leukopenie, auf ein septisches Geschehen hin.
In Schocksituationen kann es zur Aktivierung der intravasalen Gerinnung kommen, die über eine Mikrothrombosierung der Blutendstrombahn zu einem überschießenden Verbrauch an Gerinnungsfaktoren (I, V, VIII, AT-III, Protein C) und Thrombozyten führt. Im Einzelnen werden verschiedene Stadien unterschieden:
• Stadium 1: Hyperkoagulabilität
• Stadium 2: Hypokoagulopathie mit hämorrhagischer Diathese
• Stadium 3: Reaktive Fibrinolyse mit vollständigem Aufbrauch von Gerinnungsfaktoren
Somit kommt es im Verlauf durch Mikroinfarkte zu Schockorganen (Nieren, Nebennieren, Hypophyse, Lunge, Leber etc.), kombiniert mit einer ausgeprägten Blutungsneigung (flächenhafte oder petechiale Blutungen).
Das hohe Kalium lässt sich durch einen vermehrten Zelluntergang durch die Reanimation erklären. Die Leber- und Nierenwerte sind noch normal, da die Organschädigung erst sehr kurz zurückliegt, werden sich vermutlich im Verlauf aber verschlechtern.

Verbrauchskoagulopathie im Rahmen eines Schockgeschehens.

Wie sieht die Therapie aus? Wie lautet die Prognose?

Die Therapie der schockbedingten Verbrauchskoagulopathie besteht aus drei Schritten:

Therapie der Verbrauchskoagulopathie:
Stadium 1: Low-Dose-Heparinisierung.
Stadien 2 und 3: Fresh Frozen Plasma (FFP), Thrombozytenkonzentrate, Antithrombin III und Fibrinogen, jeweils unter ständiger Kontrolle der Gerinnungs- und Nierenparameter.

Vorsicht bei der Heparinisierung! Die renale Clearance ist meist beeinträchtigt, sodass es zur Kumulation von Heparin kommen kann, mit zusätzlicher Verstärkung der Blutungsneigung!

1. Im Vordergrund steht bei Jonas die allgemeine Schockbekämpfung mit Beatmung, Volumensubstitution, Ausgleich des Säure-Basen- und Elektrolythaushalts und der Catecholamine zur Kreislaufstabilisierung.
2. Kombiniert wird diese mit der spezifischen Therapie der Verbrauchskoagulopathie: Im Stadium 1 wird eine Low-Dose-Heparinisierung durchgeführt (100 I. E./kg KG/d unter PTT-Kontrolle), die Stadien 2 und 3 erfordern die Gabe von Fresh Frozen Plasma (FFP), Thrombozytenkonzentraten sowie Antithrombin III und Fibrinogen, jeweils unter ständiger Kontrolle der Gerinnungs- und Nierenparameter.
3. Bei Verdacht auf systemische Infektion erfolgt eine antibiotische Therapie, z. B. mit einem Cephalosporin der dritten Generation und einem Aminoglykosid.
Die Letalität ist in Abhängigkeit von der Verlaufsform sehr hoch.

▷ **Verlauf**
Im Röntgen-Thorax-Bild zeigt sich links basal eine großflächige, dichte Verschattung, die wohl am ehesten den Herd darstellt, von dem aus sich die Sepsis ausbreitete.
Jonas entwickelt noch am selben Tag profuse Blutungen aus Nase, Tubus, Magensonde und Urinkatheter, die selbst unter Gabe gerinnungsfördernder Substanzen nicht sistieren. Trotz maximaler intensivmedizinischer Therapie verschlechtert sich Jonas' Allgemeinzustand weiter. Ohne das Bewusstsein wiedererlangt zu haben, verstirbt er noch in derselben Nacht.
Die Obduktion, die zur Klärung eines natürlichen Todes am nächsten Tag durchgeführt wird, erbringt das Ergebnis einer links basal lokalisierten abszedierenden Pneumonie, die über eine Sepsis mit septischem Schock zum Tod geführt hatte.

> **Quintessenz:**
> Der septische Schock ist eine lebensbedrohliche Situation die auch bei ursprünglich gesunden Patienten zu Reanimationssituationen führen kann. Die „beste Therapie" ist das frühzeitige Erkennen der Sepsis und der sofortige, aggressive Therapiebeginn. Komplikationen wie disseminierte intravasale Gerinnung und schwer beeinflussbare Kreislaufinsuffizienz führen nicht selten zum Tod.

Fall 75

▷ **Anamnese**

Auf die Stoffwechselstation Ihrer Universitätskinderklinik wird Ihnen der zehn Tage alte Tim zuverlegt: Er wurde nach unauffälligem Schwangerschaftsverlauf in der 40. SSW komplikationslos geboren (Geburtsgewicht 3400 g, -länge 51 cm). Das am 5. Tag vom betreuenden Kinderarzt abgenommene Neugeborenenscreening war jedoch auffällig: Es ergab einen erhöhten Wert für Phenylalanin und damit den Verdacht auf eine Phenylketonurie.

▷ **Aufnahmebefund**

Reifes männliches Neugeborenes, wach, munter, rosiges Hautkolorit. **Cor:** Herztöne rein und rhythmisch, keine Herzgeräusche. **Pulmo:** beidseits gut belüftet. **Abdomen:** weich, leicht gebläht, lebhafte Darmgeräusche. Fontanelle im Niveau. Reflexe altersgerecht. Temperatur 36,8 °C.

| Was wird im Neugeborenenscreening bestimmt?

Beim Neugeborenenscreening wird am 3. Lebenstag Kapillarblut auf ein Spezialfilterpapier aufgebracht und je nach Bundesland auf folgende angeborenen Stoffwechselerkrankungen/endokrinologische Erkrankungen untersucht:
- Störungen der β-Oxidation (z. B. MCAD-Defekt)
- Aminosäureabbaustörungen (Ahornsiruperkrankung, Phenylketonurie, Homozystinurie, u. a.)
- Galaktosämie
- Biotinidasemangel
- Hypothyreose
- adrenogenitales Syndrom (AGS).

| Wie bestätigen Sie Ihre Verdachtsdiagnose?

Ihre Verdachtsdiagnose lautet Phenylketonurie (PKU). Zur Bestätigung dieser Diagnose dient die quantitative Bestimmung des Phenylalanin- und Tyrosinwertes im Serum. Zum Ausschluss einer Tetrahydrobiopterin-(BH4-)sensiblen Form müssen die Werte auch nach BH4-Gabe gemessen werden (s. u.).

▷ **Verlauf**

Die quantitative Phenylalaninbestimmung in Tims Blut ergibt einen erhöhten Phenylalaninwert von 2350 µmol/l (Norm bis 100 µmol/l) und einen erniedrigten Tyrosinwert im Serum.

| Wie kommt es zu einer Phenylketonurie?

Die Phenylketonurie ist eine autosomal-rezessiv vererbte Störung der Umwandlung von Phenylalanin in Tyrosin. Dabei fehlt – genetisch bedingt – das hepatische Enzym **Phenylalaninhydroxylase**. Bei mangelndem Phenylalaninabbau werden alternative Stoffwechselwege aktiviert, wodurch verschiedene, beim Gesunden nicht vorhandene phenolische Säuren entstehen, die auch für den typischen „mäuseartigen" Geruch verantwortlich sind. Die dennoch sehr hohen Phenylalaninspiegel beruhen jedoch auf der mangelnden Effektivität dieser alternativen Stoffwechselwege und verursachen lokale und diffuse Myelinisierungsstörungen.
Neben dieser klassischen PKU existiert noch eine weitere Form, die **atypische PKU**:

Stoffwechselerkrankungen/endokrinologische Erkrankungen, die im Screening erfasst werden können:
- Störungen der β-Oxidation (z. B. MCAD-Defekt)
- Aminosäureabbaustörungen (Ahornsiruperkrankung, Phenylketonurie, Homozystinurie u. a.)
- Galaktosämie
- Biotinidasemangel
- Hypothyreose
- adrenogenitales Syndrom (AGS).

Bestätigung PKU: quantitative Bestimmung des Phenylalanin- und Tyrosinwertes im Serum. Zum Ausschluss einer Tetrahydrobiopterin-, (BH4-)sensiblen Form: Werte auch nach BH4-Gabe messen.

Dabei tritt ein Defekt im Stoffwechsel des beteiligten Koenzyms **Tetrahydrobiopterin (THB)** auf. Diese Form der Hyperphenylalaninänie ließe sich durch Substitution des Koenzyms behandeln.

Wie verfahren Sie nun weiter?

Zunächst wird Tim nun unter stationären Bedingungen für die Dauer von einer Woche phenylalaninfrei ernährt, um den stark erhöhten Phenylalaninwert im Blut zu senken.
Danach erfolgt die Applikation des Koenzyms Tetrahydrobiopterin mit gleichzeitiger Phenylalaninbelastung (mit einer definierten Menge) zum Ausschluss eines Tetrahydrobiopterinmangels.

▷ **Verlauf**

Bei Tim ergab sich beim Tetrahydrobiopterintest kein Anhalt für einen Mangel dieses Koenzyms. Unter phenylalaninfreier Diät sanken die Serumspiegel rapide auf Werte um 200 µmol/l.
In einem langen Gespräch klären Sie die Eltern ausführlich über die genetisch bedingte Stoffwechselerkrankung ihres Sohnes auf. Diese zeigen sich jedoch wenig verständig und wollen nicht einsehen, dass bei Tim eine Therapie dringend indiziert ist.

Erklären Sie den Eltern, welche Konsequenzen die Unterlassung einer Therapie hat!

Werden die Kinder nicht behandelt, ist eine schwere Schädigung des sich entwickelnden Gehirns mit **geistiger Retardierung** die Folge. Außerdem sind folgende Symptome zu erwarten:
- Gedeihstörungen
- BNS- und/oder Grand-Mal-Epilepsie (in ⅓ der Fälle schon im Säuglingsalter)
- Mikrozephalus
- extrapyramidale Symptome
- muskuläre Hpyertonie mit Hyperreflexie
- psychotische Störungen mit Erregung und Depression
- Hyperaktivität, Destruktivität und Autoaggressionen bis zu Selbstmutilation
- Dermatitiden, Pigmentarmut
- Pyramidenbahnläsionen im Erwachsenenalter.

Typische Trias: blond, blauäugig und retardiert.

Wie sieht eine adäquate Therapie aus?

Tim sollte stationär auf eine phenylalaninarme Diät eingestellt werden. Diese Diät setzt sich aus einem phenylalaninarmen Eiweißhydrolysat (aus natürlichen AS-Gemischen mit Tyrosin, jedoch ohne Phenylalanin) und Muttermilch/bzw. Säuglingsmilch zusammen. Später muss die Beikost geringe Mengen natürliches Eiweiß in Milch, Gemüse, Obst und den Altersbedarf an Fetten, Kohlenhydraten, Mineralien und Vitaminen enthalten. Die Anpassung der Nahrung muss unter engmaschigen Phenylalaninspiegelkontrollen und unter Anleitung einer Diätassistentin bzw. eines Stoffwechselspezialisten erfolgen.
Der essentielle Phenylalaninbedarf wird mit dem Phenylalaningehalt der Beikost zusammen mit den Phenylalaninresten im Hydrolysat gedeckt, und dadurch wird ein normales Gedeihen ermöglicht. Ein Überangebot von Phenylalanin mit re-

sultierender Hyperphenylalaninämie muss vermieden werden, jedoch auch ein Phenylalaninmangel, der zu Mangelsymptomen führt. Die Phenylalanintoleranz jedes Kindes ist individuell zu ermitteln.

Um eine weitgehend normale geistige und körperliche Entwicklung zu ermöglichen, muss etwa bis zum Zeitpunkt der Pubertät eine phenylalaninarme Diät eingehalten werden, wobei die genaue Zusammensetzung vom Verlauf der Blutspiegel, die in regelmäßigen Abständen bestimmt werden müssen, abhängig gemacht wird.

Bis zur Pubertät phenylalaninarme Diät.

| **Welche Prognose hat die PKU bei konsequenter Diät? Was versteht man unter maternaler PKU?**

Auch bei frühzeitiger Diagnose und Therapie ist die intellektuelle Leistungsfähigkeit nicht völlig altersgemäß!

Über den Zeitpunkt der Pubertät hinaus sollte eine modifizierte Diät unter Zugabe des phenylalaninarmen Eiweißpräparats beibehalten werden, da bei einer möglichen späteren Schwangerschaft einer Patientin bei einer Hyperphenylalaninämie eine Schädigung des Kindes im Mutterleib mit Mikrozephalie, Herz-, Skelett- und Augenfehlbildungen droht. Eine phenylalaninarme Diät kann während der Schwangerschaft erfahrungsgemäß nur dann eingehalten werden, wenn die Diät vorher nicht ganz aufgegeben wurde!

Auch bei frühzeitiger Diagnose und Therapie ist die intellektuelle Leistungsfähigkeit nicht völlig altersgemäß!

▷ **Verlauf**

Nun zeigen sich Tims Eltern endlich einsichtig und willigen in eine konsequente Diät ein. Tim kann nach kurzer stationärer Einstellung und Schulung seiner Eltern bezüglich seiner Ernährung wieder nach Hause entlassen werden. Bei den nächsten kinderärztlichen Kontrollen zeigt sich bei ihm ein normaler Entwicklungsverlauf.

| **Welchen Hinweis sollten Sie Tims Eltern noch mitgeben? Gibt es Möglichkeiten der Pränataldiagnostik?**

Inzwischen gibt es viele Selbsthilfegruppen für die Familien und die Betroffenen von Stoffwechselerkrankungen. Hinsichtlich der Bedeutung der PKU mit ihren lebenslangen therapeutischen Konsequenzen sollte die Familie durch einen Stoffwechselspezialisten während der gesamten Kindheit betreut werden.

Bereits pränatal könnten durch eine DNA-Analyse aus einer Amniozentese oder Chorionzottenbiopsie die Diagnose PKU sowie mittels einer Mutationsanalyse die verschiedenen Schweregrade festgestellt werden, wobei die Frage einer Interruptio extrem vorsichtig zu diskutieren ist, da die Erkrankung bei frühzeitiger und konsequenter Therapie eine gute Prognose hat.

Quintessenz:
Die PKU ist die häufigste angeborene Stoffwechselerkrankung (1:2000) und wird im Neonatalscreening erfasst. Mutationen der Phenylalaninhydroxylase führen zu einem Anstau toxischer Intermediärprodukte, die v. a. zu mentalen Schäden führen. Die PKU ist jedoch durch eine Diät gut behandelbar. Wird diese frühzeitig begonnen und konsequent durchgeführt, ist die Prognose der Erkrankung gut.

Fall 76

Sidebar:
Frühgeborenes der 34. Schwangerschaftswoche, Notsektio bei grünem Fruchtwasser, kein H. a. Ammnioninfektionssyndrom. Plötzlich deutliche AZ-Verschlechterung mit Zyanose der Lippen, Akren und blassgrauem Hautkolorit aufgefallen. Kein Fieber, keine Leukozytose.

▷ **Anamnese**

Sie werden als diensthabender Arzt auf die Frühgeborenenstation zu der einen Tag alten Paula, einem Frühgeborenen der 34. Schwangerschaftswoche, gerufen. Der Säuglingsschwester ist plötzlich eine deutliche AZ-Verschlechterung des Kindes mit einer Zyanose der Lippen, Akren und blassgrauem Hautkolorit aufgefallen. Anamnestisch ist bekannt, dass die Schwangerschaft zunächst unauffällig verlief, bis die 19-jährige Mutter (eine II.-Gravida, I.-Para) in der 34. Schwangerschaftswoche vorzeitige, durch Tokolyse nicht aufhaltbare Wehen bekam. Nach erfolgtem Blasensprung trat jedoch ein Geburtsstillstand ein, sodass schließlich eine Notsektio durchgeführt werden musste. Das Fruchtwasser war grün, jedoch bestand kein Hinweis auf ein Ammnioninfektionssyndrom bei der Mutter (kein Fieber, keine Leukozytose). Paula zeigte sich nach der Geburt unauffällig, Apgar: 7/8/9. Ihr Zustand blieb bis zur klinischen Verschlechterung 24 Stunden nach der Geburt stabil.

▷ **Aufnahmebefund**

Paula ist ein weibliches, unreifes Frühgeborenes, sie wiegt 2400 g bei einer Körperlänge von 46 cm. Unruhig, weinerlich, blasses Hautkolorit, Zyanose der Akren und Lippen. **Cor:** Tachykardie um 170 Schäge/min, Herztöne rein. **Pulmo:** deutliche Tachypnoe (70/min) mit maximalen subkostalen Einziehungen und Nasenflügeln, beidseits abgeschwächtes Atemgeräusch, exspiratorisches Stöhnen. **Abdomen:** weich, etwas gebläht, sonst unauffällig. Lanugobehaarung an den Schultern, fehlende Ohrmuschelelastizität. Fontanelle im Niveau, keine Nackensteifigkeit, Temperatur 37,0 °C. Neurologisch-orientierend unauffällig, Reflexe altersgemäß.

| **Was für eine Symptomatik steht bei Paula im Vordergrund? Welche Erstmaßnahmen müssen Sie ergreifen?**

Paula zeigt das Bild eines **Atemnotsyndroms:** Tachypnoe mit einer Atemfrequenz ≥ 60/min, inspiratorische Einziehungen (sternal und interkostal), exspiratorisches Stöhnen, Nasenflügeln, Zyanose, abgeschwächtes Atemgeräusch, Mikrozirkulationsstörungen.
Unabhängig von der ursächlichen Erkrankung ist Paulas Zustand akut lebensbedrohlich, sodass zunächst die Kreislaufstabilisierung, eine Überwachung von Atmung und Kreislauf auf der Intensivstation sowie eine Röntgen-Thorax-Aufnahme indiziert sind. Da jede Manipulation eine Verschlechterung des Allgemeinzustands für das Frühgeborene bedeutet, sollte man Paula so wenig wie möglich belasten. **Minimal Handling!**

Sidebar:
Diagnose: Atemnotsyndrom.

Erste Maßnahmen: Kreislaufstabilisierung, Überwachung von Atmung und Kreislauf auf der Intensivstation. Minimal Handling!

| **Nennen Sie Ursachen für ein Atemnotsyndrom bei Neugeborenen! Wie oft tritt es auf und welche Ursache ist die häufigste?**

Ca. 1 % aller Neugeborenen erleiden ein Atemnotsyndrom. Ursachen sind:
- Surfactantmangel (RDS = Respiratory Distress Syndrome)
- Pneumonie/Aspiration
- Amnioninfektion
- Fluidlung
- Herzvitien, Choanalatresie, kongenitale Zwerchfellhernie, Lungenhypoplasie

Das Atemnotsyndrom ist für ein Drittel aller neonatalen Todesfälle verantwortlich.

Sidebar:
Das Atemnotsyndrom ist für ein Drittel aller neonatalen Todesfälle verantwortlich!

Fall 76

**Wodurch entsteht ein RDS pathogenetisch?
Wie lautet die röntgenologische Stadieneinteilung?**

Die Funktion des Surfactant („Surface Active Agent") liegt in der **Reduktion der Oberflächenspannung** in den Alveolen. Die Produktion des Surfactant durch die Alveolarzellen beginnt ab der 26. SSW, jedoch erst ab der 35. SSW geschieht dies in ausreichender Menge.

Beim Surfactantmangel kommt es durch die nicht reduzierte Oberflächenspannung zu einem **Kollaps** der Alveolen während der Exspiration, nachfolgend zu Ventilationsstörungen und Mikroatelektasen. Die resultierende **Hypoxämie** stört die Neubildung von Surfactant, dies führt zu einer Fixierung dieses Zustands (Circulus vitiosus!). Zusätzlich wird durch die Schädigung der Alveolarmembran diese für ein eiweißhaltiges Serumfiltrat permeabel, welches zur Ausbildung von **hyalinen Membranen** führt. Durch diese hyalinen Membranen wird die Surfactantbildung weiter inhibiert.

Das RDS lässt sich röntgenologisch je nach Schweregrad in 4 Stadien einteilen (nach Giedion, s. Tab. 76/1):

Produktion von Surfactant ab der 26. SSW, jedoch erst ab der 35. SSW in ausreichender Menge.

Circulus vitiosus: Surfactantmangel → Kollaps der Alveolen → Ventilationsstörungen und Mikroatelektasen → Hypoxämie → gestörte Neubildung von Surfactant. Durch Schädigung der Alveolarmembran Ausbildung von hyalinen Membranen.

Tab. 76.1: Stadien des RDS und radiologisches Korrelat.

Stadium	Röntgen-Thorax-Aufnahme
RDS Typ I	fein granuläres Lungenmuster
RDS Typ II	fein granuläres Lungenmuster mit über die Herzkonturen hinausreichendem Aerobronchogramm
RDS Typ III	fein granuläres Lungenmuster, Unschärfe oder partielle Auslöschung der Herz-Zwerchfell-Kontur
RDS Typ IV	weiße Lunge

▷ **Verlauf**

Während der Erstversorgung verschlechtert sich Paulas AZ weiter. In der sofort kapillär abgenommenen BGA zeigt sich eine Hypoxämie ($pO_2 = 40$ mmHg) und Hyperkapnie ($pCO_2 = 64$ mmHg). Paula wird zunehmend respiratorisch insuffizient und daher intubiert (Röntgen-Thorax: s. Abb. 76.1).

Ergebnis

Hyaline Membranen des Frühgeborenen. Thorax nach Intubation: Aufnahme in sehr geringer Inspiration. Milchglasartige Transparenzminderung mit Luftbronchogramm. Herz- und Mediastinalkontur unscharf.

Röntgen-Thorax: hyaline Membranen des Frühgeborenen.

**Welche Maßnahmen ergreifen Sie jetzt bei Paula?
Wie läuft die kausale Behandlung des RDS ab?**

Eine O_2-Zufuhr über einen **Nasen-CPAP** (CPAP = Continuous Positive Airway pressure), wie sie bei leichteren Formen des RDS angezeigt wäre, reicht bei einem respiratorisch insuffizienten Kind nicht mehr aus. Paula muss sofort **intubiert** und **beatmet** sowie engmaschig **überwacht** werden. Dazu gehören die transkutane Messung des pO_2 und pCO_2, die Pulsoxymetrie, regelmäßige Blutgasanalysen sowie engmaschige Blutdruckkontrollen.

Die einzig **kausale** Behandlung des RDS besteht in der **endotrachealen Surfactantgabe** (100 mg/kg KG, einmalige Wiederholungsdosis von 100 mg/kg KG),

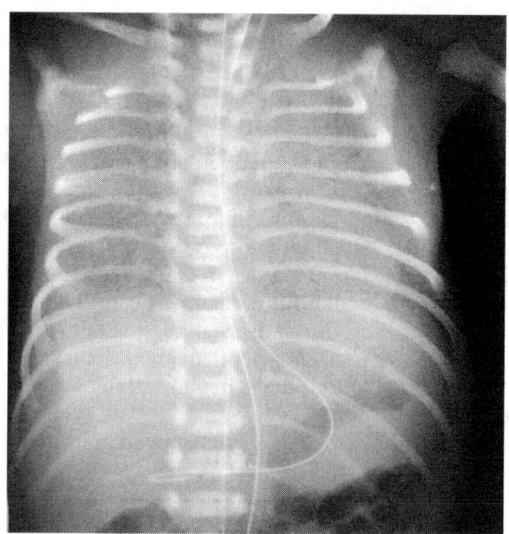

Abb. 76.1: Röntgen-Thorax nach Intubation [1].

die bereits nach 10–30 Minuten Wirkung zeigen sollte. Es existieren natürliche (aus Rinder- oder Schweinelungen) und synthetische Surfactantpräparate. Natürliche Präparate sind wirksamer, aber sehr teuer. Durch deren Anwendung konnte die Pneumothoraxinzidenz um ca. 60 % und die Sterblichkeit um etwa 40 % reduziert werden.

Was ist bei der Surfactantgabe zu beachten?

Der Surfactant muss gleichmäßig auf beide Lungenhälften verteilt werden, deswegen muss vor der Applikation die Tubuslage kontrolliert werden.
Nach Applikation der Surfactantpräparate muss der **Beatmungsdruck** den veränderten Belüftungsverhältnissen angepasst, d. h. **reduziert** werden. Geschieht dies nicht, kann es zu einer akuten Überblähung des Lungenparenchyms („**Hyperexpansion**") mit nachfolgenden Ventilations- und Oxygenierungsstörungen kommen.
Der Arzt steht neben dem Patienten, bis seine Situation stabil ist.

▷ **Verlauf**
Vier Stunden nach der Surfactantgabe ordnen Sie erneut einen Röntgen-Thorax an.

Wie beurteilen Sie das Bild (s. 76.2)?

Vier Stunden nach Surfactantgabe zeigen beide Lungen erheblich höhere Transparenz, trotz Minderung des endinspiratorischen Beatmungsdrucks. Klinisch deutliche Befundbesserung.

Erstmaßnahmen: Intubation, Beatmung, intensivmedizinische Überwachung und endotracheale Surfactantgabe.

Nach Applikation von Surfactant muss der Beatmungsdruck reduziert werden.

Deutliche Befundbesserung nach Surfactantgabe.

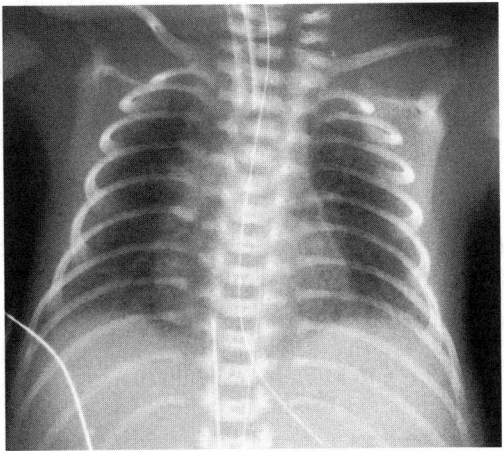

Abb. 76.2: Röntgen-Thorax vier Stunden nach Surfactantgabe [1].

Welche Komplikationen können beim RDS auftreten?

Als **akute Komplikationen** treten auf: Pneumonie, Pneumothorax, extraalveoläre Luftansammlungen im Mediastinum, Perikard oder Peritoneum, Tubusobstruktion oder -dislokation.
Bei **länger dauernder Beatmung** ist insbesondere die Ausbildung einer bronchopulmonalen Dysplasie ein Problem.

Welche Blutuntersuchungen ordnen Sie bei Paula zudem an?

Wichtig ist die Bestimmung von: Blutbild, Blutgruppe, CrP und BSG, Bilirubin, Elektrolyten (Na^+, K^+, Ca^{2+}), Blutzucker, Blutkultur mit Resistenztestung, Virusserologie (CMV, Listerien, Toxoplasmen, Herpes simplex, Syphilis).

Eine Infektion ist bei Paula nicht ausgeschlossen. Wie sieht eine prophylaktische Antibiotikagabe bei (noch) unbekanntem Erreger aus?

Z. B. Cephalosporin der 3. Generation und Ampicillin.

Wie unterscheiden sich primärer und sekundärer Surfactantmangel?

Vom **primären Surfactantmangel** sind insbesondere unreife Frügeborene (v. a. vor der 32. SSW) betroffen, bei denen noch keine ausreichende Surfactantbildung vorliegt.
Des Weiteren existiert der sog. **sekundäre Surfactantmangel** durch:
- Hemmung der Surfactantproduktion bei Hypoxie, Azidose, Hypothermie und Infektionen, aber auch bei verzögerter Lungenreifung (mütterlicher Diabetes, Thyroxinmangel)

- Hemmung der Surfactantwirkung durch Aspiration, Ödem oder Blutung. Auch Kinder, die durch Sektio geboren wurden, sind anfälliger für ein RDS; denn im Gegensatz zu einer normalen Geburt, bei der durch die Thoraxkompression Flüssigkeit aus der Lunge gepresst wird, fehlt diese bei einer Sektio, und so verbleiben größere Reste von Flüssigkeit in der Lunge, die Surfactant zerstören können.

Margin: thermie, Infektionen, verzögerte Lungenreifung) und Hemmung der Surfactantwirkung (Aspiration, Ödem, Blutung).

Wie erfolgt die Prävention des RDS? Existiert die Möglichkeit der pränatalen Lungenreifebestimmung?

Bei Frühgeburtsbestrebungen sollten durch Tokolyse die Geburt so lange wie möglich hinausgezögert und die Schwangere in ein Zentrum für Neonatologie verlegt werden (Transport von Mutter und Frühgeborenem schlechter als Transport der Schwangeren und des Kindes in utero!). Gleichzeitig ist die sog. Lungenreifungsbehandlung z. B. mit Betamethason oder Dexamethason möglichst 48 h vor der Geburt indiziert. Durch eine so vermittelte Enzyminduktion wird die Surfactantbildung gefördert.

Bereits pränatal kann mittels Amniozentese der Grad der Lungenreife bestimmt werden, und zwar durch die Bestimmung der **L/S-Ratio,** eines Quotienten aus Lecithin- und Sphingomyelingehalt. Während der Sphingomyelinanteil im Fruchtwasser während der Schwangerschaft konstant bleibt, steigt der Lecithingehalt mit zunehmender Lungenreife an. Bei einer L/S-Ratio ≥ 2,0 ist von einer reifen Lunge auszugehen. In der Praxis jedoch wenig durchgeführt.

Margin: Prävention des RDS:
- Transport der Schwangeren und des Kindes in utero!
- Lungenreifungsbehandlung (Betamethason oder Dexamethason).

L/S-Ratio ≥ 2,0 spricht für reife Lungen.

▷ **Verlauf**

Paulas Zustand stabilisiert sich innerhalb weniger Minuten nach der endotrachealen Gabe eines natürlichen Surfactantpräparats. In der Blutuntersuchung finden sich keine Hinweise auf eine Infektion; sowohl Entzündungsparameter als auch Blutkultur und Virusserologie bleiben auch nach mehrfachen Kontrollen unauffällig, sodass die Antibiose abgesetzt werden kann. Nach zweitägiger Beatmung kann Paula extubiert werden, die nächsten Tage bleibt sie noch unter Überwachung auf der Intensivstation und atmet über den Nasen-CPAP. Nach Verlegung auf die Säuglingsstation erholt sie sich schnell und kann bei komplikationslosem Verlauf nach insgesamt drei Wochen entlassen werden.

Ist eine weitere Betreuung Paulas nötig? Welche weiteren Maßnahmen empfehlen Sie?

Paulas Eltern sollten das Kind im Lauf der ersten sechs Monate in einer Spezialambulanz für Frühgeborene vorstellen. Dabei wird neben der Kontrolle der Lungenfunktion (BGA, Röntgen, Klinik) auch die psychomotorische Entwicklung des Kindes in regelmäßigen Abständen überprüft. Bei unauffälligem Verlauf sind keine weitere Kontrollen nötig.

Margin: Weitere Betreuung: im Lauf der ersten sechs Monate in einer Spezialambulanz für Frühgeborene vorstellen (Kontrolle der Lungenfunktion, psychomotorische Entwicklung).

Welche Aussagen können Sie über die Langzeitprognose für Paula treffen?

Die Langzeitprognose ist bei Paula aufgrund der kurzen Beatmungszeit und der fehlenden Komplikationen sehr gut.

Quintessenz:
Das Surfactantmangelsyndrom (RDS) ist eine der häufigsten Komplikationen im Frühgeborenenalter. Risikofaktoren sind vor allem Unreife und Infektionen. Häufig führt das Surfactantmangelsyndrom zur Beatmungspflichtigkeit. Die Therapie besteht in der Substitution von synthetischem oder tierischem Surfactant. Durch eine pränatale Lungenreifung mit Dexamethason können Schweregrad und Häufigkeit des RDS vermindert werden. Die langfristige Komplikation des RDS ist die bronchopulmonale Dysplasie, die zu einer monate- bis jahrelangen Sauerstoffabhängigkeit führen kann.

Fall 77

▷ **Anamnese**

Die Krankenschwester im Kinderzimmer einer Frauenklinik stellt Ihnen ein sechs Stunden altes Neugeborenes vor, das ihr wegen seiner ausgeprägten Hand- und Fußrückenödeme aufgefallen ist. Bei Karla handelt es sich um das zweite Kind gesunder Eltern. Die Schwangerschaft war komplikationslos. Spontangeburt erfolgte in der 39. Schwangerschaftswoche, Apgar 9/10/10, Geburtsgewicht 2900 g.

▷ **Untersuchungsbefund**

Weibliches Neugeborenes mit auffälligem Ödem auf Hand- und Fußrücken, rosige Hautfarbe, keine Lidödeme; breiter, schildförmiger Thorax, weiter Mamillenabstand; Pterygium colli; tiefer Haaransatz im Nacken; Cubita valga. **Lungen:** frei. **Cor:** leises Holosystolikum über Erb. **Abdomen:** weich, Leber und Milz nicht tastbar, äußeres Genitale unauffällig; Fontanelle 2 × 2 cm, im Niveau liegend, **Neuro:** unauffällig.

| Wie lautet Ihre Verdachtsdiagnose?
| An welche Differentialdiagnosen denken Sie?

Das klinische Erscheinungsbild ist typisch für ein Turner-Syndrom.
Mögliche DD:
- Noonan-Syndrom: typische „Turner-Fazies", Lymphödeme, Pulmonalstenose, Kleinwuchs, jedoch keine Chromosomenaberration → Ausschluss über Chromosomenanalyse. Die kognitiven Fähigkeiten der Kinder mit einem Noonan-Syndrom sind oft stärker beeinträchtigt als die der Kinder mit einem Turner-Syndrom.
- Klippel-Feil-Syndrom: kurzer, breiter Hals mit tiefem Haaransatz und Nackenfalte.

| Welcher Karyotyp liegt bei der Erkrankung vor?

Beim klassischen Turner-Syndrom liegt der Karyotyp 45,XO vor. Das zweite X-Chromosom der phänotypisch weiblichen Individuen fehlt in allen Körperzellen. Häufig sind aber auch Mosaikorganismen mit 45,XO/46,XX.

▷ **Verlauf**

Karlas Eltern möchten wissen, warum Sie als Kinderarzt hinzugezogen wurden und ob ihr Kind ernstlich krank sei.

| Was können Sie den Eltern zu diesem Zeitpunkt
| bereits mitteilen?

Sie erklären den Eltern behutsam, dass Sie fürchten, dass bei Karla eine genetische Aberration vorliegen könnte, Sie dazu jedoch noch weitere Untersuchungen benötigen. Vordringlich muss jedoch das Herzgeräusch abgeklärt werden. Karla ist nicht akut gefährdet.

Fall 77

> **Welche kardiologische Verdachtsdiagnose haben Sie, und welche einfachen Untersuchungen führen Sie vor EKG und Echokardiographie noch durch?**

Bei etwa 40 % der Patientinnen mit Turner-Syndrom kommen Herz-Gefäß-Fehlbildungen vor, darunter am häufigsten **Aortenisthmusstenosen**. Vor der Durchführung der apparativen kardiologischen Diagnostik sollte man daher die Femoralispulse palpieren und den Blutdruck an der oberen und unteren Extremität sowie die O_2-Sättigung messen.

Ergebnis
Die Blutdruckmessung ist an allen Extremitäten im Normbereich. Die Femoralispulse sind problemlos palpierbar.
EKG: kein pathologischer Befund, altersgemäßer Rechtstyp.
Echokardiographie: unauffällige Morphe des Herzen, gute Kontraktilität, noch minimal offener Ductus Botalli.

> **Welche weiteren Untersuchungen benötigen Sie, um die Diagnose sicher stellen zu können?**

Mit dem Turner-Syndrom können auch Nierenanomalien assoziiert sein. Zum Ausschluss von Fehlbildungen beantragen Sie ein Abdomen-Sono.
Zur endgültigen Sicherung der Diagnose beantragen Sie eine Chromosomenanalyse.

Ergebnisse
Abdomensonographie: unauffällig.
Chromosomenanalyse: Mosaik mit 45,XO/46,XX.

▷ **Verlauf**
Sie bitten die Eltern zu einem klärenden Gespräch. Natürlich sind sie anfangs sehr geschockt, aber erleichtert, als sie erfahren, dass Karla offensichtlich eine relativ mäßig ausgeprägte Form der Erkrankung hat.

> **Erklären Sie den Eltern die Genese der Erkankung.**

Die Erkrankung ist nicht vom Alter der Mutter abhängig, und es besteht kein Wiederholungsrisiko. Mosaike wie bei Karla sind häufig. Sie entstehen beim Verlust des X- oder Y-Chromosoms nach der Befruchtung.

> **Welche Probleme sind langfristig zu erwarten? Welche Hilfen gibt es für die Eltern?**

Die Mädchen treten nicht spontan in die Pubertät ein. Sie entwickeln einen hypergonadotropen Hypogonadismus und bleiben infertil. Der pubertäre Wachstumsschub bleibt aus, die mittlere Endkörpergröße beträgt nur 142 cm. Karla sollte daher frühzeitig beim Kinderendokrinologen vorgestellt werden.
Aufgrund des Kleinwuchses und der Infertilität sollte auch an psychologische Betreuung für das Mädchen gedacht werden. Eine Wachstumshormonbehandlung kann indiziert sein und wird von den Kassen getragen.

Karla benötigt eventuell eine Betreuung in speziellen Behinderteneinrichtungen. Viele Eltern profitieren vom Austausch mit anderen betroffenen Eltern in Selbsthilfegruppen.

Wie ist die Prognose?

Die Lebenserwartung wird von den Begleiterkrankungen bestimmt. Bei Karla ist von einer normalen Lebenserwartung auszugehen.

Quintessenz:
Beim Turner-Syndrom handelt es sich um eine numerische Chromosomenaberration (45, X0). Mosaikmutationen sind häufig. Symptome sind: Lymphödem auf Hand- und Fußrücken bei NG, breiter, schildförmiger Thorax, weiter Mamillenabstand; Pterygium colli; tiefer Haaransatz im Nacken mit nach oben gerichtetem Haarstrich; Cubita valga, hypergonadotroper Hypogonadismus (Infertilität), Kleinwuchs und eventuell geistige Retardierung. Komplikationen sind Herz-und Gefäßfehlbildungen (v. a. Aortenisthmusstenose) und Nierenanomalien. Die Diagnose wird über die Chromosomenanalyse bestätigt. Die Lebenserwartung ist abhängig von den begleitenden Fehlbildungen.

Fall 78

▷ **Anamnese**
Sie werden in den Kreißsaal gerufen, um bei der Entbindung eines Kindes der 34. Schwangerschaftswoche anwesend zu sein. Die Schwangerschaft war bis auf ein bekanntes Polyhydramnion unauffällig. Georg wird spontan geboren. Der Apgar ist 7/8/9. Bei der Sondierung des Ösophagus stoßen sie nach ca. 12 cm auf ein Hindernis.

▷ **Aufnahmebefund**
Männliches Neugeborenes, Geburtsgewicht: 2574 g, Größe 48 cm. Das Kind speichelt vermehrt, wirkt müde und zeigt wenig Spontanmotorik. **Cor:** Strömungsgeräusch des offenen Ductus Botalli, keine pathologischen HG. **Pulmo:** gleichseitig belüftet. **Abdomen:** weich, kein Druckschmerz, keine HSM, DG über allen vier Quadranten auskultierbar. **Neuro:** Pupillen isokor, Lichtreaktion prompt.

Woran denken Sie?

Die Schwangerschaftsanamnese (Polyhydramnion) und der Untersuchungsbefund deuten auf eine Ösophagusatresie.
Mögliche Differentialdiagnosen sind: distalere Atresien/Stenosen des GT.

Wie gehen Sie weiter vor?

Es handelt sich um einen chirurgischen Notfall. Sie bringen das Kind zunächst auf die Intensivstation. Dort wird das Kind mit erhöhtem Kopf gelagert, um eine Aspiration von Speichel zu verhindern. Der Ösophagusstumpf wird mit einer speziellen Sonde („Schlürfsonde") dauerabgesaugt, eine Antibiose zur Aspirationspneumonieprophylaxe wird begonnen.

Welche diagnostischen Maßnahmen ergreifen Sie?

Sie führen eine Röntgenaufnahme des Thorax und Abdomens mit liegender Magensonde durch. (s. Abb. 78.1).

Ergebnis
Die Magensonde kommt in einem Blindsack, der auf Höhe des 2. Brustwirbelkörpers endet, zur Darstellung. Die Magenblase ist luftgefüllt. Dies spricht für eine untere ösophagotracheale Fistel. Damit ist die Diagnose bestätigt. Es handelt sich um eine Ösophagusatresie Typ 3b nach Vogt.

Kennen Sie mit der Ösophagusatresie assoziierte Fehlbildungen?

Häufige assoziierte Fehlbildungen sind:
• weitere Atresien des Gastrointestinaltrakts (VACTERL-/VATER-Assoziation)
• Fehlbildungen des Urogenitalsystems
• Rippen-und Wirbelkörperanomalien
• Herzvitien.

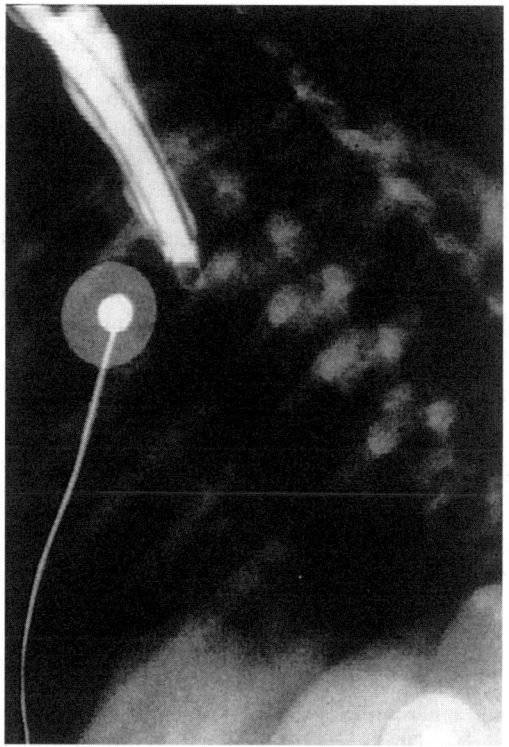

Abb. 78.1: Röntgenaufnahme des Ösophagus mit Kontrastmittel.

▷ **Verlauf**

Damit ist Ihre Diagnose einer Ösophagusatresie gesichert. Sie erklären den Eltern das Problem und die Notwendigkeit einer operativen Korrektur möglichst innerhalb der nächsten 24 Stunden. Der Kinderchirurg klärt die Eltern über die Operation und deren Risiken auf. Maskenbeatmung oder Rachen-CPAP sind kontraindiziert. Eine Intubation sollte so lange wie möglich hinausgezögert werden. Wenn sie doch nötig werden sollte, muss der Tubus über eine mögliche Fistel hinausgeschoben werden.

Was wissen Sie über die Ösophagusatresie?

Die Ösophagusatresie lässt sich in verschiedene Formen unterteilen: Typ 1, Typ 2, Typ 3a-c und H-Fistel nach Vogt. Die häufigste Form mit rund 85 % ist der Typ 3b. Ursachen sind Störungen in der Embryogenese.
Die Häufigkeit beträgt ca. 1 : 3000–5000 Geburten.

Wie wird operativ korrigiert

Ziel ist die primäre Anastomosierung der Ösophagusenden. Sollte das nicht möglich sein, müssen eine Gastrostoma angelegt werden und eine Bougierungsbehandlung erfolgen. Angestrebt wird eine frühe enterale Ernährung.

Welche Komplikationen der Operation kennen Sie?

Typische Komplikationen sind: Ananstomosen-Insuffizienzen oder, im späteren Verlauf, Anastomosenstenosen, Tracheainstabilität oder Fistelrezidive. Ein zu später oraler Nahrungsaufbau kann den Verlust des Schluckreflexes zur Folge haben!

▷ **Verlauf**
Die Eltern stimmen der Operation zu. Die End-zu-End-Anastomosierung ist möglich. Georg wird nach fünf Tagen von der Intensivstation auf die Frühgeborenenstation verlegt. Zehn Tage nach der OP veranlassen Sie eine Ösophaguspassage mit Kontrastmittel. Die Anastomose ist dicht und gut durchgängig. Der Nahrungsaufbau ist problemlos.
Das Kind kann nach einer weiteren Woche nach Hause entlassen werden.

Wie ist die Prognose?

Die Prognose ist im Allgemeinen gut. Entscheidend ist allerdings eine frühzeitige Diagnosestellung und das Vorhandensein anderer Faktoren wie Frühgeburtlichkeit oder Zusatzfehlbildungen.

Quintessenz:
Die Ösophagusatresie kann in verschiedenen Formen auftreten, die nach Vogt eingeteilt werden. Die häufigste Form ist die Form 3b mit 85 %. Sie kann mit anderen Fehlbildungen assoziiert sein. Die Therapie der Wahl ist die Operation. Die Prognose ist gut.

Fall 79

▷ **Anamnese**

Sie kommen zum Nachtdienst. In der Dienstübergabe berichtet Ihr Kollege von einer Schwangeren (34 + 3 SSW) Patientin, die mit vorzeitigen Wehen in die Gynäkologie aufgenommen worden ist. Trotz Tokolyse ist eine Geburt in den nächsten Stunden nicht auszuschließen.
Sie sind in der Aufnahme beschäftigt, als Sie plötzlich vom Kreißsaal angefunkt werden. Die Tokolyse hat Ihre Wirkung verfehlt und die Entbindung des Kindes steht unmittelbar bevor. Sie machen sich auf den Weg. Im Kreißsaal angekommen, haben Sie noch ein wenig Zeit bis zur Geburt.

Vorzeitige Wehen bei schwangerer Patientin in der 35. SSW. Wirkungslose Tokolyse.

| **Wie bereiten Sie sich auf die Ankunft des Babys vor?**

Zunächst überprüfen Sie, ob alle nötigen Geräte vorhanden und funktionsfähig sind. Dazu gehören ein Absauggerät mit passendem Absaugkatheter, Sauerstoff mit geeigneter Applikationshilfe inklusive einer geeigneten Maske zur Beatmung sowie Laryngoskop mit passendem Spatel und Tuben in zwei Größen, außerdem eine Magensonde, ein Monitor, Kanülen und Venenverweilkatheter, ein Inkubator und vorgewärmte Tücher (37 °C). Sie finden alles in funktionsfähigem Zustand vor.

Vorbereitung: Absauggerät und -Katheter, Sauerstoff, Maske, Laryngoskop, Tuben in zwei Größen, vorgewärmte Tücher.

▷ **Verlauf**

Das Kind, ein Junge, wird Ihnen von der Hebamme gebracht. Er atmet kräftig und regelmäßig und schreit. Dies spricht dafür, dass die Atemwege frei sind. Ein Absaugen des Nasen-Rachen Raums ist somit nicht erforderlich. Der Stamm und die Akren sind noch etwas zyanotisch. Die Herztätigkeit ist gut. Die Frequenz liegt bei 140/min. Das Kind bewegt sich noch etwas zögerlich, ist aber nicht schlaff.

Kind schreit → Atemwege frei. Absaugen nicht erforderlich.

| **Wie werten Sie nach obigem Untersuchungsbefund die postnatale Adaptation**

Die postnatale Adaptation wird weltweit einheitlich nach dem Apgar-Schema beurteilt. Erfasst werden Aussehen, Puls/Herzfrequenz, Gesichtsmimik bei Stimulation, Aktivität und Respiration auf einer Punkteskala von 0–2. Erhoben wir der Wert nach einer, fünf und zehn Minuten.
Die folgende Tabelle veranschaulicht dies.

Tab. 79.1: Apgar-Schema.

	0 Punkte	1 Punkt	2 Punkte
Aussehen	blass oder zyanotisch	Stamm rosig, Akrozyanose	ganz rosig
Puls/Herzfrequenz	keine	< 100/min	>100/min
Gesichtsmimik bei Stimulation	keine	Grimassieren	Schreien
Aktivität	schlaff	geringe Extremitätenflexion	kräftig, aktiv
Respiration	keine	langsam, unregelmäßig	regelmäßig, kräftig

Fall 79

Wie wäre der Apgar-Wert unseres Neugeborenen?

Der Apgar-Wert unseres Babys nach einer Minute wäre gemäß obiger Untersuchung acht (Abzug für Aussehen und Aktivität).

> Beurteilung der postnatalen Adaptation mittels Apgar-Schema. Apgar-Wert = 8 (Abzüge wegen Zyanose und geringer Aktivität).

Sie fahren mit Ihrer Untersuchung fort. Was gehört noch zur Erstuntersuchung Neugeborener?

Nach der allgemeinen körperlichen Untersuchung aller Körperregionen bzw. Organsysteme richten Sie Ihr Augenmerk gezielt auf die Suche nach Fehlbildungen und Geburtstraumata. Wichtig ist außerdem die Bestimmung der Reifezeichen. Unser Frühchen hat sich inzwischen noch besser angepasst. Das Hautkolorit ist rosig, die Spontanmotorik aktiver. Sie können kein Geburtstrauma erkennen. Die Konjunktiven sind unauffällig, der Pupillenreflex beidseits auslösbar. Der Thorax hat eine normale Form und die Atembewegung ist seitengleich. Die Atemfrequenz liegt bei 38/min, Sie hören ein unauffälliges Atemgeräusch mit wenig endexspiratorischem Knistern (Entfaltungsknistern). Die Herzfrequenz ist regelmäßig bei 145/min, Sie hören kein pathologisches Geräusch, die Extremitätenpulse sind überall seitengleich tastbar. Das Abdomen ist ausladend, der Leberrand befindet sich ca. 2 cm unterhalb des Rippenbogens. Die Hoden sind beidseits im Inguinalkanal zu tasten. Das Skrotum ist noch relativ klein und nur leicht gefältelt. Sie finden keinen Hinweis auf eine Fehlbildung. Der Junge zeigt eine leichte Lanugobehaarung. Die Sohlenfältelung ist nicht vollständig, die Brustwarzen sind knapp unter 1 cm groß und noch nicht erhaben. Die Ohrmuschel ist weich.

Welche Untersuchungen geben Ihnen Aufschluss über die Reife des Kindes?

Typische Zeichen der Unreife bei Frühgeborenen sind:
- dünne, durchscheinende Haut; Lanugobehaarung
- weiche, lappige Ohrmuscheln mit unvollständiger Knorpeleinlagerung
- Fingernägel überragen nicht die Fingerkuppen
- unreife Genitalien (Hoden unvollständig deszendiert, große Labien überragen die kleinen noch nicht)
- Nur wenige Hautfalten auf der Fußsohle
- kleine Areola mammae

Berücksichtigt man die obigen Untersuchungsbefunde, so erkennt man leicht, dass auch unser Frühchen noch einige Zeichen der Unreife zeigt.

▷ **Verlauf**
Der Patient hat sich weiter stabil gehalten. Der Apgar bei 5 min war 9, bei 10 min 10. Nach der Erstversorgung wird das Kind gewogen und gemessen. Das Geburtsgewicht beträgt 1500 g, die Länge 41 cm.

Wie beurteilen Sie das Gewicht? Welche Definitionen zur Einteilung von Neugeborenen kennen Sie?

Das Kind ist untergewichtig. Mit dem Geburtsgewicht von 1500 g liegt es deutlich unterhalb der zehnten Perzentile (1650 g) und ist damit definitionsgemäß zu klein für das Gestationsalter („Small for Gestational Age" SGA). Das normale Geburtsgewicht läge bei etwa 2300 g.

Fall 79

Neugeborene können nach dem Gestationsalter (Frühgeborenes, Termingeborenes, übertragenes Neugeborenes), nach dem Geburtsgewicht (Low Birth Weight Infant < 2500 g, Very Low Birth Weight Infant < 1500 g, Extremely Low Birth Weight Infant < 1000 g) oder nach dem Geburtsgewicht bezogen auf das Gestationsalter (Small for Gestational Age Geburtsgewicht < 10. Perzentile, Appropiate for Gestational Age Geburtsgewicht 10.–90. Perzentile, Llarge for Gestational Age Geburtsgewicht > 90. Perzentile) eingeteilt werden.

Welche Gründe für das niedrige Geburtsgewicht gibt es?

Gründe für niedriges Geburtsgewicht: chronische Plazentainsuffizienz bei EPH-Gestose, Nikotinabusus, Mangelernährung, Infektion, Alkoholabusus, dystoper Sitz der Plazenta; Chromosomenanomalien, syndromaler Kleinwuchs.

Häufige Gründe für eine intrauterine Dystrophie können sein:
- chronische Plazentainsuffizienz (EPH-Gestose, Nikotinabusus, Mangelernährung, dystoper Sitz der Plazenta, Infektion, Alkoholabusus etc)
- Chromosomenanomalien oder syndromaler Kleinwuchs, intrauterine Infektionen.

Wie sieht die weitere Behandlung des Kindes aus? Welche möglichen Komplikationen können auftreten?

Sie kontrollieren zunächst den Blutzucker. Dieser liegt mit 50 mg/dl im Normbereich. Sie vergewissern sich erneut, ob der Patient suffizient atmet, und geben ihn kurz der Mutter und dem Vater in den Arm, bevor Sie ihn dann im Transportinkubator auf die Frühgeborenenstation verlegen. Dort kann der Patient im Inkubator kontinuierlich überwacht werden.

Komplikationen:
- Hypoglykämien
- Apnoeanfälle
- Hypothermie
- Anfälligkeit für Infektionen (cave nekrotisierende Enterokolitis!)
- Störungen des Wasserhaushalts (Ödeme)
- Polyglobulie
- Hyperbilirubinämie

Komplikationen, die im Verlauf aufgrund der Frühgeburtlichkeit und/oder des SGA auftreten können, sind Hypoglykämien, Apnoeanfälle infolge Unreife der Atemregulation, Temperaturlabilität in Form von Hypothermie, hoher Flüssigkeits- und Kalorienbedarf aufgrund von Unreife des Magen-Darm-Trakts, Anfälligkeit für Infektionen (cave nekrotisierende Enterokolitis!), Störungen des Wasserhaushalts (Ödeme), Polyglobulie und Hyperbilirubinämie sein.
Auf der Station werden die U2 und das Neugeborenenscreening nach 3 Tagen durchgeführt.

▷ **Verlauf**
Die Eltern besuchen ihr Kind, Niklas, am zweiten Lebenstag. Die Mutter hat die Geburt körperlich gut verkraftet, macht sich aber größte Vorwürfe, da sie sich die Schuld für die verfrühte Geburt gibt. Sie ist als Juristin in einer großen Kanzlei tätig und hatte, trotz Schwangerschaft, ihren üblichen 10- bis 15-Stunden-Tag eingehalten. Sie hat große Angst, ihren Sohn auch nur zu berühren und „noch mehr kaputt zu machen". Ihr Mann teilt diese Angst.

Welche Hilfestellung kann die Klinik den Eltern bieten?

Beide Eltern werden in den nächsten Tagen von den Pflegekräften schrittweise an die Pflege ihres Kindes herangeführt. Sie sollen so viel Zeit wie möglich mit Niklas verbringen. Um die Kontaktaufnahme zu erleichtern, zeigt ihnen die betreuende Krankenschwester die sog. „**Kängurumethode**". Dabei wird das Kind mittels eines Tragetuchs auf den blanken Bauch der Mutter oder des Vaters gebunden. Während der Vorteil dieser Methode für die Eltern klar ist, scheinen auch die Kinder durch den direkten Körperkontakt zu profitieren. „Gekängurute" Frühgeborene können schneller entlassen werden als Nichtgekängurute.

Der Fütterung kommt in der wachsenden Eltern-Kind-Beziehung eine zentrale Bedeutung zu: Nach vorübergehender Sondenernährung und Fütterungsversuchen mit abgepumpter Muttermilch sollten die Kinder so früh wie möglich angelegt werden. Bereits Frühgeborene der 30. Schwangerschaftswoche können teilgestillt werden.
Außerdem informieren Sie die Psychologin, die die Frühgeborenenstation betreut. Sie wird die Eltern über die Zeit des Stationsaufenthalts begleiten und notfalls auch eine Betreuung außerhalb der Klinik organisieren.

▷ **Verlauf**
Niklas entwickelt sich über die folgenden vier Wochen sehr gut.
Die Eltern drängen jetzt auf baldige Entlassung.

Welche Bedingungen müssen erfüllt sein, damit Niklas nach Hause entlassen werden kann?

Sobald das Kind stabil ist, orale Nahrungszufuhr in ausreichendem Maße toleriert und ein Gewicht von ca. 2500 g erreicht hat, kann es nach Hause entlassen werden.

Quintessenz:
Die Entbindung und Erstversorgung des Frühgeborenen (< 37 + 0 SSW) wird durch Pädiater und Gynäkologen gemeinsam übernommen. Zu der Erstuntersuchung des Kindes gehört die Beurteilung der postnatalen Adaptation mit Hilfe des Apgar-Schemas. Außerdem eine Untersuchung aller Körperregionen und Organsysteme, nicht zuletzt auch zum Ausschluss von Fehlbildungen. Der Reifegrad des Kindes wird anhand bestimmter Kriterien wie Aussehen der Haut, Lanugobehaarung, Beschaffenheit der Ohrmuscheln mit (un)vollständiger Knorpeleinlagerung, Reife der Genitalien (Hoden vollständig deszendiert?, große Labien überragen die kleinen?); Hautfalten auf der Fußsohle; Areola mammae festgelegt. Die weitere Versorgung erfolgt je nach Zustand des Kindes auf einer Frühgeborenen- oder einer Intensivstation.

Fall 80

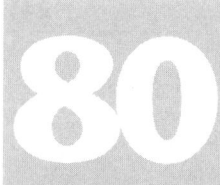

▷ **Anamnese**

Sie werden aus der benachbarten Geburtsklinik angerufen. Eine Mutter mit der Hepatitisserologie HBsAG: positiv, HBeAG: positiv, HBsAK: negativ, HBeAK: negativ, HBcAK: positiv hat soeben ein reifes gesundes Neugeborenes entbunden. Sie werden um die weitere Betreuung des Neugeborenen gebeten.

Welche Maßnahmen ordnen Sie noch telefonisch an?

Da die Mutter hochinfektiös ist, trennen Sie sofort Mutter und Kind. Bis das Ergebnis der Hepatitisserologie des Säuglings bekannt ist, ordnen Sie Handschuh- und Kittelpflege für den Säugling an. Die Mutter soll das Kind **nicht stillen**.

▷ **Verlauf**

Nach Erreichen der Geburtsklinik untersuchen Sie die kleine Gabriella. Sie ist klinisch vollkommen unauffällig und bereits gut adaptiert.

Wie würden Sie das Neugeborene behandeln?

Nach Abnahme der Hepatitisserologie führen Sie die **passive Impfung** am Neugeborenen, auch vor Bekanntwerden des Ergebnisses der Hepatitisserologie, durch. Nur die passive Impfung innerhalb der ersten 48 Lebensstunden schützen den Säugling vor einer perinatalen Infektion. Eine spätere passive Impfung wäre ineffektiv. Die Impfung erfolgt mit Hepatitis-B-Immunglobulin, z. B. 0,3 ml HB-Ig/kg KG = 200 IU Anti-HBs/ml.
Die Ernährung des Kindes kann nach der Simultanimpfung des Kindes mit adaptierter Säuglingsnahrung und/oder Muttermilch erfolgen.

Passive Impfung (nach Abnahme der Hepatitisserologie) bereits vor Bekanntwerden des Ergebnisses der Hepatitisserologie → nur Impfung innerhalb der ersten 48 Lebensstunden ist effektiv.

Welche Laboruntersuchungen würden Sie durchführen lassen?

Sie fordern Blutbild, Differentialblutbild, BSG, Blutkultur, Bilirubin, Transaminasen und eine Hepatitisserologie an.

Ergebnisse

In unserem Fall waren alle Routineblutabnahmen im Normbereich, auch die Hepatitisserologie war unauffällig.

Wie würden Sie weiter vorgehen?

Nachdem Sie durch die Hepatitisserologie eine Infektion des Neugeborenen ausgeschlossen haben, sollte das Neugeborene jetzt aktiv mit Hepatitis-B-Impfstoff (z. B. HB-Vax®) geimpft werden. Die zweite und dritte Gabe sollte nach vier und nach sechs Wochen nach der ersten Impfung erfolgen.
Die passive Übertragung der HB-Antikörper (durch Impfung oder durch die infizierte Mutter) schwächt den Impferfolg der aktiven Impfung nicht ab.

Wie hoch ist die Wahrscheinlichkeit für ein Neugeborenes, sich in utero zu infizieren? Wie wird die Infektionsgefahr durch die Impfungen beeinflusst?

Nur 5–10 % der Neugeborenen von Hepatitis-B-Antigen-positiven Müttern werden in utero infiziert, 90 % der Neugeborenen von Hepatitis-B-Antigen-positiven Müttern werden perinatal infiziert, wenn sie nicht geimpft werden.
Die passive Impfung allein verleiht einen Schutz von 71 %, die aktive Impfung allein einen Schutz von 75 % und die kombinierte Impfung einen Schutz von 94 %.
Der Impferfolg und die Transaminasen sollten vor Gabe der 2. Portion der aktiven Impfung kontrolliert werden.
Durch passiv-aktive Immunisierung lässt sich, wenn auch nicht die Infektion, so doch mit großer Sicherheit die Erkrankung bzw. ein chronischer Trägerstatus des Neugeborenen mit möglicherweise frühkindlicher Zirrhose, verhüten.

Wie ist der typische zeitliche Verlauf der Hepatitisserologie bei einer Hepatitis-B-Infektion?

Typischer zeitlicher Verlauf der Hepatitisserologie bei einer Hepatitis-B-Infektion (s. Abb. 80).

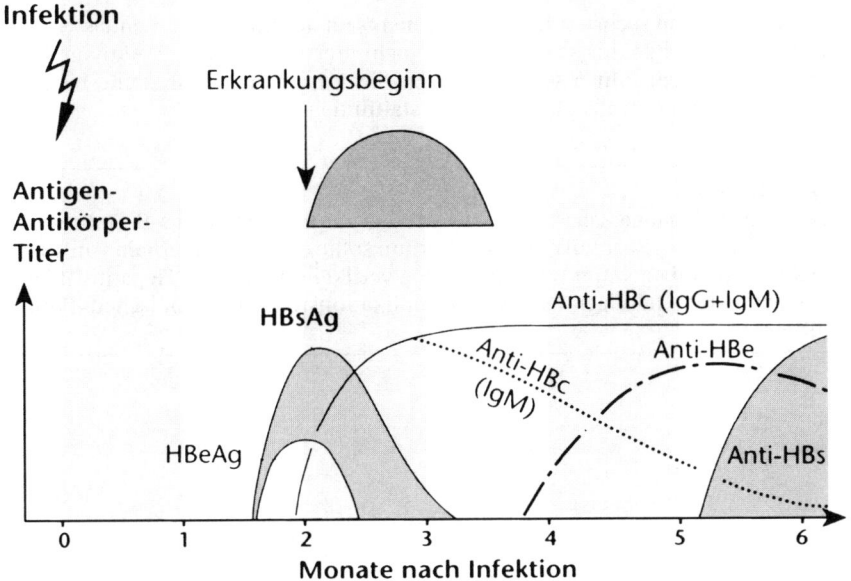

Abb. 80.1: Typischer Markerverlauf bei Hepatitis B [6].

▷ **Verlauf**

Gabriella zeigt auch in den folgenden Tagen keine Auffälligkeiten. Sie trinkt gut und nimmt im üblichen Rahmen ab.

| **Ist damit sichergestellt, dass Gabriella nicht infiziert wurde?**

Nein. Die Inkubationszeit beträgt zwischen 40 und 180 Tagen.

| **Wie können Sie beim Neugeborenen zwischen einer pränatalen Übertragung von Antikörpern und einer aktiven Infektion unterscheiden?**

Der Nachweis von Anti-HBc IgM unmittelbar nach der Geburt deutet auf eine vor kurzem stattgefundene Infektion hin.
Das Vorhandensein von HBsAg, HBeAg, Anti-HBs IgG und Anti-HBc IgG, bzw. eine positive PCR beim Neugeborenen weist auf eine pränatale Übertragung von Antigenen und Antikörpern hin.
Somit ist die quantitative Bestimmung von Anti-HBc IgM ein wichtiger Parameter zur Unterscheidung zwischen einem Trägerstatus und einer akuten HB-Virus-Infektion beim Säugling.
Die virologische Diagnostik wird bei der Hepatitisserologie bei Neugeborenen mit den gleichen Methoden wie bei Erwachsenen durchgeführt.

▷ **Verlauf**

Gabriella wird am sechsten Lebenstag gemeinsam mit Ihrer Mutter entlassen. Sie soll nach 4 Wochen zur serologischen Nachuntersuchung und 2. Aktivimpfung vorgestellt werden. Mit 6 Wochen erfolgt die 3. Impfung. Dann sollte bis zum 6. LM eine Titerkontrolle alle 4 Wochen stattfinden.

Quintessenz

Bei jeder Schwangerschaft sollte die Mutter auf ihren Hepatitis-B-Status untersucht werden. Bei aktiver HBV-Infektion sollte das Kind innerhalb von 48 h passiv und aktiv geimpft werden, da eine vertikal übertragene Hepatitis B bei Neugeborenen häufiger zu einer komplikationsreichen chronischen Form führen.

ENTDECKEN SIE
IHRE KRIMINALISTISCHE ADER

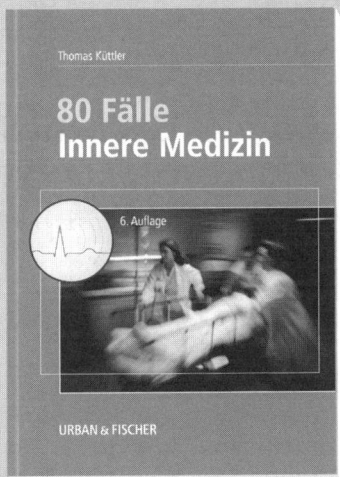

ISBN 3-437-41432-1
€ 24,95

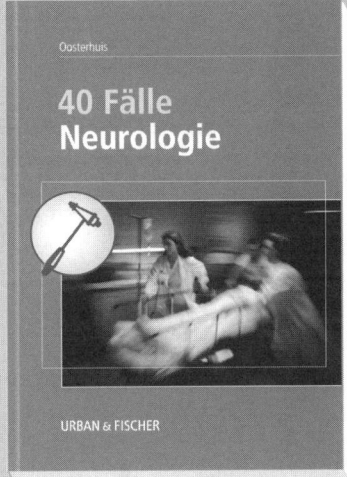

ISBN 3-437-43010-6
€ 19,95

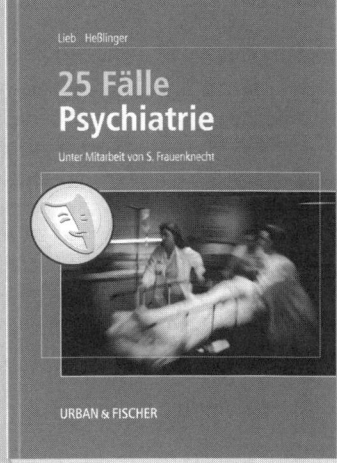

ISBN 3-437-43350-4
€ 14,95

▶ Typische Fälle aus dem jeweiligen Fachgebiet werden realitätsgetreu dargestellt.

▶ Gezielte Fragen leiten zur richtigen Diagnose.

▶ Am Ende des Falles werden die wichtigsten Lernziele präsentiert.

▶ In der Randspalte sind alle wichtigen Sachverhalte aufgeführt.

▶ Ideal zur Vorbereitung auf mündliche Prüfungen im 2. und 3. Staatsexamen, auf den Klinik-Alltag und zum Arbeiten in POL-Gruppen.

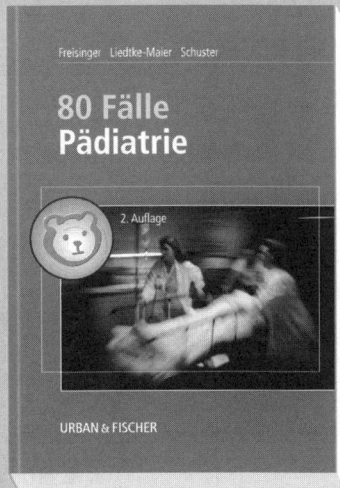

ISBN 3-437-42820-9
Ca. € 19,95

Alle wichtigen Infos unter
WWW.URBANFISCHER.DE

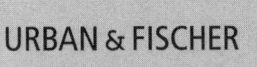

URBAN & FISCHER

INTENSIVKURS PÄDIATRIE
UND DAS EXAMEN WIRD KINDERLEICHT

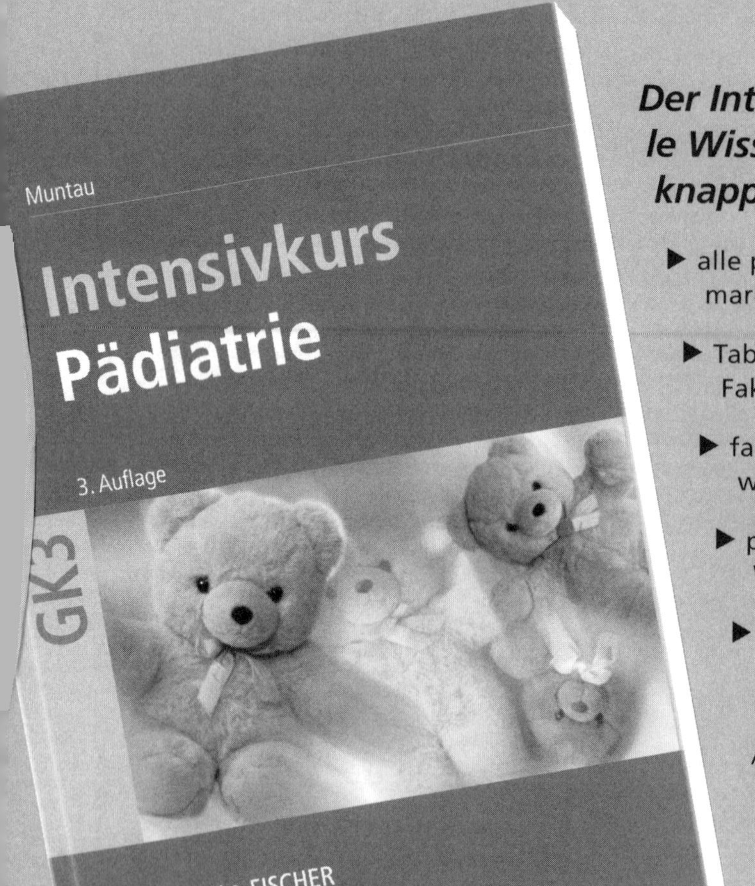

Der Intensivkurs bringt das aktuelle Wissen in der Kinderheilkunde knapp und präzise auf den Punkt.

▶ alle prüfungsrelevanten Inhalte farbig markiert

▶ Tabellen schaffen Überblick über die Fakten

▶ farbige Abbildungen veranschaulichen wichtige Themen

▶ prägnante Merkekästen bieten das Wesentliche auf einen Blick

▶ lebendige, klinische Fallbeispiele garantieren Praxisbezug

A. Muntau
Intensivkurs Pädiatrie
3. Aufl. 2003. Ca. 500 S., ca. 200 Abb.
ISBN 3-437-43390-3
Ca. € 34,95

Alle wichtigen Infos unter
WWW.URBANFISCHER.DE

Weitere Titel in der Intensivkurs-Reihe:
Gynäkologie, Allgemeine und spezielle Pathologie, Allgemeine und spezielle Pharmakologie.
In Planung: Chirurgie

URBAN & FISCHER

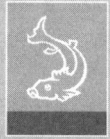